ZHIYEBING WEIHAI
FANGHU JISHU YU DIANXING ANLI

职业病危害
防护技术与典型案例

胡世杰 主审

苏世标 李旭东 温翠菊 主编

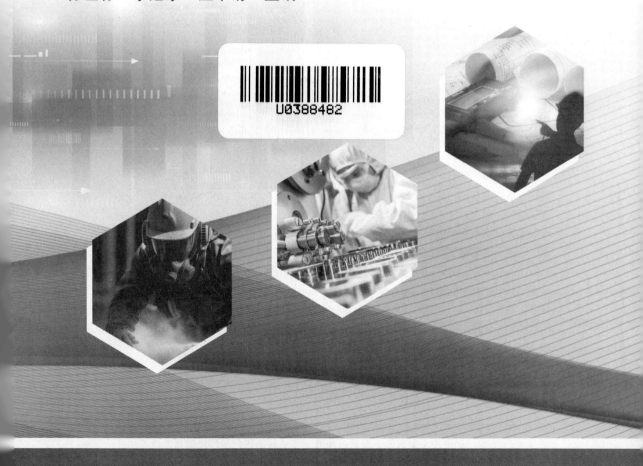

中山大学出版社
SUN YAT-SEN UNIVERSITY PRESS
·广州·

图书在版编目（CIP）数据

职业病危害防护技术与典型案例/苏世标，李旭东，温翠菊主编 . —广州：中山大学出版社，2024.9

ISBN 978 - 7 - 306 - 08059 - 2

Ⅰ. ①职…　Ⅱ. ①苏… ②李… ③温…　Ⅲ. ①职业病—防治　Ⅳ. ①R135

中国国家版本馆 CIP 数据核字（2024）第 049914 号

出 版 人：王天琪
策划编辑：曾育林
责任编辑：曾育林
封面设计：曾　斌
责任校对：黄浩佳
责任技编：靳晓虹
出版发行：中山大学出版社
电　　话：编辑部 020 - 84113349，84110776，84111997，84110779，84110283
　　　　　发行部 020 - 84111998，84111981，84111160
地　　址：广州市新港西路 135 号
邮　　编：510275　传　　真：020 - 84036565
网　　址：http://www.zsup.com.cn　E-mail：zdcbs@mail.sysu.edu.cn
印 刷 者：佛山市浩文彩色印刷有限公司
规　　格：787mm×1092mm　1/16　24.25 印张　561 千字
版次印次：2024 年 9 月第 1 版　2024 年 9 月第 1 次印刷
定　　价：98.00 元

《职业病危害防护技术与典型案例》编委会

主　　审：胡世杰

主　　编：苏世标　李旭东　温翠菊

副主编：徐海娟　胡伟江　陈建武　张美辨　陈惠清

编　　委：张美辨　胡伟江　李　霜　王　瑾　郑晋南

　　　　　张巧耘　陈建武　杨　斌　于金宁　孔　飞

　　　　　孙　迪　郭强之　林晓敏　刘玉飞　靳雅丽

　　　　　李天正　苏世标　温翠菊　陈惠清　林瀚生

　　　　　徐海娟　吴　霞　汪天尖　李小亮　朱嘉伟

　　　　　傅绍杰　李　想　黄　浪　石　彬　吴颜卿

　　　　　许志强　陈剑清

编写单位及编者：

1. 广东省职业病防治院：苏世标　温翠菊　陈惠清　林瀚生　徐海娟　吴　霞　汪天尖　李小亮　朱嘉伟　傅绍杰　李　想　黄　浪　石　彬　吴颜卿　许志强

2. 中国疾病预防控制中心职业卫生与中毒控制所：张美辨　胡伟江　李霜　王瑾　郑晋南

3. 中国安全生产研究院：陈建武　杨斌

4. 中石化安全工程研究院有限公司：于金宁　孔　飞　孙　迪　郭强之

5. 江苏省疾病预防控制中心：张巧耘

6. 3M 中国有限公司广州分公司：林晓敏

7. 密德萨斯大学：刘玉飞

8. 深圳市职业病防治院：李天正

9. 广州市第十二人民医院：靳雅丽

10. 中广核和惠州核电有限公司：陈剑清

秘书：汪天尖　石　彬

序

　　我国正处在工业化、城镇化高速发展阶段，尘肺病、化学中毒和职业性听力损失等传统职业病的防治形势依然严峻。随着我国经济的转型发展，产业结构调整，新方法、新技术、新工艺、新材料的广泛应用，劳动者面临的职业病危害更加复杂、多样，由此带来的职业健康问题不容忽视，工作相关肌肉骨骼系统疾患、职业紧张等正成为亟须应对的职业健康新挑战。对新、老职业病危害进行源头控制和预防，对保障劳动者健康和促进经济社会可持续发展具有重要意义。

　　职业病危害防控技术的研究、应用和推广是职业病防治领域的重要任务之一。广东省职业病防治院的苏世标、李旭东、温翠菊等联合国内部分长期工作在一线、具有丰富实践经验的专家、学者，付出了辛勤的劳动，收集了大量的基础资料，编写了《职业病危害防护技术与典型案例》。该书在阐释职业病危害的工程防护和个体防护技术的基础上，用典型案例进行了解析。全文理论和实践并重、条理清晰、文字精炼、图文并茂，具有较好的参考价值。

　　本书具有系统性、先进性、实用性和指导性，体现了医、工、理、管多学科交叉融合、协同创新的职业健康危害预防控制新理念，展现了我国职业病防治工作正由"以治病为中心"向"以健康为中心"转变的生动实践。

孙新

2024 年 2 月

前　言

　　职业病防治工作的核心在于预防，特别是一期预防，在现有的生产工艺水平下通过防护技术从源头上消除和控制职业病危害，避免和减少劳动者职业暴露尤为关键。在实际工作中，职业病危害防护可大致分为为工程防护和个体防护两大类，工程防护是职业病危害源头控制最重要的手段，个体防护是劳动者职业病危害防护的最后一道防线，相关的技术方法等内容可总体归属于职业卫生工程范畴。在早期的学科设置中，职业卫生工程相关内容在职业卫生与职业医学、卫生工程学、安全科学技术等多个学科中均有所涉及。近年来，随着职业病防治工作由"以治病为中心"向"以健康为中心"转变，职业卫生工程取得了快速的发展，逐步成为一门独立设置的新兴交叉学科。2019年，经教育部批准，中国劳动关系学院、中国矿业大学、安徽理工大学等高校在全国首次设立"职业卫生工程"本科专业，2021年教育部调整职业教育专业目录，在"公共卫生与卫生管理类"增设"职业卫生工程技术"专业。2023年，广东省职业病防治院联合安徽理工大学，在全国率先开办职业卫生工程本科创新班。

　　为了促进职业病危害防护技术的提升，适应职业卫生工程学科发展、教学科研和一线工作需要，广东省职业病防治院组织中国疾病预防控制中心职业卫生与中毒控制所、中国安全生产科学研究院、江苏省疾病预防控制中心、广州市第十二人民医院、深圳市职业病防治院、中石化安全工程研究院有限公司、3M中国有限公司等有关单位和专家，编写了《职业病危害防护技术与典型案例》。本书共分为9章，依次为职业病危害现状、粉尘工程防护和个体防护技术及案例分析、化学毒物防护技术及案例分析、噪声及振动工程防护和个体防护技术及案例分析、电离辐射防护技术及案例分析、非电离辐射防护技术、防暑防寒技术及案例分析、职业紧张与职业心理防护技术及案例分析和肌肉骨骼疾病防护技术及案例分析。

本书是在广州市科技计划项目重点研发计划（项目编号：202103000012）、广东特支计划领军人才项目、广东省职业健康工程技术研究中心建设项目（项目编号：D：2019A069）和广东省公共卫生创新平台建设项目的资助以及中山大学出版社的大力支持下完成的。本书在编写过程中得到了中国疾病预防控制中心职业卫生与中毒控制所孙新所长等领导、专家的大力帮助和指导。在此，一并表示衷心的感谢。

我们清楚地意识到，由于编写人员水平有限，加上时间紧迫，本书难免存在疏漏或不妥之处，恳请广大读者提出宝贵意见和建议。

苏世标　李旭东　温翠菊
2024 年 8 月

目　　录

第一章　职业病危害现状 …………………………………………… 1

　第一节　主要职业病危害现状 …………………………………… 1

　　一、尘肺病 ………………………………………………………… 1

　　二、化学中毒 …………………………………………………… 3

　　三、职业性听力损失 …………………………………………… 5

　第二节　工作相关疾病的危害现状 ……………………………… 8

　　一、概述 ………………………………………………………… 8

　　二、重点关注的工作相关疾病 ………………………………… 9

　　三、展望 ………………………………………………………… 12

第二章　粉尘工程防护和个体防护技术及案例分析 …………… 13

　第一节　粉尘工程防护技术 ……………………………………… 13

　　一、源头控制 …………………………………………………… 13

　　二、通风除尘 …………………………………………………… 15

　　三、二次尘源控制技术 ………………………………………… 28

　第二节　粉尘净化技术 …………………………………………… 29

　　一、粉尘净化理论基础 ………………………………………… 29

　　二、粉尘净化装置 ……………………………………………… 31

　　三、除尘器的合理选择 ………………………………………… 35

　第三节　粉尘个体防护技术 ……………………………………… 36

　　一、接尘作业中呼吸防护用品的选择 ………………………… 36

　　二、呼吸防护用品的使用注意事项 …………………………… 41

　　三、建立呼吸保护计划 ………………………………………… 43

　第四节　典型案例分析——工程防护整改案例 ………………… 43

　　一、打磨作业粉尘危害工程防护 ……………………………… 43

　　二、矿井粉尘危害工程防护 …………………………………… 47

第五节 典型案例分析——个体防护案例 …………………………… 55

一、案例1 ……………………………………………………… 55

二、案例2 ……………………………………………………… 57

三、案例3 ……………………………………………………… 59

四、案例4 ……………………………………………………… 61

五、案例5 ……………………………………………………… 62

第三章 化学毒物工程防护和个体防护技术及案例分析 ……………… 64

第一节 化学毒物工程防护技术 ……………………………………… 64

一、通风排毒系统的组成和原理 …………………………… 64

二、有害气体产生源的控制和隔离 ………………………… 75

三、有害气体的净化技术 …………………………………… 80

第二节 化学毒物净化技术 …………………………………………… 82

一、硫氧化物净化技术 ……………………………………… 82

二、固定源氮氧化物净化技术 ……………………………… 85

三、挥发性有机物净化技术 ………………………………… 89

第三节 化学毒物个体防护技术 ……………………………………… 96

一、防毒呼吸器过滤元件的选择和使用 …………………… 96

二、长管呼吸器的选择、使用和维护 ……………………… 98

三、IDLH环境中的呼吸解决方案 ………………………… 100

四、眼面防护用品的选择、使用与维护管理 …………… 100

五、手部防护用品的选择、使用与维护管理 …………… 102

六、身体防护用品的选择、使用与维护管理 …………… 104

第四节 工程防护整改案例 ………………………………………… 107

一、电子行业洗版间防毒技术案例 ……………………… 107

二、木质家具制造业喷漆作业场所防毒技术 …………… 117

第五节 防毒技术案例分析 ………………………………………… 129

一、案例1 …………………………………………………… 129

二、案例2 …………………………………………………… 131

三、案例3 …………………………………………………… 133

四、案例4 …………………………………………………… 134

五、案例5 …………………………………………………… 135

第四章　噪声、振动工程防护和个体防护技术及案例分析……………………… 137
　第一节　噪声防护技术……………………………………………………… 137
　　一、噪声控制的一般原则………………………………………………… 137
　　二、噪声控制的基本方法………………………………………………… 138
　　三、传播途径控制措施…………………………………………………… 140
　第二节　减振技术…………………………………………………………… 153
　第三节　护听器……………………………………………………………… 158
　第四节　防振手套…………………………………………………………… 162
　第五节　典型案例分析……………………………………………………… 165
　　一、工程防护整改案例…………………………………………………… 165
　　二、个体防护案例………………………………………………………… 207

第五章　电离辐射工程防护和个体防护技术及案例分析……………………… 213
　第一节　防电离辐射工程防护技术………………………………………… 213
　　一、外照射防护技术……………………………………………………… 213
　　二、内照射防护技术……………………………………………………… 229
　　三、医用电离辐射防护技术……………………………………………… 230
　　四、工业用电离辐射防护技术…………………………………………… 233
　第二节　电离辐射个体防护技术…………………………………………… 237
　　一、个人放射防护用品选购要求………………………………………… 237
　　二、个人放射防护用品选择、配备和使用……………………………… 238
　　三、个人放射防护用品维护保养………………………………………… 245
　第三节　典型案例分析……………………………………………………… 245

第六章　非电离辐射工程防护和个体防护技术………………………………… 276
　第一节　非电离辐射工程防护技术………………………………………… 276
　第二节　非电离辐射个体防护技术………………………………………… 279
　　一、射频辐射个体防护用品……………………………………………… 279
　　二、电焊弧光个体防护技术……………………………………………… 279
　　三、激光个体防护技术…………………………………………………… 280
　　四、工频电磁场个体防护技术…………………………………………… 281

第七章 防暑防寒工程防护和个体防护技术及案例分析·············· 282

　　第一节　防暑防寒工程防护技术·························· 282

　　　　一、热源的防暑降温工程防护技术···················· 282

　　　　二、建筑物的防暑降温工程防护技术·················· 284

　　　　三、防寒工程防护技术··························· 289

　　第二节　防暑防寒个体防护用品······················· 290

　　　　一、高温作业人员的个体防护用品··················· 290

　　　　二、低温作业人员的个体防护用品··················· 295

　　第三节　典型案例分析·························· 297

　　　　一、热源的防暑降温工程案例···················· 297

　　　　二、建筑物的防暑降温工程案例·················· 300

第八章 职业紧张与职业心理防护技术及案例分析·············· 304

　　第一节　职业紧张防护··························· 304

　　　　一、有效的预防控制模式原则····················· 304

　　　　二、三级预防控制原则及措施····················· 304

　　　　三、职业紧张的防护技术及措施··················· 306

　　第二节　职业心理防护··························· 312

　　　　一、基本概念······························ 313

　　　　二、工作场所心理健康问题的来源与后果·············· 315

　　　　三、工作场所心理健康促进模式与原则··············· 316

　　第三节　典型案例分析··························· 325

　　　　案例一：缓解教师职业紧张——组织层面的职业紧张干预方法···· 325

　　　　案例二：数字化学习包——新冠疫情期间保护医务人员心理健康·· 330

　　　　案例三：某大型劳动密集型电子制造服务企业职业紧张干预案例·· 334

　　　　案例四：某大型石化企业员工心理援助计划实施案例········· 337

　　　　　　一、员工心理健康需求评估·················· 337

　　　　　　二、提供心理健康知识科普·················· 338

　　　　　　三、提供心理健康讲座和专项培训··············· 338

　　　　　　四、组建心理健康侦查员队伍················· 339

　　　　　　五、提供心理咨询····················· 339

　　　　　　六、提供心理危机干预···················· 340

案例五：劳动密集型企业工人职业应激干预案例 …………………………… 340

案例六：电子制造业一线工人优化干预职业紧张效果评估案例 ………… 342

第九章　肌肉骨骼疾患防护及案例分析 ………………………………………… 346

　第一节　人体工效学 ……………………………………………………………… 346

　　一、人体工效学介绍 ……………………………………………………………… 346

　　二、人体测量 …………………………………………………………………… 349

　　三、工作相关肌肉骨骼疾病 …………………………………………………… 351

　　四、预防工作相关肌肉骨骼疾病的措施 ……………………………………… 353

　第二节　典型案例分析 …………………………………………………………… 355

　　一、小零件装配线工效学分析及干预 ………………………………………… 355

　　二、家具厂包装生产线人体工效学设计 ……………………………………… 358

参考文献 …………………………………………………………………………… 363

第一章 职业病危害现状

第一节 主要职业病危害现状

一、尘肺病

（一）概况

尘肺病是在生产环境中长期吸入生产性粉尘而引起的以肺组织纤维化为主要病变的疾病，是我国最主要的职业病。劳动者从接触粉尘到发生尘肺病有一定的潜伏期，患病后难以治疗和康复。2016 年全球疾病负担研究估计，每年有 10400 人死于矽肺。1995 年国际劳工组织（International Labour Organization，ILO）和世界卫生组织（World Health Organization，WHO）联合提出 2030 年全球消除矽肺的建议[1]。尘肺病的发病与工业发展和产业类型密不可分。西方国家工业化进程较早，在 20 世纪早期出现较多的尘肺病患者，目前尘肺病发病人数已得到了控制。

（二）国外尘肺病患病情况

英国是最早实施工业化的国家，19 世纪末到 20 世纪初，该国以煤工尘肺为主的尘肺病持续增多。20 世纪 50 年代，英国共有 5 万名接尘工人得到尘肺病赔偿。20 世纪 60 年代末，英国每年有 1600 人因尘肺病去世，尘肺病患病率为 12.2%[2]。英国矿工工会和煤炭局对尘肺病展开了长期的预防工作，对存在粉尘危害的工业进行了治理。从 20 世纪 70 年代开始，英国的尘肺病得到了有效的控制，尘肺病每年新发人数不断下降，1981 年尘肺病患病率降至 4% 以下。20 世纪后期英国实施的能源结构调整政策，使进口煤炭代替国内煤炭开采，一系列措施使英国尘肺病危害得到有效的抑制，尘肺病新增患者数降为零。2015 年英国最后一个煤矿被关闭，从根本上控制了煤工尘肺病例的发生。

美国在 19 世纪末发现了尘肺病对健康的危害，20 世纪 30 年代是尘肺病发病的高峰期。矽肺是美国最早得到关注的尘肺病类型。1935 年，西弗吉尼亚州开凿隧道的数千名工人因短时间内吸入大量矽尘，尘肺病例迅速增加，造成轰动全美国的"鹰巢隧道灾难"事件，引发了全美国的讨论。1969 年职业病法案的出台是美国尘肺病防控史上的一个里程碑。自此，美国实施制度化和体系化的尘肺病防控和管理，尘肺病患者人数明显下降。目前，尘肺病防控仍是美国矿业安全和健康管理部门的重点工作之一。

据日本厚生劳动省调查结果显示，1960 年日本与尘肺病相关的死亡人数为 289人，1985 年超过 1000 人。1982 年日本尘肺病患病率历史最高，在 26 万余接尘工人中，尘肺病患病率为 17.4%。经过有效的粉尘治理，2013 年日本对 24 万余接尘工人开展调查，结果显示尘肺病患病率降低到 1%[3]。

2015 年对南非金矿矿工的一项研究发现，1984—2009 年期间，该职业人群矽肺的患病率没有明显下降[1]。在对南非金矿 52 名黑人移民工人的肺部横断面调查发现[4]，矽肺的患病率在 18.3% ~ 19.9%。有文献报道南非金矿工人中，患有矽肺的女性工人和男性工人的年龄和工龄相似，并且有 77% 的矽肺患者工龄不足 10年[5]。对巴西南部手工和小规模采矿工人的分析发现，在工龄超过 20 年的采矿工中，自我报告的矽肺患病率为 3.08%[6]。对巴西半宝石矿工人群的调查发现，矽肺的总体患病率为 28% ~ 37%。

（三）中国尘肺病发病及患病情况

我国于 2006 年建立职业病网络直报系统，当年我国尘肺病新发报告病例数为 8783 人，占职业病总人数的 91%。2010—2017 年，每年报告病例数均超过 2 万例。图 1 - 1 - 1 显示了 2000—2021 年中国诊断和报告的职业性尘肺病的新发病例数和因尘肺病死亡人数，新发病人数于 2016 年达到顶峰，为 27992 例，较 2006 年增加约 2 倍。近年来新发病例数有所下降，2021 年新报告职业性尘肺病为 11809 例。国家卫生健康委员会数据显示，截至 2018 年底中国累计尘肺病患者数为 88.9313万人，以矽肺和煤工尘肺为主。全球疾病负担的数据显示，我国 2015 年死亡的尘肺病患者数约为 9538 例，其中矽肺 6456 例。2017 年我国尘肺病死亡数为 8901 例，标化死亡率为 0.48/10 万。2017 年中国因尘肺病造成的伤残调整寿命年（disability adjusted life years，DALYs）为 247619 年，占全球人群尘肺病 DALYs 的 48.8%。

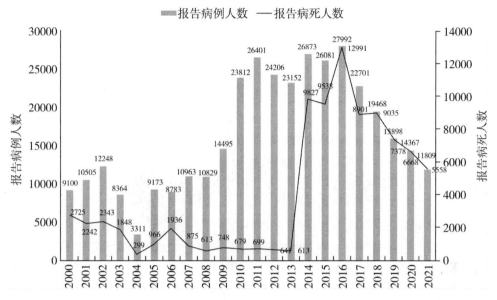

图 1-1-1 2000—2021 年中国诊断和报告的职业性尘肺病的新发病例数和因尘肺病死亡人数

（四）展望

"十三五"期间尘肺病防治攻坚行动成效显著，源头治理力度进一步加大，劳动者的职业健康权益得到进一步保障。"十四五"期间将继续深入实施职业健康保护行动，尘肺病等重点职业病期望得到有效控制，尘肺病患者集中乡镇康复服务覆盖率达到 90% 以上；持续实施尘肺病等重点职业病工伤保险扩面专项行动，将尘肺病等职业病严重的重点行业职工依法纳入工伤保险保障范围；聚焦尘肺病危害严重的行业领域，深化尘肺病防治攻坚行动，持续推进粉尘危害治理，强化尘肺病及粉尘监测评估，实现精准防控；加强尘肺病发病机制的基础研究，研发粉尘快速检测、在线智能化监测等技术和装备，开展尘肺病诊疗、康复关键技术研究，并注重开展尘肺病疾病负担评估研究。

二、化学中毒

（一）全球化学中毒概况

根据 WHO 和 ILO 的报告数据，全世界接触工作场所有害物质每年导致 40 多万人死亡。全球职业接触重金属毒物和有机溶剂的劳动者数量庞大，职业暴露引起的职业健康问题将长期存在。发达国家在职业安全和健康工作中积累了一定经验，职业性化学中毒发病率逐步下降。发展中国家职业性化学中毒造成的疾病负担较重，男性的死伤率是女性的数倍。

(二) 美、日等国化学中毒发展趋势

美国通过颁布强制性标准、禁止苯作为商业溶剂使用等措施，有效控制了工作场所的苯的接触水平。目前，在美国苯的职业接触主要集中在石油化工行业，苯中毒病例明显下降，24 万职业性苯接触人群中每年新发苯中毒病例平均仅为 10 例。农业目前是美国职业病危害较重的行业，从事农业的人数只占全部工人的 2%，其患职业病人数却占了职业病总人数的 13%，其主要危害就包括各类化学试剂不当使用所致的中毒，主要是杀虫剂所导致的职业性中毒。

日本的职业病发病人数自 1980 年后逐步下降，传统的职业病危害因素已不是威胁劳动者健康的主要因素，而职业紧张和精神心理障碍引起的健康损害在工作场所日益突显。近 30 年日本职业性化学中毒患者显著减少，化学物质引起的职业病病例每年在 200 ～ 400 例，少于尘肺病和物理因素相关职业病的人数。近年来，日本未受严格管制的化学品在胶印工人中导致了几十个胆管癌病例的出现，引起高度关注[2]。

(三) 我国化学中毒发展趋势

我国的职业性化学中毒在 2014 年以前是仅次于尘肺病的第二大职业病，2015年后被职业性噪声聋取代，居于第三位。自 20 世纪 90 年代以来，化学中毒病例数每年约 5000 例，近十年呈现波动下降趋势，化学中毒发病数占职业病发病数的构成比也逐步下降。慢性化学中毒患者人数始终明显高于急性化学中毒病人数。急性化学中毒主要分布在化工、冶金、有色金属、轻工和煤炭等行业，主要毒物是一氧化碳和硫化氢，中毒事故死亡率较高。慢性化学中毒易发生在有色金属、冶金、机械以及电子等行业，铅及其化合物、苯、砷及其化合物等是引起慢性化学中毒的主要物质[3]。此外，化学中毒在沿海发达地区又呈现一些新特点：化学中毒病例构成比较高，尤其以有机溶剂中毒最为突出；新型或者以往极少发生的化学中毒频繁出现，如急性二甲基甲酰胺中毒、急性有机锡中毒；化学中毒呈现行业聚集性，集中发生于制造业，特别是轻工业和电子业的中小型私有企业。

图 1 - 1 - 2 显示了 2000—2021 年中国诊断和报告的职业性化学中毒的新病例数，职业性化学中毒报告人数于 2007 年达到顶峰，为 2338 人，自此呈波动下降趋势。2012 年报告病例数降至 2000 人以下；2015 年报告人数降至 931 人，低于 1000人；2016—2018 年略有上升，报告人数分别为 1212 人、1021 人和 1333 人。2019年报告人数为 778 人，再次降至 1000 人以下。

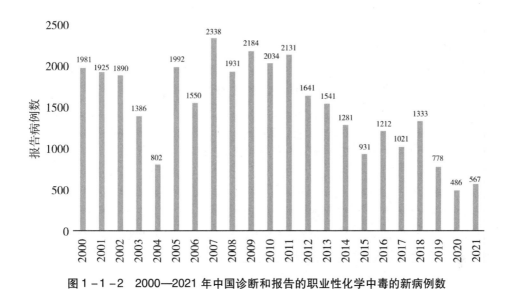

图 1-1-2　2000—2021 年中国诊断和报告的职业性化学中毒的新病例数

（四）展望

"十四五"期间，我国继续深化源头预防，改善工作场所劳动条件。持续开展主要化学毒物监测、风险评估和专项治理。建立中、小、微型企业职业健康帮扶机制，完善职业病防护设施，改善工作场所劳动条件。依托现有的医疗卫生机构建立健全职业病诊断救治康复网络，提升化学中毒等职业病诊疗和康复能力。围绕职业病危害工程防护和治理，开展毒物危害监测与防护关键技术及装备研究，职业中毒监测预警、防控和应急救治关键技术和装备研究。研发现代信息化智能化诊疗技术装备，整合现有资源，形成集远程医疗指导、职业健康检查、职业病诊疗等功能于一体的职业健康监护与诊疗救治平台。

三、职业性听力损失

（一）全球概况

全球有近 4.66 亿人出现不同程度的听力损失，占人口总数的 5.3%，其中约 19.6% 的听力损失（700 多万 DALYs）归因于职业性噪声暴露[9]。据 WHO 估计，在发展中国家和工业化国家，50% 的听觉系统损伤都是接触高强度的噪声所致，常见的行业有农业、采矿业、生产制造业、建筑业、交通运输业等，以采矿业、建筑业和制造业最为严重。1990—2016 年间，在众多的职业有害因素中，全球疾病负担中仅归因于噪声暴露的 DALYs 发生升高。目前，职业性听力损失已经成为全球常见的职业病，是造成全球职业病总负担的最大因素之一，约占所有职业性有害因素导致的慢性疾病负担的 16%。

（二）欧美等国职业性听力损失发展趋势

1981—2010 年，美国所有行业劳动者的职业性听力损失患病率一直保持在 19% 左右，美国职业安全和健康研究所（National Institute for Occupational Safety and Health，NIOSH）估计，暴露在 85 dB（A）噪声水平的劳动者中约 29% 的人群会出现听力障碍。

据估计，2017 年澳大利亚由听力损失造成的经济负担为 333 亿澳元，就其目前的职业性噪声暴露水平估计，在未来 10 年将会有超过 80000 名男性劳动者和 31000 名女性劳动者发生职业性听力损失[10]。在英国，约有 170 万工人暴露于大于 85 dB（A）的噪声中。职业性噪声性听力损失超过挪威报告职业病的 60%。2000—2012 年，欧盟国家平均每年报道的职业性噪声聋病例数在 110 ~ 1982 例不等，其中荷兰最高，其次为意大利。

（三）亚非等国职业性听力损失发展趋势

在亚洲国家中，越南 2011 年的职业病人数为 27246 人，其中职业性噪声聋约占 16%，仅次于矽肺。2016 年马来西亚《职业安全和卫生》报告的职业病病例（7820 例）比 2015 年（5960 例）增加了 31%，其中发病率居前 3 位的分别是噪声性听力损失（noise-induced hearing loss，NIHL）、肌肉骨骼疾病和职业性肺部疾病。Almaayeh 对约旦马代巴省[11]对 3 家工厂中所有接触噪声超过 3 年的工人进行分析，调查的工人中 NIHL 的患病率为 28.6%。在对印度造船业工人的一项研究中[12]，暴露组为 276 名每天暴露于噪声水平大于 90 dB 的一线工人，对照组为 276 名无任何职业噪声暴露的办公室行政人员，匹配比较后，暴露组 NIHL 的患病率为 6%，而对照组所有人听力均为正常。另一项对印度锻造业 573 名工人的研究发现[13]，超过 90% 的受访工人在中高频噪声下表现出明显的听力损失。国家矿工健康研究所对各个矿山的工人进行研究[14]，发现 NIHL 的患病率为 12.8%。在对非洲国家的工人听力损失的研究中发现，坦桑尼亚钢铁工人 NIHL 的患病率为 48.4%[15]，津巴布韦和坦桑尼亚采矿工人听力损失的患病率分别为 37% 和 47%[16,17]，尼日利亚钢铁厂工人较好耳和较差耳 NIHL 患病率分别为 28% 和 57%[18]。

（四）我国职业性听力损失发展趋势

据文献报道，我国劳动者职业性听力损失的患病率在 20% ~ 30%。职业性噪声聋已取代职业中毒成为继尘肺病之后的第二常见的职业病，并以每年18.68%的速度递增[4]。每年报告的职业性噪声聋人数占职业性耳鼻喉和口腔相关职业病的95%左右。图1-1-3显示了2000—2020年中国诊断和报告的职业性噪声聋的新发病例数，自2015年起职业性噪声聋的报告人数超过化学中毒，仅次于尘肺病，成为我国第二大职业病。2017—2020年连续四年报告的职业性噪声聋病例数分别为1536例、1464例、1555例和1310例，分别占职业病新发病例数的5.75%、6.23%、8.00%和7.68%。2019年报告人数约为2014年报告人数的1.88倍，增长了88.48%。2020年报告人数为1310人，比2019年减少了15.76%。

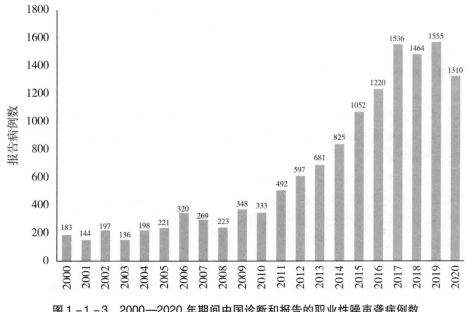

图1-1-3　2000—2020年期间中国诊断和报告的职业性噪声聋病例数

（五）展望

WHO提出全民健康覆盖（universal health coverage，UHC）是实现2030年可持续发展目标3（goal 3 of the sustainable development goals，SDG3）的关键环节；在听力保健领域，其目标是听力障碍和患有耳科疾病的患者不会因为寻求必要的康复服务而陷入经济困境。基于这个目标，《世界听力报告》提出了"H.E.A.R.I.N.G."干预策略，以实现"以人为本的综合性耳和听力保健体系"，因此也就对各国公共卫生政策的制定提供了更具体的方向。听力保健的全覆盖是需要多行业、多领域参与的系统性工程，需要政府的统一领导、推动和监督。听力保健涉及的各类特殊人群的筛查、耳病的预防识别和管理、技术支持和康复服务都需要社区医疗工作的支持和参与。同时，社区也需要相关领域的专业指导以及社会支持。WHO 的目标是，到 2030 年，各成员国能将上述"H. E. A. R."的干预措施覆盖率增加 20%［即特定人群的听力筛查覆盖率增加 20%，慢性耳疾病发生率减少 20%，具有听力障碍的成年人使用助听技术（助听器和人工听觉植入设备）的比率增加 20%］。政府推动全社会配合"I. N. G."等策略[20]。"十四五"期间，我们更应加强噪声聋发病机制研究，开展复杂噪声致听力损失、噪声与化学毒物联合暴露致听力损失的作用模式、风险评估等研究，开发噪声在线智能监测、噪声防护、早期筛查等方面的技术及装备。

第二节　工作相关疾病的危害现状

一、概述

工作相关疾病是指病因与工作有关的疾病。广义上讲，职业病也属于工作相关疾病，但一般所称工作相关疾病，与法定的职业病有所区别。职业病是劳动者在职业活动中接触某一特定职业病危害因素而引起的疾病。而工作相关疾病的病因可能与很多因素有关，其与从事的工作有关联，也可见于非职业人群中。因此，不是每一个工作相关疾病的病种或每一病例都必须具备特定的职业史或接触史[1]。当这一类疾病发生在职业人群时，由于职业性有害因素的接触，会使原有的疾病加剧、加速或复发，或者劳动能力明显减退。

世界卫生组织（WHO）和国际劳工组织（ILO）高度重视工作相关疾病，将该类疾病列为控制和防范的重要内容。1995 年 ILO/WHO 职业健康联合委员会第十二届会议上将职业健康的定义修订为：职业健康应旨在促进和维持所有职业的劳动者最高程度的身体、精神健康和社会福祉；防止劳动者因工作条件而损害健康；保护劳动者免受健康危险因素造成的健康风险；为劳动者创造适应其生理和心理能力的工作环境并持续保持；总之，使工作适应于人，使每个人适应其工作[2]。强调职业健康问题不仅要关注职业病，也要注意范围更广泛的工作相关疾病。

工作相关疾病已造成巨大的疾病经济负担。根据 ILO 最新公布的数据[3]，全球每天有 6500 名劳动者因工作相关疾病死亡。全球每年有 278 万劳动者因工伤事故和工作相关疾病死亡，其中，240 万人因工作相关疾病死亡。据估计，循环系统疾病（31.0%）、职业肿瘤（26.0%）和呼吸系统疾病（17.0%）占工作相关疾病死亡总数的近 3/4。此外，归因于工作的死亡人数总体呈上升趋势，从 2014 年的 233 万人增加至 2017 年的 278 万人[3]。据估计，工作导致的死亡人数占全球总死亡人数的 5.0% ～ 7.0%[4]；工作相关疾病造成的疾病负担占全球疾病负担的 2.7%[5]。

全球工作相关的患病和死亡人数呈现明显的地区差异，约2/3的工作相关死亡（65%）发生在亚洲，其次是非洲（11.8%）、欧洲（11.7%）、美洲（10.9%）和大洋洲（0.6%）[3]。全球不同地区工作相关疾病的死因谱也呈现明显差异[6]，高收入国家超过50%的工作相关死亡是职业肿瘤导致的，只有小于5%的死亡是由职业事故和传染性疾病所致。而非洲地区超过30%的工作相关死亡是由传染性疾病所致，20%是职业性事故，只有小于15%的死亡是职业肿瘤所致。这些差异反映了不同地区和不同国家在经济发展水平、社会、政治、劳动力人口和职业等多方面的差异，也反映了不同国家工作场所职业安全健康管理能力，以及制定和执行工作场所职业安全健康政策的能力。

二、重点关注的工作相关疾病

随着经济和社会的快速发展，一些新的职业健康问题，如职业心理疾患、不良工效学因素导致的肌肉骨骼损伤等工作相关疾病带来的疾病负担不断上升，越来越受到人们的关注。

（一）职业心理疾患

1. 概况

随着工业化和现代化的发展，以职业紧张为代表的职业心理问题日益突出，引起了社会各界的关注。职业紧张是在某种职业条件下，客观需求和个人适应能力之间的失衡所带来的心理和生理的压力[1]。适度的紧张有利于个人的职业发展，而长期过度紧张可损伤劳动者的身心健康，职业紧张引起的更为特征性的问题是精疲力竭症（又称"职业倦怠"）和过劳死，也会造成伤亡事故的增加。职业紧张是影响职业人群的最主要的社会心理因素，关系着人们的健康、行为及工作效率，已成为国际上重要的职业卫生问题之一。

工作中有很多因素会对心理功能有不良影响，比如，某些职业接触的职业有害因素（噪声、高温、辐射、生产毒物、粉尘等）或来自社会、城市、家庭、同事等的刺激。为了适应经济的发展，企业的作业方式也在发生改变，一些特殊的作业方式可能影响职业紧张的发生。单调作业（指重复、刻板、平淡无奇的劳动）、夜班作业在现代工业生产中极为常见。研究发现，长期从事单调作业而不适应的劳动者，除产生疲劳症状外，常导致身心健康水平下降、劳动能力与生产能力下降、工伤事故增多、因病缺勤率高、创造精神受到抑制、下班后不想参加社会活动等。夜班作业对劳动者的心理功能产生明显的不良影响，有进行神经行为测试表明，参与者各项心理功能指标的得分在夜间都下降，而且夜班作业导致的睡眠不足问题也会引起进一步的心理障碍。此外，随着生产结构的转变和信息化产业的突飞猛进，脑力劳动者逐渐增多，但脑力劳动的范围很广、职业种类繁多、不同岗位的脑力作业有不同的任务和要求，存在着不同的苦与乐并产生不同的心理健康问题。

2. 心理疾病

随着现代化工作和生活节奏的加快，职业人群的心理问题日益增多。职业紧张对心理健康的影响不容忽视。近年来国内外研究显示，职业紧张是心理疾病（主要表现为焦虑和抑郁）的危险因素。不同行业及不同程度职业紧张者发生心理疾病的风险存在差异，并且心理疾病的发生率随着职业紧张程度的增加而升高。国内学者分析了 2015—2017 年我国职业紧张监测项目（Occupational Stress Surveillance Program，OSSP）中 20 家电器制造企业的数据，结果显示，19.5% 的工人患有高度焦虑，15.8% 的工人有付出－回报失衡感，其中孕妇、流水线工人和轮班工人的压力更大[7]。一项针对我国互联网企业员工的调查显示，员工中工作要求－自主（job demand control，JDC）模式型职业紧张和付出－回报失衡（effort reward imbalance，ERI）模式型职业紧张比例分别为 63.70%、34.60%，其中销售岗位 JDC 和 ERI 两型职业紧张比例分别为 75.63%、62.70%；员工总体职业倦怠比例为 10.69%，销售岗位职业倦怠比例为 22.12%；员工总体中重度至重度抑郁倾向比例为 18.79%，销售岗位中重度至重度抑郁倾向比例为 46.13%[8]。另有调查显示，我国医务人员的付出－回报失衡模式高职业紧张检出率为 19.9%，职业倦怠检出率为 8.6%，抑郁症状检出率为 25.3%[9]。

3. 其他疾病

除心理疾病外，职业紧张还与多种躯体疾病密切相关，如心血管疾病、代谢疾病及睡眠障碍等[10]。研究表明，职业紧张可提高心血管疾病的发病风险，主要导致冠心病、高血压等疾病发病率升高。近年来国内外研究显示，职业紧张与继发性代谢疾病存在相关性，职业紧张可以增加代谢综合征的发病风险，导致血脂异常。国内一项前瞻性队列的研究对 5811 名警察随访 4 年后发现，糖尿病组的职业紧张程度高于无糖尿病组，进一步分析发现职业紧张相关因素增加了 Ⅱ 型糖尿病的发病风险[11]。睡眠障碍是许多躯体疾病和心理疾病的症状，危害人们的身心健康。国内外研究显示，职业紧张是导致职业人群发生睡眠障碍的重要因素。2016 年一项针对国内互联网公司员工睡眠质量的调查显示，约 80% 的人睡眠质量不高，71.3% 的人患有睡眠障碍[12]。

（二）工作相关肌肉骨骼损伤

1. 概述

工作相关肌肉骨骼损伤（work-related musculoskeletal disorders，WMSDs）是指职业活动中因长期受力、重复操作、不良姿势、静态负荷、搬举重物、重体力劳动和振动等不良工效学因素、不合理的劳动组织过程以及不良社会心理因素引起的以肌肉、骨骼、神经等系统损伤为主的一大类疾病，主要表现为下背、肩、颈、前臂和手等部位疼痛、僵硬、痉挛和麻木等不适症状，其中以下背痛（low back pain，LBP）、颈肩腕综合征和腕管综合征（carpal tunnel syndrome，CTS）最为常见。WMSDs 是目前发病率最高的工作相关疾病之一，涉及行业和人群广泛，严重影响劳动者的生活质量和劳动能力，造成了巨大的经济损失和社会负担。

WMSDs 因其发病率高、危害大，无论在发达国家或发展中国家，都居最重要的职业健康问题之列，成为重点关注和亟待解决的职业健康问题。2009 年 WHO 报告称，WMSDs 已占到所有伤残调整寿命年的 10% 以上[13]，英国 2011—2012 年统计数据显示，WMSDs 占所有工作相关疾病病例的 40% 左右。2019 年 WHO 报告称，WMSDs 是导致全球残疾的第二大因素（占所有伤残调整寿命年的 16%），下背痛仍是导致残疾的首要因素。全球 20%～33% 的人患有 WMSDs，其中约 20% 的下背痛和颈部疼痛与职业接触有关[5]。

2. 国外 WMSDs 现状

在欧美国家，WMSDs 影响半数以上的职业人群，在职业病发生中占第二位，是职工因病缺勤的主要原因，每年因此支付的工伤赔偿多达数百亿美元。据美国劳工部报告，2006 年美国肌肉骨骼系统损伤为 40 万余例，占职业性疾病与伤害的 30%；2008 年 WMSDs 病例数为 1997 年以来最低，但也达到了 31.74 万例；2015 年 WMSDs 共发生 35.69 万例，占全年工伤和职业病事故总数的 31%，因其导致的缺勤误工天数长达 12 天[14]，每年 WMSDs 造成的直接和间接经济损失高达数百亿美元。在欧洲劳动适龄人口中，WMSDs 至少影响着 1 亿人口的身体健康，是工作致残、缺勤及生产力损失等的主要原因，由此导致的缺勤大约占总体的一半，约 30% 的欧洲工人患有背部疼痛，40%～50% 职业病的经济负担由 WMSDs 产生[15]。2015 年 WMSDs 总体经济负担为 2400 亿欧元，尤其北欧国家每年因 WMSDs 造成的经济损失巨大，占国民生产总值的 2.7%～5.2%。第六次欧洲工作状况调查结果显示，2014 年瑞典、比利时、意大利、西班牙和法国确诊 WMSDs 的病例数分别为 344、2498、13669、12860 和 60018 例，分别占各国总职业病病例数的 31.59%、69.22%、68.89%、74.51% 和 87.55%。英国 2011—2012 年统计数据显示，WMSDs 占所有工作相关疾病病例的 40% 左右；2015 年英国患有 WMSDs 的病例高达 55.3 万例，占所有职业病人数的 44.0%。加拿大每年肌肉骨骼疾患而导致的直接和间接经济损失达 996 亿美元。荷兰每年背部疼痛导致的经济损失占其国民生产总值的 1.7%。2011 年日本职业人群中，下背痛占职业病总数的 62.0%，其经济负担为 821.4 亿日元。

目前，将 WMSDs 列为职业病或可赔偿疾病的国家并不多，由于参保人范围、WMSDs 具体条目和诊断标准不一致，不同国家病例数相差较大。

3. 中国 WMSDs 的现状

总的来说，我国 WMSDs 的形势不容乐观，呈高发态势，患病率有随时间增长的趋势和向年轻作业人群转移的趋势。我国职业人群 WMSDs 的患病率为 20% ～ 90%，几乎涵盖所有行业，个别行业甚至在 90% 以上[16]。我国 WMSDs 患病率较高的行业为农业，采矿业，制造业，电力供应业，建筑业，交通运输，仓储和邮政业，教育，卫生（医生、护士），视屏显示终端作业等。从部位上来说，下背部、颈部、肩部的患病率相对高于其他部位，为主要受影响的部位。例如，调查发现，国内护理人员 WMSDs 年患病率在 45.7% ～ 91.6%，医生常高于 80%，下背部、颈部、肩部 WMSDs 发生率最高；汽车制造业作业工人 WMSDs 患病率在 28.5% ～ 84.0%，以肩部、颈部、下背部、手腕部为主；煤矿工人的患病率为 65.6% ～ 78.4%，主要是以腰部、颈部、肩部和膝部疼痛为主；中小学教师工作负荷相对较重，是 WMSDs 的危险人群，主要累及颈（31.5% ～ 66.7%）、肩（35.9% ～ 41.6%）、下背部（29.39% ～ 54.4%）。在我国台湾地区，2018 年职业伤害数据显示，职业病中 WMSDs 占比最高，为 37.7%。

三、展望

随着全球化、工业化的快速发展，新技术、新材料、新工艺广泛应用，新的职业、工种和劳动方式不断产生，产业结构不断调整、升级换代，职业病危害因素更为多样、复杂，工作相关疾病的模式也在渐进性变化，这些变化将对劳动者的健康产生深远影响。我国正积极促进将 WMSDs 纳入职业病范畴，在职业病防治法中提出了设备、工具等设施应符合劳动者的生理、心理健康需求，在《健康中国行动（2019—2030 年）》的行动目标中提出了"预防和控制工作相关肌肉骨骼系统疾病的发生"。"十四五"期间，我国将加强对职业活动中新兴危害的辨识评估和防控，开展工作压力、肌肉骨骼系统疾患等防治工作。围绕肌肉骨骼疾患、工作压力等职业健康损害的防治问题，开展前沿基础性研究和早期筛查、干预及诊疗康复关键技术研究，开展工作相关疾病的疾病负担评估研究。

（张美辨　靳雅丽　郭强之）

第二章　粉尘工程防护和个体防护技术及案例分析

第一节　粉尘工程防护技术

生产性粉尘是指在生产活动中产生的能够较长时间漂浮于生产环境中的固体颗粒物,是污染作业环境、损害劳动者健康的重要职业病危害因素,可引起包括尘肺病在内的多种职业性肺部疾患。

生产性粉尘对机体的损害是多方面的,直接的健康损害以呼吸系统损害为主,局部以刺激和炎性作用为主,主要健康危害包括:①对呼吸系统的影响。粉尘对机体影响最大的系统是呼吸系统,可引起尘肺、粉尘沉着症、呼吸道炎症和呼吸系统肿瘤等疾病。②局部作用。粉尘作用于呼吸道黏膜,可产生局部刺激作用,长期则形成黏膜肥大性病变,呼吸道抵御功能下降。皮肤长期接触粉尘可导致皮炎、毛囊炎等症状。金属粉尘还可引起角膜损伤、浑浊。③中毒作用。吸入的铅、砷、锰等粉尘很快可在呼吸道黏膜溶解吸收,呈现出相应毒物的急性中毒症状。④肿瘤。某些粉尘本身可能含有人类确定的致癌物,如吸入石棉、放射性矿物质、镍、铬酸盐等,吸入这些粉尘可能引发呼吸和其他系统肿瘤。

生产性粉尘所致的尘肺病是我国职业病报告最多的病种,累计占比超过85%,抑制尘肺病发病率,控制工作场所粉尘浓度,是我国职业病防治工作的重点。工作场所粉尘控制主要依赖工程防护措施,包括源头控制和通风除尘等。

一、源头控制

(一) 工艺及设备革新

采用新工艺、新设备、新材料实现机械化、自动化工艺,或使用低产尘设备和无尘物料,消灭尘源或减少粉尘飞扬,是治理粉尘的根本途径。例如,用压力铸造、金属模铸造代替型砂铸造,用磨液喷射加工新工艺取代磨料喷射加工方法,可以从根本上消除工作场所粉尘污染;将粉状原料或产品制成球形母粒,替代粉末状的原料或产品,减少产尘量;采用配备有气力输送设备的密闭罐车和气力输送系统储运、装卸、输送各种粉状及粒状物料,可避免储运、装卸、输送和分级过程中粉尘的飞扬;采用高效的轮碾设备可以减少砂处理设备的台数,减少产尘点;采用负压吸砂减少粉尘外逸；以不含或少含游离二氧化硅的物料或工艺代替游离二氧化硅含量高的物料或工艺，如用石英含量低的喷砂磨料（钛铁矿、锆石、铜矿渣）替代石英含量高的海砂和河砂，可以减少工作场所空气中粉尘的游离二氧化硅含量，变相减轻粉尘对人体的危害。

（二）粉尘溢出控制

1．密闭控制

对产尘设备或工序进行密闭，防止粉尘外溢，以降低工作场所粉尘浓度，常与通风除尘措施配合使用，如破碎、筛分、清理、混碾。粉状物料的运输、装卸、储存等作业过程均应尽量密闭。密闭装置应不妨碍操作，并具备拆卸检修方便、结构严密坚固等特点。根据不同的扬尘特点采取不同的密闭方式，一般分为局部密闭、整体密闭和密闭小室。

2．消除正压

含尘物料下落时带入大量诱导空气，在密闭罩内形成正压，导致粉尘溢出。为了降低和消除正压影响，设备密闭罩应保持足够的空间，还宜采取下列措施：

（1）降低物料落差。按照物料颗粒尺寸，空气诱导量分别与降落距离的 1/2 或 1/3 次幂成比例，距离越短，物料诱导空气量就越少。

（2）适当减少溜槽倾斜角。减缓物料下落速度，降低诱导空气的能量。

（3）隔绝气流，减少诱导空气量。在溜槽内采取挡板型溜槽隔流装置。

（4）降低下部正压。可采取如下方法：①连通管法。将下部正压区和上部负压区连通。进行泄压，使空气循环流通。②将导料槽的空间增高，形成缓冲箱。③在导料槽上加长缓冲箱，其中设迷宫挡板，使空气可以迅速排出而达到泄压的目的。

3．消除"飞溅"现象

含尘物料下落时高速撞击设备或防护罩内壁，发生"飞溅"，易从附近孔隙中溢出。为消除"飞溅"现象，应尽量避免在飞溅区设置孔口，或采用较宽大的密闭罩，使得飞溅的粉尘自然沉降，减少外逸。

4．消除空气扰动

造成扬尘的另外一大原因是设备的转动、振动或摆动而产生的空气扰动。为解决此类问题，可将设备进行整体密闭或安置在密闭小室。密闭罩宜宽大些，并避免把排风口设在直接扬尘处，同时要保证密闭罩的气密性，一般措施包括：门斜口接触；法兰垫料；砂封盖板；毡封轴孔、柔性连接；堵眼糊缝；等等。

（三）湿法抑尘

利用粉尘的亲水性，将物料打湿，防止粉尘飞扬，或采用水滴、水膜和气泡捕集空气中的粉尘，加速粉尘沉降，降低空气中粉尘浓度。湿法抑尘是一种简便、高效的抑尘方式，具有简单易行、费用低、效果好等优点。一般包括湿式作业及喷雾降尘两种方法。

1. 湿式作业

在工艺允许的情况下，使用水或溶剂将物料打湿，或直接在水中作业，从源头控制粉尘的产生。如水力采煤、湿法岩凿、湿式抛光、湿式研磨、湿式破碎等。

2. 喷雾降尘

工艺允许的情况下，在物料的装卸、破碎、筛分、运转等过程中，在扬尘点喷洒水雾，利用水雾捕集、凝聚粉尘颗粒，使其沉降，达到降低粉尘浓度的效果。采用这种方法时，应注意以下五点：

（1）喷雾方向可与物料流动方向顺向平行或成一定的角度。

（2）布置喷嘴时应注意防止水滴或水雾被吸到排风系统中去，也不应溅到工艺设备的运转部分，以免影响设备的正常运转。

（3）喷嘴到物料层上面的距离不宜小于 300 mm，射流的宽度不应大于物料输送时所处空间位置的最大宽度。在排风罩和喷嘴之间应装橡皮挡帘。

（4）喷雾的水滴不宜过大或过小，$10 \sim 15 \ \mu m$ 大小的水滴捕尘效果最好。

（5）喷水管可配置在物料加湿点，水阀应和设备运行连锁。

3. 覆盖防尘

在物料表面覆盖一层塑料膜，可有效抑制粉尘逸散。

4. 泡沫降尘

在水中加入一定量的添加剂，通过专用的发泡装置，引入压风，产生高倍数泡沫，泡沫通过喷嘴喷洒至尘源。泡沫通过良好的覆盖、湿润和黏附等方式作用于粉尘，从根本上防止粉尘的扩散，有效降低空气中粉尘的浓度。与其他湿式抑尘相比，用水量可减少 $30\% \sim 80\%$，抑尘效率比喷雾洒水高 $3 \sim 5$ 倍。

二、通风除尘

通风除尘是降低工作场所粉尘浓度，控制粉尘危害的重要措施之一。通常主要采用局部通风除尘系统，对粉尘进行收集、净化处理后排放。当工作场所粉尘发生源多且分散时，需辅以机械全面通风（如屋顶、外墙风机等）或自然排风（如天窗排气、风压通风等）。

（一）通风除尘系统的组成

1. 局部排尘系统

局部排尘系统主要由吸尘罩、风道、除尘器和风机组成（图2-1-1）。完善的局部排尘系统既能满足劳动保护的要求，也能满足环境保护的要求。

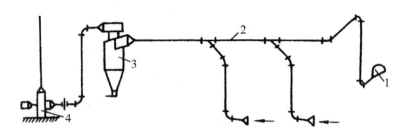

1-吸尘罩；2-风道；3-除尘器；4-风机

图2-1-1　局部排尘系统结构

（1）吸尘罩。设置在尘源处，捕集和控制粉尘，防止粉尘外逸，一般包括密闭吸尘罩、旁侧吸尘罩、接受式吸尘罩和下部吸尘罩。

（2）风道。输送含尘气体的管道，根据粉尘的理化特性并考虑技术、经济等因素，对各类风道有不同的要求。

（3）除尘器。除尘器是从含尘气流中把粉尘分离出来并加以收集的设备。经除尘器处理之后，将符合排放标准的尾气排入大气。

（4）风机。使含尘空气从吸尘罩流经风道、除尘器并排入大气所需要的机械，风机由电动机驱动。

2. 除尘机组

工业企业中石英粉、陶瓷、玻璃等材料或制品的生产加工过程以及铸造工艺都有单个或几个分散的尘源点，控制这类尘源的粉尘可用除尘机组。除尘机组是特殊形式的局部排尘系统，通常是把除尘器和风机组装在一个箱体内，并设有软管接口，以便与吸尘罩相连，处理后的尾气直接排入车间。在某些场合，除尘机组较之局部排尘系统更能经济有效地解决防尘问题。

对除尘机组的原则要求如下：

（1）有足够的额定风量，在额定的连续工作时间内，风量波动小。

（2）在吸尘管道接口处保持足够的资用压力，以便克服由吸尘罩口至机组入口的阻力。

（3）当初始尘含量在常见范围内（$1 \sim 2 \text{ g/m}^3$）时能维持较长的连续工作时间。

（4）除尘效率高，当初始尘含量在常见范围内，出风口处尾气含尘量应符合车间内工作场所空气中粉尘含量的接触限值。

（5）清灰机结构简单、耐用，清灰效果好。

（6）运行噪声小。

如图 2-1-2 所示为 LGZ 型高频机振扁袋除尘机组结构简图。机组由风机、滤袋、清灰机构、自动控制和集尘箱五部分组成，装入一个立式钢板结构的箱体内。

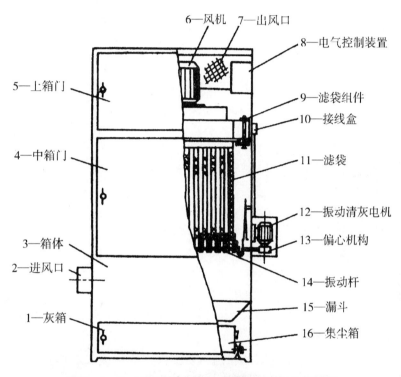

图 2-1-2　LGZ 型高频机振扁袋除尘机组结构简图

含尘气体从入口进入箱体，粉尘阻留在滤袋的外表面，净化后的气体经风机和出口排出。随着过滤时间的增加，滤袋外表面的粉尘不断增多，使滤袋阻力增加，风量随之减少。当影响捕尘效果时，应按动停机按钮，在停机 30 s 后，清灰电机自动启动，振打数十秒（可调定时间）后停止清灰。需重新操作时再启动风机，滤袋表面的粉尘抖落至集灰箱（抽屉）中，定期将粉尘清出。

（二）吸尘罩的分类和要求

1. 吸尘罩的设计原则

吸尘罩是局部排风系统的关键部件，要使局部吸尘罩发挥最大的作用，应满足以下五点要求。

（1）形式适宜。吸尘罩的形式要与生产操作过程以及有害性质相适应，既不能妨碍操作，又要有显著的控制粉尘的作用。这就要区别操作是冷过程还是热过程，操作过程的特点、规律性，产尘设备能不能密闭，工人经常接触与否，等等。总之，吸尘罩的形式要适宜具体条件。

（2）位置正确。吸尘罩安设的位置要正确，可针对各操作过程或设备的特点，选取最适宜安装的位置。还应与粉尘产生的方向有关，一般来说在不妨碍操作的情况下，越靠近有害物散发源越好，通常都使吸尘罩的罩口迎着粉尘的方向，各种罩的安装位置要与车间建筑高度相适应，不妨碍吊车和其他起重运输工具运行，不妨碍工人正常操作，尽可能不影响采光、照明。

（3）风量适中。对机械通风而言，无论是哪种吸尘罩，都是通过抽出一定风量，在罩子的工作口（罩面）造成足够的控制风速，或是在需要控制粉尘的"零点"造成一定的控制风速。抽风量的大小对吸尘罩效果的好坏起决定作用，这要依据粉尘的危害性、产生粉尘设备机件运动的快慢、粉尘散发的初始速度（落差大小）、含量，以及外界干扰气流的大小来确定。抽风量过小，开口一定时造成的控制风速小，不足以控制粉尘飞扬以及抵抗外界干扰气流的破坏作用。但是，抽风量也不能过大。抽风量过大造成风机、管道、除尘净化设备庞大，还会抽走本来不应抽走的原料，加大除尘器负担，还可能改变材料的配比，影响产品质量。在冬季，抽风量过大会导致车间过冷，要补充大量热量。

（4）强度足够。制作吸尘罩的材料，要根据它的用途来选择。机械设备振动小，在发热量不大的场合，安装的吸尘罩比较小，可用镀锌薄板制作。机械振动大，物料冲击力大，或在高温炉前等发热量大的场所，必须用较厚的（1.5～5 mm）钢板制作；在有酸碱或其他腐蚀性物质的场所需要用塑料板制作。不论哪种材料制成的罩子都应有足够的强度，避免因经常的检修拆卸或在振动、高温作用下变形。

（5）检修方便。安装吸尘罩以后，应保证生产设备检修方便（如更换刀具、砂轮、布轮，拆装设备零件，设备大修等），这就要求在较大吸尘罩上安装检修门，或把罩盖做成可以掀起的。有时为了检修方便，采用回转式吸尘罩。罩体与管道最好用法兰连接而不用焊接，以便拆卸。

2．吸尘罩的类型

1）密闭吸尘罩。密闭罩是把产尘设备局部或全部地密闭起来再抽风，依靠在罩内造成一定的负压，保证在一些操作孔、观察孔或缝隙处自外向内进气而粉尘不向外逸。

密闭罩随工艺设备及其配置的不同，其形式也是多种多样的，按其特点基本可归纳为以下三类。

（1）局部密闭罩：将设备产尘处用罩子密闭起来，这种罩子的特点是仅密闭产尘的局部位置，容积较小，观察和操作比较方便。它适用于产尘点固定、气流速度不大的连续产尘位置，例如胶带运输机的转运处等。

（2）整体密闭罩：将产尘地点的全部和产尘设备的大部分用罩子密闭起来，而把设备需要经常观察维护的部位（如设备传动部分）留在罩外。它的特点是罩子容积大，可以通过观察窗和检查门监视设备运行情况，中、小型维修可在罩内进行，不必拆罩。它适用于产生气流较分散或局部气流速度较大的产尘设备，例如振动筛等。

（3）大容积密闭罩（密闭小室）：将产尘设备或地点用罩子全部密闭起来。它的特点是容积大，可以在罩内对设备进行维修，在罩外通过门窗监视设备运行情况。它适用于分散产尘点、脉冲或阵发式产尘点、产生较大热压和冲击气流的产尘设备。它可利用罩子的容积造成循环气流，消除或减少正压以减少抽风量，但检修不方便，不停机检修时，工人必需进入罩内工作。

2）旁侧吸尘罩。当生产条件不适宜用密闭吸尘罩时，可采用旁侧吸尘罩。旁侧吸尘罩不同于密闭罩，有害物发生源位于罩外一定距离。为了有效地控制有害物，抽气速度必须大于粉尘的飞扬速度。因此，不仅要考虑罩口吸气速度大小，还要看离罩口一定距离处，粉尘扩散处所形成的吸气速度的大小，如果该处吸气速度比粉尘飞扬速度小，则旁侧吸尘罩将不能有效地控制有害物。所以，在设计旁侧吸尘罩时，着眼点是在罩口之外某距离处形成足够的控制风速，而这一控制风速与罩口吸气速度是有一定关系的。

旁侧吸尘罩是通过罩口抽气，在罩口以外某处有害物飞扬、扩散点上造成适当的气流速度，从而把有害物吸入罩内，如图 2－1－3 所示。这里，为说明问题，引入"零点"一词。所谓"零点"是指有害物飞扬、扩散达到的某一位置，在这个位置上，它已耗尽最初的能量，并且飞扬、扩散速度已经降低到车间中无规则气流同样大小。从有害物发生源中心到"零点"的距离，可由观察同类操作确定。图 2－1－3 中，d 为有害物发生源中心距罩口距离，s 则表示"零点"距有害物发生源中心的距离。旁侧吸尘罩应该控制的最远距离不是 d，而是 $d+s$，即"零点"距罩口的距离 x。

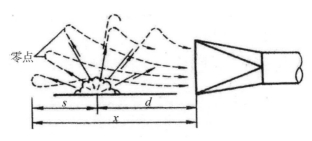

图2-1-3 旁侧吸尘罩与"零点"距离

旁侧吸尘罩在"零点"所需风速称为"零点"控制风速。这一风速应根据有害物源周围的气流速度、有害物的危险程度来确定。有害物危害程度大,"零点"控制风速应较高。周围气流速度大,则对"零点"处有害物的干扰也较大,因此应维持较高的控制风速来捕集有害物。合适的"零点"控制风速应根据现场实测资料确定,不具备实测条件时可参照表2-1-1确定。

表2-1-1 "零点"控制风速 V_x

有害物产生的情况	控制风速（m/s）	举例
以轻微的速度放散到相当平静的空气中	0.25～0.5	蒸气的蒸发,气体或烟从敞口容器中外逸
以较低的初速放散到尚属平静的空气中	0.5～1.0	喷漆室的喷漆,断续倾倒有尘屑的干物料到容器中,焊接
以相当大的速度放散出来,或放散到空气运动速度较高的区域	1.0～2.5	翻砂,脱膜,高速皮带运输（>1 m/s）的转运点,装桶
以高速放散出来,或是放散到空气运动速度很高的区域	2.5～10	磨床,滚筒清理,在岩石表面工作

3）接受式吸尘罩。接受罩的罩口应迎着粉尘的散发方向,并尽量靠近产尘源,同时要防止车间内横向气流的干扰,必要时安装挡板。根据工艺设备和操作的要求可采用活动、可调、移位（连接软管）等措施。

（1）砂轮机吸尘罩。砂轮机是最常见的一种产尘源,砂轮机在加工工件时会产生较多的细小粉尘。为了有效地控制粉尘的飞扬,要在砂轮机上安装吸尘罩,吸尘罩的形式要刚好把沿砂轮切线方向飞溅出来的粉尘抽走,防止扩散。

通常,砂轮机局部吸尘罩是将砂轮的主体密闭起来,留出砂轮的工作部分。吸气罩的下部做成斜口的形式,并延伸出砂轮边缘0.25倍轮径的距离,以便接纳由砂轮切向飞溅出来的粉尘并排走。对于转速很高的砂轮,吸尘罩下部斜口呈平口形式,如图2-1-4中虚线所示。吸尘罩的两侧、罩的顶部与砂轮之间都应有一定空隙，砂轮两侧空隙留 25 ～ 35 mm，砂轮至罩顶一般留 25 mm。

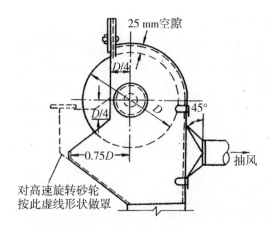

图 2 - 1 - 4　砂轮机吸尘罩

（2）布轮抛光机吸尘罩。布轮抛光机用于除掉金属表面的污垢和加亮镀件，一般采用布轮或毛毡轮进行细磨，抛光作业时，沿布轮切线方向飞扬出粉尘、金属粉末和纤维。布轮抛光机需要采取密闭吸尘罩，其形式与砂轮机相近，因抛光作业要经常更换布轮，密闭吸尘罩需做成可调式，即密闭罩外壳及下部舌板可以拉出，以调节开口面积，适应不同尺寸的布轮，如图 2 - 1 - 5 所示。

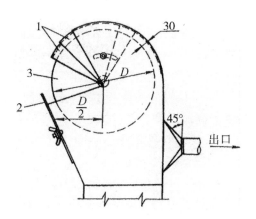

1 - 可调罩口；2 - 可调板；3 - 抛光布轮
图 2 - 1 - 5　可调式布轮抛光机吸尘罩

（3）磨床磨具吸尘罩。磨床上的磨具为硬质砂轮，主要是用钢及金刚砂磨料成型的，其中游离二氧化硅含量为 7.6% ～ 10.0%。研磨作业时，操作地点空气中粉尘浓度虽不甚高，为 11 ～ 32 mg/m³，但产生的粉尘分散度较高，粒径小于 5 μm 的可吸入细尘占 77.3%。因此，在磨床上装设局部防尘罩是预防磨工发生尘肺的一项重要措施。

磨床磨具有水平、垂直两类，因此，吸尘罩的形状需与磨具的不同工位和产尘方向相吻合。其安装位置需考虑工件的极限运动位置，如使用侧吸罩，则最远"零点"处的控制风速应比专业设计手册推荐值高 1 倍左右，这样才能达到较高的捕尘效能。图 2-1-6（a）（b）分别为立面磨床和平面磨床磨具局部吸尘罩，其罩口风速为 3.0 ～ 5.0 m/s，"零点"控制风速为 1.5 ～ 1.6 m/s，具有良好的控制粉尘效果，车间工作地点空气中粉尘浓度可降至 1 ～ 6 mg/m³。

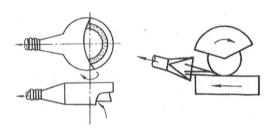

（a）立面磨床磨具吸尘罩；（b）平面磨床磨具吸尘罩

图 2-1-6　磨床磨具吸尘罩

（4）镗床吸尘罩。镗床是加工机件外壳内表面的专用机床，切削时由卡盘环境处飞散出大量铁屑粉尘。一台 9 号双头镗床加工 100 kW 电机外壳内表面，其产尘量为 2456 g/h，如不设置局部抽风罩，不仅损害工人健康，还会磨损设备。

镗床的两头卡盘和镗刀杆处是切削时产生粉尘的关键部位，由观察生产情况得知，切削时，粉尘是在该部位围线镗刀杆切线方向产生的，在这个部位设置两个圆弧形侧吸罩（图 2-1-7），罩口迎着粉尘产生的切线方向，使得产生的粉尘能流畅地被吸走。为克服粉尘的高速飞溅，罩口风速以控制在 7 ～ 10 m/s 为宜，在这种情况下，绝大部分粉尘能被吸收罩捕集，车间工作场所空气中粉尘浓度可降至 6 mg/m³。

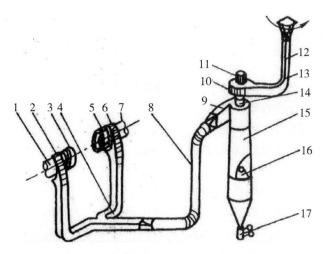

1，7 - 镗刀杆国；2，6 - 弧形吸尘罩；3，5 - 卡盘；4 - 水平风道；8，12 - 测定孔；
9 - 除尘器入口；10 - 风机；11 - 电机；13 - 排气筒；14 - 除尘器出口；
15 - 扩散式除尘器；16 - 反射屏；17 - 锁气器
图 2 - 1 - 7　双头镗床吸尘装置

4）下部吸尘罩。下部吸尘罩（以下简称"下吸罩"），在某些场合下，采用下吸罩具有一些优点，如不占据空间、不妨碍操作、工人体位舒适等；但其缺点是需要敷设地下风道，并且为避免因粉尘沉降堵塞风道，必须在合适的位置设清灰孔，在设计上存在一定困难。

如图 2 - 1 - 8 所示为下吸罩，产尘源直接处于带格栅的罩面处。玉石、滑石雕刻厂操作台，瓷砖厂成型后修坯、扫坯等，可采用这种形式的下吸罩。

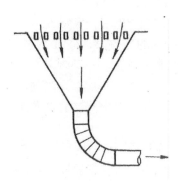

图 2 - 1 - 8　下部吸尘罩

(三) 风道的设计原则和要求

在通风除尘系统中,风道是用来输送含尘空气的。风道设计得是否合理,直接影响着整个除尘系统的效果。比如,除尘风道布置得不合理,或者风道内风速确定得不适当,会使风道内产生积灰现象;风道断面选择得过大或过小,会浪费材料或消耗过多的电能。在吸尘点较多的除尘系统中,调节任一支风道的插板,会引起其他支风道的风量、风压的变化等。

1.风道系统划分原则

当工作场所内不同地点有不同的送、排风要求,或工作场所面积较大,送、排风点较多时,为便于运行管理,常分设多个送、排风系统。通常一台风机与相联系的管道及设备构成一个系统。系统划分的原则如下:

(1) 空气处理要求相同、室内参数要求相同的,可划为同一系统。

(2) 同一生产流程、运行班次和运行时间相同的,可划为同一系统。

(3) 对下列情况应单独设置排风系统:两种或两种以上的有害物质混合后能引起燃烧或爆炸;两种有害物质混合后毒性的联合作用呈相加或加强;两种有害物质混合后易使蒸气凝结并积聚粉尘;散发剧毒物质的房间和设备。

2.风管布置原则

(1) 应最大限度地满足工艺需要,且不妨碍生产操作。

(2) 除尘系统的排风点不宜过多,以利于各支管间阻力平衡。如排风点多,可用大断面集合管连接各支管。集合管内流速不宜超过 3 m/s,集合管下部设集尘箱及卸灰装置。

(3) 除尘风管应尽可能垂直或倾斜敷设,倾斜敷设时与水平夹角最好大于45°。如必须水平敷设或倾角小于30°时,应加大流速,设清扫口等。

(4) 输送含有蒸气、雾滴的气体时,应有不小于 0.005 的坡度,并在风管的最低点和风机底部装设水封泄液管。

(5) 含有剧毒物质的正压风管,不应穿过其他房间。

(6) 风管上应设置必要的调节和测量装置或预留安装测量装置的接口。

3.风管断面形状

圆形和矩形风管相比,在相同断面积时圆形风管具有阻力小、省材、强度大的特点。当风管中的空气流速较高、风管直径较小时,宜选用圆形风管,如除尘系统和高速空调系统。当风管断面尺寸大,为了充分利用建筑空间,通常采用矩形风管。

4.排风口布置要求

(1) 一般情况下,通风排气立管出口至少应高出屋面 0.5 m。

(2) 通风排气中的有害物质需要经大气扩散稀释时,排风口应位于建筑物空气动力阴影区和正压区以上，排放高度不少于建筑物的 1.3 倍。

（3）要求在大气中扩散稀释的通风排气，其排风口上不应设风帽。

5. 防爆及防火要求

设计有爆炸危险的通风系统时，应注意以下四点：

（1）校核通风系统中可燃物的浓度。如果可燃物浓度在爆炸浓度的范围内，则应加大风量。

（2）防止可燃物在通风系统的局部（死角）积聚。

（3）选用防爆风机，并采用直联或联轴器转动方式。

（4）有爆炸危险的通风系统，应设防爆门。

（四）常用除尘器

除尘器的形式很多，基本上可以分成干式与湿式两大类。对含尘气体中尘粒不做润湿处理的除尘设备称为干式除尘器，如重力沉降室、旋风除尘器、袋式除尘器、静电除尘器等。用水或其他液体使含尘气体中的尘粒润湿而捕集的除尘设备，称为湿式除尘器，如水浴除尘器、水膜旋风除尘器、自激式水力除尘器、文氏管除尘器等。一般情况下，干式除尘器捕集下来的粉尘便于清理，也容易回收综合利用，故管理方便。湿式除尘器捕集下来的粉尘是污泥和污水状物，处理比较复杂，如果维护管理不善，可能造成排水管堵塞、除尘器效率下降等问题。

无论是干式除尘器还是湿式除尘器，不外乎利用重力、惯性力、离心力、热力、扩散黏附力和电力等作用把尘除下来。除尘器按作用力可分为如下 6 种：

（1）重力除尘器，如沉降室。

（2）惯性力除尘器，如惰性除尘器。

（3）离心力除尘器，如各种旋风除尘器。

（4）洗涤除尘器，如冲击式水浴除尘器。

（5）过滤除尘器，如各种袋式除尘器。

（6）电除尘器，如静电除尘器。

（五）通风机

1. 风机的分类

通风工程中常见的通风机的分类方法很多，下面介绍几种常见的分类方法。

1）按通风机作用原理分类。

（1）离心式通风机。离心式通风机由旋转的叶轮和蜗壳式外壳所组成，叶轮上装有一定数量的叶片。气流由轴向吸入，经 90°转弯，由于叶片的作用而获得能量，并由蜗壳出口甩出。根据压力的不同区分为高压、中压、低压三类，①高压：

$P > 3000$ Pa。②中压：3000 Pa $\geqslant P > 1000$ Pa。③低压：$P \leqslant 1000$ Pa。

离心式通风机的叶片结构形式有前向式、后向式、径向式3种（图2－1－9）。

前向式叶片朝叶轮旋转方向弯曲，叶片的出口安装角 $\beta_2 > 90°$［图2－1－9（a）］。在同样风量下，它的风压最高。由于风压中动压比例大，通风机效率低，噪声大，主要用于要求体积小的小型机组及高压风机。

径向式叶片是朝径向伸出的，$\beta_2 = 90°$［图2－1－9（b）］，径向式叶片的离心通风机性能介于前向式和后向式叶片的通风机之间。这种叶片强度高，结构简单，粉尘不易黏附在叶片上，叶片的更换和修理都较容易，常用于输送含尘气体。

后向式叶片的弯曲方向与叶轮的旋转方向相反，$\beta_2 < 90°$［图2－1－9（c）］。与前两种叶片的通风机相比，在同样流量下它的风压最低，尺寸较大，这一叶片形式的通风机效率高、噪声小。采用中空机翼型叶片时，效率可达90%左右。但这种叶片的通风机不能输送含尘气体，因叶片磨损后，尘粒进入叶片内部，会使叶轮失去平衡而产生振动。

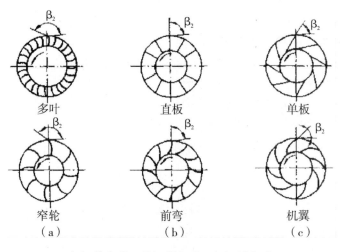

（a）前向式；（b）径向式；（c）后向式

图2－1－9　离心式通风机叶片的结构形式

（2）轴流式通风机。轴流式通风机的叶片安装于旋转轴的轮毂上，叶片旋转时，将气流吸入并向前方送出。根据其压力的不同区分为高、低压两类，①高压：$P \geqslant 500$ Pa。②低压：$P < 500$ Pa。

轴流式通风机的叶片有板型、机翼型等多种，叶片根部到梢常是扭曲的，有些叶片的安装角是可以调整的，调整安装角度能改变通风机的性能。

（3）贯流式通风机。贯流式通风机是将机壳部分地敞开使气流直接进入通风机，气流横穿叶片两次后排出。它的叶轮一般是多叶式前向叶型，两个端面封闭。它的流量随叶轮宽度增大而增加。贯流式通风机的全压系数较大，效率较低，其进口、出口均是矩形的，易与建筑配合。它目前大量应用于大门空气幕等设备产品中。

2）按通风机的用途分类。

（1）一般用途通风机。这种通风机只适宜输送温度低于 80 ℃、含尘浓度小于 150 mg/m^3 的清洁空气。

（2）排尘通风机。它适用于输送含尘气体。为了防止磨损，可在叶片表面渗碳、喷镀三氧化二铝、硬质合金钢等，或焊上一层耐磨焊层如碳化钨等。

（3）高温通风机。锅炉引风机输送的烟气温度一般在 200～250 ℃，在该温度下碳素钢材的物理性能与常温下相差不大。所以一般锅炉引风机的材料与一般用途通风机相同。若输送气体温度在 300 ℃ 以上时，则应用耐热材料制作，滚动轴承采用空心轴水冷结构。

（4）防爆通风机。该类型通风机选用与砂粒、铁屑等物料碰撞时不发生火花的材料制作。对于防爆等级低的通风机，叶轮用铝板制作，机壳用钢板制作；对于防爆等级高的通风机，叶轮、机壳则均用钢板制作，并在机壳和轴之间增设密封装置。

（5）防腐通风机。防腐通风机输送的气体介质较为复杂，所用材质因气体介质而异。F4-72 型防腐通风机采用不锈钢制作。有些工厂在通风机叶轮、机壳或其他与腐蚀性气体接触的零部件表面喷镀一层塑料，或涂一层橡胶，或刷多遍防腐漆，以达到防腐目的，效果很好，应用广泛。

另外，用过氯乙烯、酚醛树脂、聚氯乙烯和聚乙烯等有机材料制作的通风机（即塑料通风机、玻璃钢通风机），质量轻，强度大，防腐性能好，已有广泛应用。但这类通风机刚度差，易开裂。

（6）消防用排烟通风机。这是一类供建筑物消防排烟的专用通风机，具有耐高温的显著特点。一般在温度大于 300 ℃ 的情况下可连续运行 40 min 以上。目前在高层建筑的防排烟通风系统中广泛应用。

（7）屋顶通风机。这类通风机因直接安装于建筑物的屋顶上而得名。其材料可用钢制或玻璃钢制。有离心式和轴流式两种。这类通风机常用于各类建筑物的室内换气，施工安装极为方便。

（8）射流通风机。它与普通轴流通风机相比，在相同通风机重量或相同功率的情况下，能提供较大的通风量和较高的风压。一般认为通风量可增加 30%～35%，风压增高约 2 倍。它还具有可逆转的特性，反转后风机特性只降低 5%。可用于铁路、公路隧道的通风换气。

2．通风机的性能参数

（1）风量 L：通风机在单位时间内所输送的气体体积流量称之为风量或流量（m^3/h），通常指的是在工作状态下输送的气体量。在通风机样本和产品铭牌上标出的风量通常是标准状态下的数值。

（2）风压 P：通风机的风压系指全压，它为动压和静压两部分之和。通风机全压等于出口气流全压与进口气流全压之差。

（3）功率：通风机单位时间内传递给空气的能量称为通风机的有效功率。

（4）效率：风机效率一般指全压效率，即通风机的有效功率与通风机的轴功率之比。

三、二次尘源控制技术

生产过程中产生的粉尘大部分被吸尘罩、湿法抑尘装置等防尘设施所捕集或抑制外，从产尘设备密闭罩的缝隙或开放性尘源逸散到车间空气中的粉尘，最终将沉积于地面、墙壁、建筑构件和设备上，形成二次尘源。这些积尘由于机器设备的振动或转动、车辆的来往、人员的走动以及车间内气流（由于通风或冷热气流对流所形成的气流）的带动就会再次飞扬（即二次扬尘），散布到整个车间，使车间空气的含尘浓度显著增加。因此，消除二次尘源也是防尘工作重要的一环。

去除车间积尘不宜采用一般的清扫方式，尤其不可使用压缩空气吹扫，否则将会造成大范围的污染。最简便而又经济有效的一种方法是湿式清扫，但湿式清扫一般要使用水，不是所有场所都适用，当受到生产或工艺条件限制时，可采用真空清扫的方法。

1. 湿式清扫

湿式清扫一般以水为介质，清扫地面及机器设备上的积尘。清扫方式包括水冲洗、湿式拖地、湿式清扫车、湿式擦拭等。

采用湿式清扫的厂房，建筑物外围结构的内表面应做成光滑平整的水泥砂浆抹面。地面和各层平台均应考虑防水，并有不小于1%的坡度、坡向排水沟或下水的算子。各层平台上的孔洞（安装孔、楼梯口等）要设防水台。对禁止水湿的设备应设置外罩，所有金属构件均应涂刷防锈漆。冲洗周期根据具体情况确定，一般每班清扫2～4次。

2. 真空清扫

真空清扫就是依靠风机或真空泵的吸力，吸除地面及机器设备上的积尘，经除尘器净化后排入室外大气或回到车间空气中。真空清扫吸尘装置主要有集中式和移动式两种，集中式适用于清扫面积较大、积尘量大的场所，它运行可靠，只需少数人员操作。移动式真空清扫适用于积尘量不大的工作场所，使用灵活。

（李天正　黄　浪　苏世标）

第二节　粉尘净化技术

一、粉尘净化理论基础

(一) 粉尘净化原理

粉尘的净化过程是通过将含尘气体引入具有一种或几种力作用的除尘器，使粉尘颗粒相对运载气流产生一定的位移，从而从气流中分离出来，沉降到捕集表面的过程。颗粒的粒径大小、种类不同，所受作用力不同，其动力学行为都会有所差异。

粉尘净化过程中，需要考虑的作用力包括外力、流体阻力和颗粒间的相互作用力。作用在运动颗粒上的流体阻力对于所有的捕集过程都是最基本的作用力，而在颗粒浓度不高时，颗粒间的相互作用力是可以忽略不计的。外力一般包括重力、离心力、惯性力、静电力、磁力、热力等，根据运动颗粒所受外力种类的不同，就产生了不同的粉尘净化技术。

(二) 粉尘净化技术性能的表示方法

1. 处理气体流量

处理气体流量是代表装置处理气体能力大小的指标，一般以体积流量表示。实际运行的净化装置，由于本体漏气等原因，往往装置进口和出口的气体流量不同，因此，用两者的平均值作为处理气体流量的代表：

$$q_{V,N} = \frac{1}{2}(q_{V,1N} + q_{V,2N})\,(\mathrm{m_N^3/s}) \qquad (2-2-1)$$

式中，$q_{V,1N}$——装置进口气体流量，$\mathrm{m_N^3/s}$；

$q_{V,2N}$——装置出口气体流量，$\mathrm{m_N^3/s}$。

净化装置漏风率 δ 可按下式表示：

$$\delta = \frac{q_{V,1N} - q_{V,2N}}{q_{V,1N}} \times 100\,(\%) \qquad (2-2-2)$$

2. 净化效率

净化效率是表示装置净化污染物效果的重要技术指标。对于除尘装置称为除尘效率，关于其表示方法将在下面重点介绍。

3. 压力损失

压力损失是代表装置能耗大小的技术经济指标，系指装置的进口和出口气流全

29

压之差。净化装置压力损失的大小，不仅取决于装置的种类和结构形式，还与处理气体流量大小有关。通常压力损失与装置进口气流的动压成正比，即

$$\Delta p = \xi \frac{\rho v_1^2}{2} (\mathrm{Pa}) \qquad (2-2-3)$$

式中，ξ——净化装置的压力损失系数；

$\quad\quad v_1$——装置进口气流密度，$\mathrm{m/s}$；

$\quad\quad \rho$——气体密度，$\mathrm{kg/m^3}$。

（三）净化效率的表示方法

1. 总效率

总效率是指同一时间内净化装置去除的污染物数量与进入装置的污染物数量之比。假定装置进口气体流量为 $q_{V,1N}(\mathrm{m_N^3/s})$、污染物流量为 $q_{m,1}(\mathrm{g/s})$、污染物浓度为 $\rho_{1N}(\mathrm{g/m_N^3})$，装置出口的相应量为 $q_{V,2N}(\mathrm{m_N^3/s})$、$q_{m,2}(\mathrm{g/s})$、$\rho_{2N}(\mathrm{g/m_N^3})$，装置捕集的污染物流量为 $q_{m,3}(\mathrm{g/s})$，则有：

$$q_{m,1} = q_{m,2} + q_{m,3} \qquad (2-2-4)$$

$$q_{m,1} = \rho_{1N} q_{V,1N} \qquad q_{m,2} = \rho_{2N} q_{V,2N} \qquad (2-2-5)$$

总净化效率 η 可表示为：

$$\eta = \frac{q_{m,3}}{q_{m,1}} = 1 - \frac{q_{m,2}}{q_{m,1}} \qquad (2-2-6)$$

或

$$\eta = 1 - \frac{\rho_{2N} q_{V,2N}}{\rho_{1N} q_{V,1N}} \qquad (2-2-7)$$

若装置本身不漏气，即 $q_{V,1N} = q_{V,2N}$，则上式可简化为：

$$\eta = 1 - \frac{\rho_{2N}}{\rho_{1N}} \qquad (2-2-8)$$

2. 通过率

当净化效率很高，或为了突出污染物的排放率，有时采用通过率 P 来表示装置净化性能：

$$P = \frac{q_{m,2}}{q_{m,1}} = \frac{\rho_{2N} q_{V,2N}}{\rho_{1N} q_{V,1N}} = 1 - \eta \qquad (2-2-9)$$

3. 分级除尘效率

除尘装置除尘效率的高低往往与粉尘粒径大小直接相关。分级除尘效率是用来表示除尘效率与粉尘粒径之间关系的概念。分级除尘效率指除尘装置对某一粒径 d_{pi} 或粒径间隔 Δd_p 内粉尘的除尘效率，简称"分级效率"。假定除尘器进口、出口和捕集的 d_{pi} 颗粒质量流量分别为 $q_{m,1i}$、$q_{m,2i}$ 和 $q_{m,3i}$，则该除尘器对 d_{pi} 颗粒的分级效

率为：

$$\eta_i = \frac{q_{m,3i}}{q_{m,1i}} = 1 - \frac{q_{m,2i}}{q_{m,1i}} \qquad (2-2-10)$$

对于分级效率，还有一个非常重要的值 $\eta_i = 50\%$，对应的粒径称为除尘器的分割粒径，一般用 d_c 表示。

4．多级串联运行时的总净化效率

在实际应用时，有时需要将多种不同类型的除尘器串联起来使用，构成多级除尘系统。若多级除尘器中每一级的运行互相独立，净化第 i 级粉尘的分级通过率分别为 $P_{i1}, P_{i2}, \cdots, P_{in}$，或分级效率分别为 $\eta_{i1}, \eta_{i2}, \cdots, \eta_{in}$，则此多级除尘器净化第 i 级粉尘的总分级通过率为：

$$P_{iT} = P_{i1} P_{i2} \cdots P_{in} \qquad (2-2-11)$$

或总分级效率为：

$$\eta_{iT} = 1 - P_{iT} = 1 - (1 - \eta_{i1})(1 - \eta_{i2}) \cdots (1 - \eta_{in}) \qquad (2-2-12)$$

按上式计算出总分级效率后，由除尘系统总进口粉尘粒径分布数据，按照下式即可计算出多级除尘系统的总除尘效率：

$$\eta = \sum_i \eta_i g_{1i}, \text{其中 } g_{1i} \text{ 为进口粉尘的质量频率} \qquad (2-2-13)$$

二、粉尘净化装置

（一）机械除尘器

机械除尘器通常是指利用质量力（重力、惯性力、离心力等）的作用，使粉尘颗粒与气流分离的装置，包括重力沉降室、惯性除尘器和旋风除尘器等。

1．重力沉降室

重力沉降室是通过重力作用使尘粒从气流中沉降分离的除尘装置，其结构如图 2-2-1 所示。含尘气流进入重力沉降室后，由于扩大了流动截面积，气体流速大大降低，较重颗粒在重力作用下会缓慢向下方的灰斗沉降。按照沉降室中气流组织状态的不同，重力沉降室又分为层流式和湍流式两种。

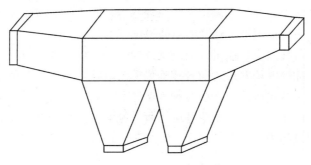

图 2-2-1　重力沉降室示意

31

重力沉降室的优点在于结构简单，压力损失小，投资少，易维护。但其体积较大，除尘效率不高，因此通常只作为除尘系统的预处理装置，去除较大、较重的粉尘颗粒。

2. 惯性除尘器

在重力沉降室的基础之上，通过在沉降室内设置各种形式的挡板，含尘气流在进入沉降室后冲击挡板，气流方向急剧改变，而尘粒在本身的惯性作用下会与气流分离，并在重力作用下沉降进入灰斗。针对不同种类的粉尘颗粒，惯性除尘器的工作原理也不尽相同。对于较粗颗粒，通常使用冲击式惯性除尘器，即通过粒子撞击挡板的方式捕集粉尘颗粒；对于较细颗粒，通常使用反转式惯性除尘器，即通过改变气流流动方向的方式捕集粉尘颗粒。

惯性除尘器的气流速度越高、方向转变角度越大、次数越多，其除尘效率就越高，但是相应的压力损失也就越大。在处理黏结性粉尘、纤维性粉尘时，惯性除尘器可能存在易堵塞的问题。因此这一技术通常也只用于多级除尘装置中的第一级除尘，用以捕集 10 ~ 20 μm 以上的粗尘粒。

3. 旋风除尘器

旋风除尘器是利用气流旋转产生的离心力使尘粒从气流中分离的装置，一般由进气管道、筒体、锥体和排气管道组成。含尘气流在进入除尘器后，沿管壁自上而下做旋转运动，当旋转气流大部分到达锥体底部后，转而向上沿轴心旋转，最后经排出管排出。在气流做旋转运动时，尘粒则在离心力作用下逐步向外壁移动，并在到达外壁后，在气流和重力的共同作用下，沿壁面落入下方灰斗中。

目前应用较为广泛的多管旋风除尘器，是由多个小型旋风除尘器（又叫旋风子）组合在一个壳体内并联使用的除尘器组，可用于处理含尘浓度较高、烟气量较大的气体。这一除尘器具有效率高、处理气量大、布置简单、烟道连接方便等特点，但是对于旋风子本身的制造、安装的质量要求较高。

（二）电除尘器

电除尘器是指通过高压电场对含尘气体进行电离，使尘粒荷电，并在电场力作用下使尘粒沉积在集尘极上，从而将尘粒从含尘气体中分离出来的一种除尘设备。实际应用中的电除尘器种类繁多，但其原理基本相同，包含粒子荷电、带电粒子在电场内迁移和捕集、集尘极上粉尘的清除三个基本过程。

粒子荷电后，其捕集工作可以通过延续的电晕电场实现，也可通过光滑的不放电的电极之间的纯静电场实现。前者被称为单区电除尘器，后者由于粒子荷电和捕集过程是在不同区域完成的，因此被称为双区电除尘器。目前，双区电除尘器主要用于通风空气的净化及一些轻工业领域，而单区电除尘器则被用于各种工业尾气和燃烧烟气的处理过程中。

与其他除尘过程相比，电除尘过程的根本区别在于其分离力（主要是静电力）直接作用于粒子而非含尘气流，这也决定了它具有能耗低、气流阻力小的特点。当静电力较高时，电除尘器对于亚微米级的粒子也能有效捕集。因此，这一除尘器常被用于细小粉尘的处理过程。

（三）湿式除尘器

湿式除尘器是使含尘气体与液体（一般为水）密切接触，利用水滴和颗粒的惯性碰撞以及其他作用使颗粒粒径增大或直接捕集颗粒的装置。这类除尘器可以有效地将直径在 $0.1 \sim 20~\mu m$ 的液态或固态粒子从气流中除去，也能同时脱除气态污染物。根据其净化机理，可以大致分为七类：①喷雾塔洗涤器；②旋风洗涤器；③自激喷雾洗涤器；④板式洗涤器；⑤填料洗涤器；⑥文丘里洗涤器；⑦机械诱导喷雾洗涤器。其中，喷雾塔洗涤器、旋风洗涤器和文丘里洗涤器的应用相对更为广泛。

喷雾塔是一种最简单的湿式除尘装置，如图 2-2-2 所示。在逆流式喷雾塔中，含尘气体向上运动，液滴由喷嘴向下喷出。在颗粒和液滴之间的惯性碰撞、拦截和凝聚等作用下，尘粒最终凝聚成粒径更大的颗粒被捕集。通过控制塔内的气体流速，可以使夹带颗粒的液滴在重力作用下沉积于塔底。为保证塔内气流分布均匀，通常会采用孔板型的气流分布板，且在塔顶安装除雾器，以除去细小液滴。喷雾塔的结构简单、压力损失小、操作稳定，常与高效洗涤器联用捕集大粒径颗粒。

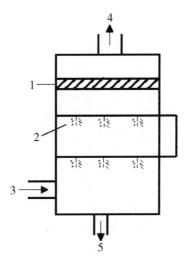

1-除雾器；2-水喷淋；3-含尘气体；4-净化后气体；5-含尘水出口

图 2-2-2 喷雾塔洗涤器的工作原理

旋风除尘器是在干式旋风分离器内部以环形方式额外安装一排喷嘴构成的。喷雾过程发生在外涡旋区，并对颗粒进行捕集。携带颗粒的液滴被甩向旋风洗涤器的湿壁上，然后沿壁面沉落到底部。除尘器出口处也需安装除雾器，以除去细小液滴。旋风洗涤器适合于处理烟气量大和含尘浓度高的场合，可以单独使用，也可以安装在文丘里洗涤器后作为脱水器使用。

文丘里洗涤器是一种高效的湿式洗涤器，常用于高温烟气的降温和除尘，其结构如图 2-2-3 所示，由收缩管、喉管和扩散管等部分组成。含尘气体由进气管进入到收缩管后，流速逐渐增大，气流的压力能逐渐转化为动能，在喉管入口处达到最大速度。洗涤液通过沿喉管周边均匀分布的喷嘴进入管内，被高速气流雾化加速。在液滴加速过程中，由于液滴与颗粒之间惯性碰撞，实现微细颗粒的捕集。在扩散管中，气流速度减小和压力的回升，使以颗粒为凝结核的凝聚作用的速度加快，形成直径较大的含尘液滴，以便被低能洗涤器或除雾器捕集。

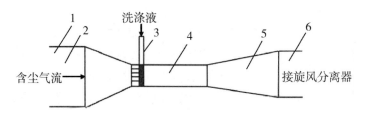

1-进气管；2-收缩管；3-喷嘴；4-喉管；5-扩散管；6-连接管

图 2-2-3　文丘里洗涤器的工作原理

（四）袋式除尘器

袋式除尘器是过滤式除尘器的一种，是使含尘气流通过过滤材料将粉尘分离捕集的装置。采用滤纸或玻璃纤维做滤料的除尘器通常用于通风及空气调节方面的气体净化，采用纤维织物做滤料的除尘器则在工业尾气的除尘方面应用更为广泛。

简单的机械振动袋式除尘器的工作原理如图 2-2-4 所示。含尘气流从下方孔板进入滤袋内部，在通过滤料的孔隙时，粉尘被捕集于滤料上，洁净气体透过滤料由排气口排出。沉积在滤料上的粉尘可在机械振动的作用下从滤料表面脱落，落入灰斗中。

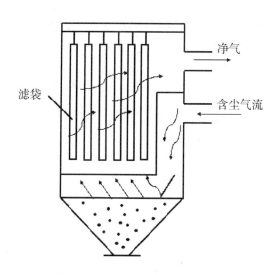

图2－2－4　除尘器的工作原理

常用的滤料通常为棉、毛、人造纤维等加工制成，由于其本身孔径可达 20～50 μm，新鲜滤料的除尘效率通常较低。当颗粒经由截留、惯性碰撞、静电等作用，逐渐在滤袋表面形成粉尘层后，其将会成为袋式除尘器过滤的主要手段，称为粉尘初层。但随着颗粒在滤袋上不断积聚，滤袋两侧的压力差逐渐增大，会将一些已附在滤料上的细小粉尘挤压至另一侧，使除尘效率下降。此外，若除尘器压力过高，还会使除尘系统的处理气体量显著下降，影响排风效果。因此，袋式除尘器的使用过程中需要及时清灰。

清灰是袋式除尘器运行中十分重要的一环，多数袋式除尘器都是以其清灰方式来命名和分类的。常用的清灰方式有 3 种，最早的方法是通过振动滤料使沉积粉尘脱落，称为机械振动式；另两种是利用气流把沉积颗粒吹走的方法，包括逆气流清灰和脉冲喷吹清灰。对于难以清除的颗粒，也有同时并用两种清灰方法的形式。

袋式除尘器作为一种高效除尘器，广泛地用于各种工业企业的尾气除尘。相较于电除尘器，它结构简单、投资较少、运行稳定，且可以回收高电阻率粉尘；相较于文丘里洗涤器，它动力消耗更小，回收的干颗粒物便于综合利用。因此，对于微细的干燥颗粒物，使用袋式除尘器捕集更为适宜。

三、除尘器的合理选择

选择除尘器时必须全面考虑有关因素，包括除尘效率、压力损失、一次投资、维修管理等，其中最主要的因素是除尘效率。此外，对于以下问题也需要考虑：

（1）选用的除尘器必须满足排放标准规定的相关要求。对于运行状况不稳定的系统，还需要注意烟气处理量变化导致的除尘效率和压力损失的变化。如旋风除尘器的除尘效率和压力损失随处理烟气量的增加而增加，但大多数除尘器（如电除尘器）的效率却随处理烟气量的增加而下降。

（2）粉尘颗粒的物理性质对于除尘器的性能也有较大影响。对于黏性大的粉尘，由于容易黏结在除尘器表面，不宜采用干法除尘；电阻率过大或过小的粉尘不宜采用电除尘；纤维性或憎水性粉尘不宜采用湿法除尘。

（3）气体的含尘浓度较高时，在静电除尘器或袋式除尘器前应设置低阻力的预净化设备，去除较大尘粒，从而使设备更好地发挥作用。

（4）烟气温度和其他性质也是选择除尘设备时必须考虑的因素。对于高温高湿的气体，不宜采用袋式除尘器；对于含 SO_2、NO 等气态污染物的气体，可以考虑采用湿式除尘器，但必须注意腐蚀问题。

（5）选择除尘器时，还需要考虑收集粉尘的处理问题，以及设备位置、投资费用和运维管理等因素。

（石　彬　黄　浪　苏世标）

第三节　粉尘个体防护技术

中国疾控中心的统计数据显示，截至 2021 年底，全国累计报告职业性尘肺病患者 91.5 万人，现存活的职业性尘肺病患者大概还有 45 万人。国家卫生健康委员会于 2022 年 5 月发布的全国职业病危害现状统计调查概况显示，在被调查的 282191 家企业中，存在一种及以上职业病危害因素的企业 263723 家，占总数的 93.46%。存在职业病危害因素的企业中，存在粉尘危害的企业为 195618 家，占比 74.18%。由此可见，我国工业企业的粉尘防治工作依然严峻。在粉尘防治的工作中，当受到局限、缺乏可行性的工程或管理控制时，应为劳动者提供适宜的个人防护用品，并确保安全有效、正确使用和良好维护。接尘作业的个人防护以呼吸防护为主，同时也应注意眼部及皮肤的防护。本章节将重点介绍接尘作业中呼吸防护用品的选择、使用以及维护要领。

一、接尘作业中呼吸防护用品的选择

不同设计原理的呼吸器防护功能各异，有各自的适用范围。要实现有效的呼吸防护，应以呼吸危害环境的特性和危害水平为基础，选择防护能力适当的，满足作业人员和作业场所需求特点的，和最适合佩戴者使用的产品。GB/T 18664—2002《呼吸防护用品的选择、使用与维护》建立了完整的呼吸器选用程序。具体步骤如下。

（一）第一步——判断环境的呼吸危害及危害水平

呼吸危害环境分为立即威胁生命和健康（immediately dangerous to life or health，IDLH）的环境和一般的危害环境（非 IDLH 环境）两类。IDLH 环境最危险，通常不是正常的生产作业环境，有四种情况：①呼吸危害未知，包括污染物种类、毒性未知，是否缺氧未知；②空气污染物种类已知，但浓度未知；③空气污染物浓度已知达到或超过 IDLH 浓度；④缺氧，或可能会缺氧。

非 IDLH 环境是空气中存在浓度超过职业卫生标准的污染物的环境，危害水平用危害因数（hazard factor，HF）表示，计算方法见式（2－3－1）。HF 越大，即危害水平越高，所需要的防护水平也就越高。

危害因数（HF） = 空气污染物浓度／国家职业卫生标准规定的职业接触限值

$$（2－3－1）$$

例如某铅电池厂，作业场所不缺氧。作业场所存在氧化铅粉尘，工人的 8 小时加权平均暴露浓度为 0.2 mg/m³。国家职业卫生标准 GBZ 2.1—2019 规定的铅尘 PC-TWA 为 0.05 mg/m³，IDLH 浓度为 700 mg/m³。

可见，该作业场所不缺氧，铅尘浓度未超过 IDLH 浓度，属非 IDLH 环境。铅尘浓度超过国家职业卫生标准规定的职业接触限值，计算危害因数：

$$危害因数（HF） = \frac{作业场所铅尘浓度}{国家职业卫生标准规定的职业接触限值}$$

$$= \frac{0.2 \text{ mg/m}^3}{0.05 \text{ mg/m}^3} = 4 \qquad （2－3－2）$$

（二）第二步——认识呼吸防护用品的防护水平

GB/T 18664—2002 用指定防护因数（assigned protection factor，APF）对各类呼吸器的防护水平做了划分。APF 的含义是指一种或一类适宜功能的呼吸器，在适合佩戴者佩戴且正确使用的前提下，预期能将空气污染物浓度降低的水平。表 2－3－1 列出了接尘场所常见的呼吸器及其指定防护因数。

表 2－3－1　接尘场所常见的防颗粒物呼吸器及其指定防护因数

APF	10	25	100	1000
呼吸器类别	随弃式口罩及可更换式半面罩呼吸器	动力送风过滤式呼吸器配开放型面罩	可更换式全面罩呼吸器	送风过滤式呼吸器配送气头罩

续上表

APF	10	25	100	1000
呼吸器示例	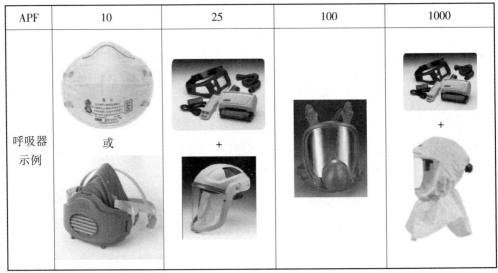			

从表 2 - 3 - 1 可以看到，防护水平直接取决于呼吸器的类别。如果用于防颗粒物，随弃式防颗粒物口罩与可更换式防颗粒物半面罩具有相同的防护水平。

（三）第二步——选择防护水平高于危害水平的呼吸器

常见的接尘作业，包括打磨、焊接及粉末物料的包装等，通常属于非 IDLH 环境的作业。在非 IDLH 环境中，呼吸器的选择应遵循所选呼吸器的 APF 大于现场 HF 这个基本原则。当职业卫生标准对同一种粉尘设立了呼吸性粉尘和总粉尘职业接触限值，应依据各自测得的暴露浓度对应接触限值分别计算 HF，取最大值作为代表。

例如某石材加工厂，作业场所存在矽尘（游离 SiO_2 含量 10% ～ 50%），工人的 8 小时加权平均暴露浓度为总尘 15 mg/m³，呼尘 3 mg/m³。国家职业卫生标准 GBZ 2.1—2019 规定的矽尘总尘的 PC-TWA 为 1 mg/m³，呼尘 PC-TWA 为 0.7 mg/m³。

可见，该作业场所的矽尘浓度，无论是总尘还是呼尘，均超过国家职业卫生接触限值，分别计算其危害因数：

$$总尘危害因数(HF) = \frac{15 \text{ mg/m}^3}{1 \text{ mg/m}^3} = 15 \qquad (2 - 3 - 3)$$

$$呼尘危害因数(HF) = \frac{3 \text{ mg/m}^3}{0.7 \text{ mg/m}^3} = 4.3 \qquad (2 - 3 - 4)$$

取两者的最大值，即总尘的 HF = 15 作为选择呼吸器的依据。本例应选择 APF 大于 15 的呼吸器进行防护。例如，APF 为 100 的全面罩或 APF 为 25 的动力送风过滤式呼吸器配开放型面罩等。

（四）第四步——根据空气污染物种类选择适用的过滤元件

防护粉尘、烟和雾应选择防颗粒物呼吸器。强制性国家标准 GB 2626—2019 《呼吸防护用品——自吸过滤式防颗粒物呼吸器》对防颗粒物过滤元件按表 2－3－2 做了分类和分级。

表 2－3－2　GB 2626—2019 过滤元件的分类和分级

滤料分类	过滤效率 90.0%（不适用于全面罩）	过滤效率 95.0%	过滤效率 99.97%
KN 类	KN90	KN95	KN100
KP 类	KP90	KP95	KP100

KN 代表适用于非油性的颗粒物，不适用于油性物质；KP 代表同时适用于防非油性和油性颗粒物。油烟、油雾、沥青烟、焦炉烟、柴油机尾气中的颗粒物和含油切削液产生的雾都是典型的油性颗粒物，除此以外的颗粒物大多都是非油性的，包括各种粉尘，如煤尘、木粉尘等，还包括酸雾、油漆雾、焊接烟等。

符合 GB 2626—2019 标准的产品应在产品包装和过滤元件上标示类别和过滤效率级别，并加注标准号，如"GB 2626—2019 KN95"。随弃式口罩上的标识应在口罩表面上可见，可更换式呼吸器使用的可更换过滤元件上也必须印有标识。

除了解颗粒物是否含油，还应根据污染物毒性等特点选择不同的过滤效率级别。选择建议如表 2－3－3 所示。

表 2－3－3　颗粒物过滤元件过滤等级的选择建议

污染物	级别选用	举　例
一般粉尘	至少 KN90	煤尘、水泥尘、木粉尘、滑石粉尘等
高毒粉尘、重金属粉尘和烟	至少 KN95	矽尘、铅尘、镉尘、砷尘、焊接烟、铸造烟等
石棉	至少 KN95 级别，配可更换式半面罩或全面罩	—
放射性颗粒物	至少 KN100	氡子体、放射性尘埃等
致癌性油性颗粒物	至少 KP95	焦炉烟、沥青烟等

（五）第五步——根据作业现场和使用者特点选择呼吸器

应充分考虑现场的作业状况来选择合适的呼吸器。如当现场作业强度大，作业时间长，可考虑选择呼吸负荷低的呼吸防护用品，如双过滤元件设计的面罩或带呼气阀的防尘口罩及动力送风过滤式的产品；焊接、铸造等作业可能产生火花，可选择具有阻燃功能的防尘口罩；如果现场除了佩戴呼吸器以外，还需要佩戴眼护具、护听器等其他劳保用品，应考虑它们之间的兼容性；在易燃易爆环境中使用的呼吸器要考虑本质安全性，如在选择动力送风过滤式呼吸器时必须使用本质安全设计的电机。

同时，还应根据作业者的特点来选择合适的呼吸器。比如像口罩、面罩这种密合型的产品，需要与佩戴者脸面紧密贴合才能发挥有效作用。应考虑开展佩戴者与呼吸器的适合性检验（参照 GB/T 18664 附录 E 中的适合性检验），确保佩戴者选择了适合自己的款型和号型的产品，确保呼吸防护的有效性。适合性检验分定性和定量两种方法，定性方法适用于 APF 为 10 的产品（如随弃式防颗粒物口罩和可更换式半面罩）如图 2 - 3 - 1(a) 所示。定量方法适用于 APF 为 100 的全面罩，所取得的适合因数（fit factor，FF，定量方法的测量值）应至少为呼吸器面罩 APF 的 10 倍（即 FF = 1000），如图 2 - 3 - 1(b) 所示。

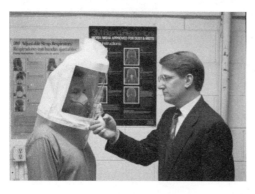 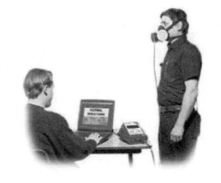

（a）定性适合性检验　　　　　　　　　　（b）定量适合性检验

图 2 - 3 - 1　密合型呼吸防护用品的适合性检验定性适合性检验

此外，还应关注一些特殊人群的呼吸器使用。对于心肺系统有某种疾患的人而言，额外的呼吸负荷会加重他们的病情；有些人对狭小空间有本能的恐惧感，易产生焦虑或有被隔离感，这种心理反应会影响作业的准确性和工作效率，甚至带来危险。管理者可以参考 GB/T 18664 附录 F 中的对呼吸防护用品使用能力的医学评价内容，甄别不适合使用呼吸器的人群。

二、呼吸防护用品的使用注意事项

正确佩戴和维护呼吸器是实现有效呼吸防护的最基本要求。以下三点是日常使用呼吸防护用品时容易被忽略的。

(一) 密合型呼吸器的气密性检查

使用者佩戴密合型呼吸器进入作业区域前，应进行密合性检查。气密性检查是一种快速简单地确认佩戴者的佩戴方式是否正确且呼吸器的功能是否正常的方法。应确保佩戴者通过了密合性检查，如果无法取得良好的面部密合，不得进入污染区域。

气密性检查包括正压气密性检查和负压气密性检查。随弃式防尘口罩的气密性检查方法如图2-3-2、表2-3-4所示。

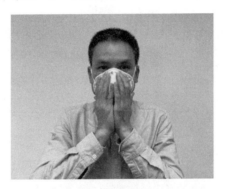

图2-3-2　随弃式防尘口罩的气密性检查

表2-3-4　随弃式防尘口罩的气密性检查

正压密合性检查	负压密合性检查
用手掌盖住口罩	
缓缓呼气，若口罩稍微鼓起且面部和面罩之间没有空气漏出，说明密合良好	轻轻吸气，若口罩稍微塌陷并贴近脸部，同时面部与口罩之间没有空气漏入，说明密合良好
若感到有空气漏出，重新调整口罩的位置，或调整头带和鼻夹的位置，排除泄漏并重新检查气密性，直到取得良好密合	

可更换式半面罩或全面罩呼吸器的气密性检查方法如图2-3-3、表2-3-5所示：

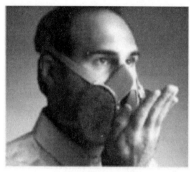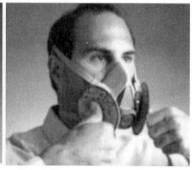

图2-3-3　可更换式面罩呼吸器的气密性检查

表2-3-5　可更换式面罩呼吸器的气密性检查

正压密合性检查	负压密合性检查
将手掌盖住呼气阀并缓缓呼气	用拇指压住滤棉的进气口，限制气流进入滤棉，轻轻吸气
若面罩稍微鼓起且面部和面罩之间没有空气漏出，说明密合良好	轻轻吸气，若面罩稍微塌陷并贴近脸部，同时面部与口罩之间没有空气漏入，说明密合良好
若感到有空气漏出，重新调整面罩位置和/或调节头带拉力，排除泄漏并重新检查气密性，直到取得良好密合	

（二）使用密合型呼吸器时，应排除可能引起泄漏的因素

当面部有胡须、毛发或存在其他影响面部与呼吸器密封圈之间良好密合的情形时，不得使用密合型呼吸器。密合型呼吸器必须与面部完全贴合，不得增加干扰物。如在面罩与面部之间加戴纱布口罩或吸汗布等，如图2-3-4所示。

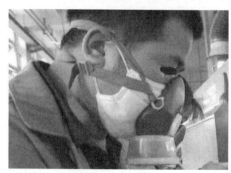

图2-3-4　在面罩与脸部之间佩戴纱布口罩造成泄漏

（三）防颗粒物呼吸器的维护

防尘口罩无须维护，当佩戴者明显感到阻力增大，或口罩本体变形、部件丢失、坏损，或变得不卫生时，应当整体废弃。可更换式面罩的使用寿命取决于实际使用的条件和维护、储存的方法。佩戴者在每次使用后应清洗以保持卫生。一般不适用有机溶剂清洁面罩，否则产品会老化和受污染。发现面罩部件损坏（如呼气阀变形、头带失去弹性等）时，可以用配件更换，如果面罩与脸部的密封圈部分已经变形、破损，需整体更换。

当使用电动送风式呼吸器时，除了要解决好过滤元件的更换问题外，还要保证电池电量充足，确保使用过程中的送风量正常。需要时常清洁检查并必要时更换与电动送风式呼吸器配合使用的头罩或面罩、呼吸管等部件。

三、建立呼吸保护计划

作为作业者健康的最后一道防线，呼吸防护用品需要在产品选择、配发、使用、培训、维护、储存、报废、监督和持续改进等各环节都采取持续有效的措施方能发挥其作用，保障使用者的健康。企业应在内部建立管理制度，规范个人防护的所有环节。对于呼吸防护，GB/T 18664 对建立呼吸保护计划有一些基本的要求，包括人员的培训内容和对呼吸保护计划的检查方法等。此外，国际标准化组织2016 年发布了有关制定呼吸保护计划的技术导则（ISO/TS 16975 - 1 Respiratory protective devices-Selection，use and maintenance-Part 1 Establishing and implementing a respiratory protective device program，2016 - 0615)，在实践中可供借鉴。

（林晓敏　黄　浪　靳雅丽）

第四节　典型案例分析——工程防护整改案例

一、打磨作业粉尘危害工程防护

（一）概况

目前，许多密集抛光打磨场所作业人员多、粉尘浓度高，严重损害了劳动者的职业健康，且有可能会导致粉尘爆炸等安全生产事故的发生。因此，密集抛光打磨车间易出现群发性尘肺病事件和安全生产事故，严重影响劳动者的职业安全与健康，不利于经济与社会的和谐稳定发展。因此，需要对密集抛光打磨车间防尘技术与装备进行改善，从而保护劳动者的职业健康，减少职业病的发生。

（二）现场调查

以某冲压车间固定打磨工作区为主，结合现有的除尘装置和除尘措施，对车间内的典型打磨作业点进行粉尘浓度的现场测定，为后续的除尘设施改造方案设计提供依据和参考。

冲压车间主要工艺流程为：剪切下料→压型→落料→打磨→成型，在这一流程中，打磨工序最容易产尘，且产尘量相对较多。冲压车间主要为其他车间提供相关型材，本次调研的冲压车间主要进行零件边缘的打磨，打磨零件对象尺寸较小，约0.3 m×0.3 m。打磨粉尘主要为碳钢磨屑、零件表面金属氧化物和打磨砂轮粉尘。车间内仅有小部分打磨作业点配有相应的除尘工作台，大部分作业点直接设置在工件储存架上，没有采取任何粉尘控制措施，如图2-4-1所示。

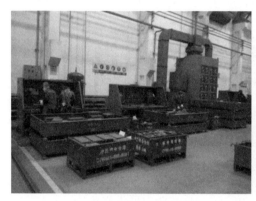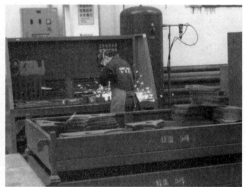

图2-4-1　冲压车间固定打磨现场

结合该冲压车间固定打磨工作区现场实际情况，针对未安装除尘设施和已安装除尘系统的典型固定打磨工位分别布置粉尘采样点，具体测点的相对位置和距离如图2-4-2所示，粉尘采样现场如图2-4-3所示。其中，在未安装除尘设施的打磨工位，选择两个较为典型的打磨点布置粉尘采样点，其中一组测点主要布置在作业者前侧，共6个测点（①～⑥），④号测点同时进行总尘和呼尘的采集，测点与打磨位置高度相同；另一组在作业者左、右及后方分别布置粉尘采样点，共3个测点（⑦～⑨），测点高度距地面1.5 m。在安装有除尘设施的打磨工位，由于采取的是壁面排风除尘系统，为了与未安装除尘设施的打磨工位形成对比，故在粉尘浓度测点分别设置在两侧挡板外延和作业者后侧，共3个测点（⑩～⑫），⑫号测点同时进行全尘和呼尘的采集。

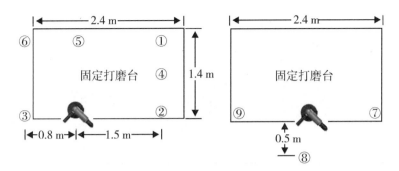

（a）未安装通风除尘设施

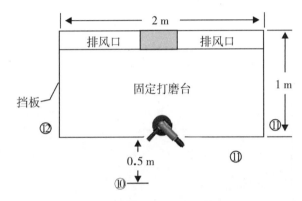

（b）已安装通风除尘设施

图2-4-2　固定打磨场所粉尘浓度测点布置示意

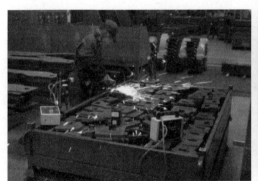 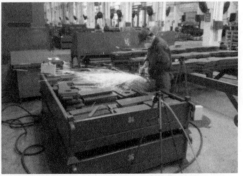

（a）未安装通风除尘设施

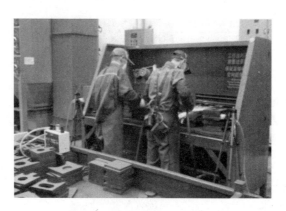

（b）已安装通风除尘设施

图2-4-3　粉尘浓度测点布置现场

　　粉尘短时间定点采样时，一般会选择作业人员操作密集的时刻进行，打磨作业并不是连续的，作业人员会根据实际情况间歇作业，例如，适当休息、搬移工件、更换砂轮片等，在此期间并未进行打磨操作，因而粉尘的产生也并不连续。为了能够更加准确地反映打磨作业过程中作业人员呼吸带粉尘浓度的大小，还需进行打磨作业人员粉尘的个体采样，采样时间为1～8 h，作业人员同时佩戴两台个体粉尘采样器，分别对人呼吸带高度的全尘和呼尘进行采集，如图2-4-4所示。

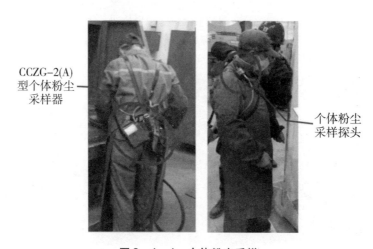

CCZG-2(A)
型个体粉尘
采样器

个体粉尘
采样探头

图2-4-4　个体粉尘采样

（三）效果评估

　　采用如图2-4-5所示固定打磨作业除尘台进行改善从而控制打磨粉尘浓度。

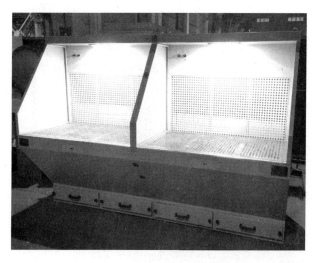

图2-4-5　通风除尘打磨台

该打磨台采用下排风与侧排风相关结合，且二者风量之比为1.67，总风量为2000 m³/h，台面排风与壁面排风二者风速均匀分布。下排风主要用于收集大颗粒粉尘，侧排风主要用于收集逸散小颗粒粉尘，达到粉尘分级过滤收集的目的。工作台通过风管与除尘器连接。采用打磨工作台后粉尘浓度从使用前的12.75 mg/m³ 降至0.2 mg/m³，起到了很好的粉尘控制作用。

二、矿井粉尘危害工程防护

（一）概况

在煤矿井下粉尘污染的作业场所工作，工人长期吸入大量的粉尘，往往会导致煤工尘肺病。特别是随着机械化水平的不断提高，矿井粉尘的产生量越来越大，其中综采工作面是煤矿产尘量最多的尘源之一，采煤机截煤、运煤、移架、移溜等工序均有粉尘产生，导致综采工作面的产尘强度及作业环境中粉尘浓度也越来越大。据统计，在地质条件和通风状况基本相同的情况下，不采取防尘措施时，机采工作面割煤时粉尘浓度达 1000～3000 mg/m³，炮掘工作面放炮时粉尘浓度为 1300～1600 mg/m³，机掘工作面掘进时粉尘浓度达 2000～3000 mg/m³。其次是煤尘爆炸，具有爆炸危险的煤尘达到一定浓度时，在引爆热源的作用下，可以发生猛烈的爆炸，对井下作业人员的人身安全造成严重威胁，甚至可瞬间摧毁工作面及生产设备。

（二）现场调查

以某煤炭开采矿井综掘工作面为例，对其粉尘危害进行治理。该掘进工作面煤层厚度变化不大，最大 3.40 m，最小 2.00 m，平均 2.73 m，结构简单，属较稳定煤层，为一宽缓的单斜构造，煤层倾角为 0°～12°，平均 7°。巷道所在位置如图 2-4-6 所示。

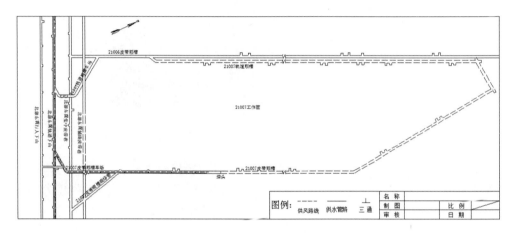

图 2-4-6　某综掘工作面

巷道断面为梯形断面。当煤层较薄时，可适当破底，保证巷道中心高度不低于 2.6 m，底板施工成水平；当煤层厚度大于 3.5 m 时，可留底煤施工，保证巷道中心高度不低于 2.6 m，不大于 3.5 m，底板施工成水平。现施工作业段为正巷，巷道断面面积 $S = 10.4$ m²。采用压入式通风方式，压风风量约为 330 m³/min。

结合现场实际，沿掘进巷道在巷道人行道上呼吸带高度布置采样点。工作面压风筒前接至离工作面约 5 m 处，风流从风筒流向工作面，然后含尘风流从工作面向外流动。受综掘面空间狭小及生产工序限制，从掘进机司机处开始进行粉尘浓度测量。综掘工作面无防尘措施割煤和开喷雾割煤现场粉尘浓度测点布置如图 2-4-7 所示。

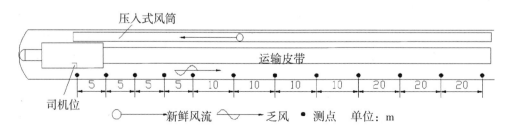

图 2-4-7　掘进割煤时粉尘浓度测点布置

掘进割煤时粉尘浓度沿程分布。根据测定结果得到粉尘浓度分布曲线如图2-4-8、图2-4-9所示，图中坐标原点取工作面司机处，X轴表示布置测点的位置。

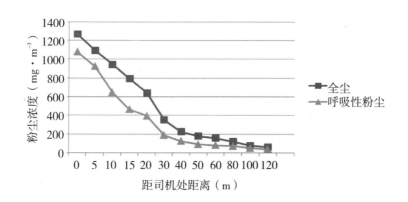

图2-4-8　掘进机无防尘措施割煤时粉尘浓度沿程分布

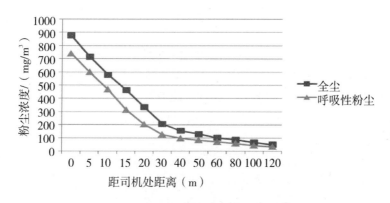

图2-4-9　掘进机开喷雾割煤时粉尘浓度沿程分布

根据测量数据可知：

（1）该综掘面在割煤工序中产生粉尘浓度高，呼吸性粉尘所占比例大，超过50%。首先，工作面进尺多，截割强度高；其次，煤体较软，本身受应力破碎程度高，裂隙内存在的大量煤粉随着煤体的破碎垮落而进入回风流中，导致掘进割煤时产尘量较大；最后，为更好地针对工作面粉尘情况进行治理，测量时选择割中上部煤体粉尘浓度最高时进行测量。

（2）粉尘浓度在工作面回风侧距司机处10 m内的粉尘浓度较高，无措施时在司机处全尘浓度达1267.5 mg/m³，呼吸性粉尘浓度达1077.5 mg/m³，分别超出国家标准 126 倍和 307 倍；开喷雾时在司机处全尘浓度达 875.5 mg/m³，呼吸性粉尘浓度达 738.5 mg/m³，分别超出国家标准 87 倍和 210 倍；由于压入风筒悬挂在右帮处，造成巷道断面局部风速不均，工作面前方存在小型的涡流，产生的粉尘被吹向了掘进机左下回风侧，导致回风侧浓度高，之后粉尘逐渐沉降，浓度降低。

（3）司机处往后随距离增加粉尘浓度迅速下降。掘进产生的粉尘粒径较大，重力沉降作用较为明显，并且巷道风速较低，有利于粉尘的沉降。在 60 m 处设有除尘水幕，经过此处装置后粉尘浓度急剧减小，之后沉降速度比较缓慢，稳定在 100 mg/m³ 以下。

（三）整改方案

该综掘工作面产生粉尘的防治从三个方面进行整改：改进通风除尘系统增加附壁风筒防尘措施、安装掘进机气水喷雾降尘装置。

（1）改进通风除尘系统。合理的通风除尘系统，应能有效地控制掘进机产生的粉尘，并把含尘空气吸入除尘器中加以净化，以提高除尘效率。因此，采用长压短抽通风除尘系统，这种除尘系统管理、维护比较简单，可以实现粉尘就地净化，避免粉尘在风筒中沉积。工作面风量由压入式局部通风机供给，通过配风器调节风量，保证抽入除尘器的风量大于工作面的实际风量，使工作面风流中高浓度的粉尘全部抽入除尘器进行净化，除尘后的净化风流由配套风机排到巷道。

安装除尘器吸风筒时，吸风口距工作面的距离应小于等于 4.8 m，并置于掘进司机之前。根据实际情况可将吸风口距迎头距离设计为 3 m。为了避免工作面出现循环风，压入风量应大于抽出风量，除尘器排放口与压入风筒重合段距离应尽量小，根据实际情况可取该距离为 20 m。

综上所述，根据该综掘工作面的实际情况，确定压入风筒距掘进工作面的距离为 8 m，吸风口距工作面距离为 3 m，除尘风机排放口与压入风筒间重合段距离为 20 m。

（2）增加附壁风筒防尘措施。附壁风筒是利用气流的附壁效应，将原压入式风筒供给综掘工作面的轴向风流改变为沿巷道壁的旋转风流，并以一定的旋转速度吹向巷道的周壁及整个巷道断面，并不断向机掘工作面推进，在除尘器吸入含尘气流产生轴向速度的共同作用下，便形成一股具有较高功能的螺旋线状气流，在掘进机司机工作区域的前方建立起阻挡粉尘向外扩散的空气屏幕，封锁住掘进机工作时产生的粉尘，使之经过吸尘罩吸入除尘器中进行净化，从而提高巷道综掘工作面的收尘效率。其出风状态示意如图 2 - 4 - 10 所示。

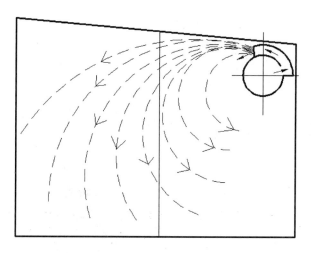

图 2 - 4 - 10　附壁风筒螺旋状出风状态示意

将附壁风筒与压入式风筒一起悬挂于巷道壁面上，吊杆吊挂在巷道顶板上，附壁风筒通过导向轮实现往返运动，其侧视图如图 2 - 4 - 11 所示。

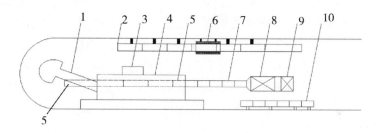

1. 摇臂截割头；2. 压入式风筒；3. 掘进机司机；4. 掘进机；5. 吸尘口；6. 附壁风筒；
7. 骨架风筒；8. 干式除尘器；9. 除尘风机；10. 干式除尘器安装平台

图 2 - 4 - 11　吊装巷道壁面安装侧视图

针对该综掘面掘进过程的特点，选用一种经加工的柔性螺旋出风附壁风筒辅助抽风除尘系统降尘。这种柔性附壁风筒的工作原理是将轴向出风风流转化为螺旋状出风风流，并使其沿风筒表面的缝隙流出。强大的涡流及适当的缝隙宽度，几乎使压入的风量全部经缝隙流出，少部分涡流经风筒前端锥形出风口流出，保持适当轴向风速，对巷道右帮的局部通风非常有利。整个柔性风筒是由阻燃抗静电的风筒布制成。选用的这种柔性附壁风筒的结构如图 2 - 4 - 12 所示。

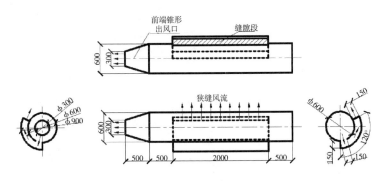

图 2 - 4 - 12　柔性附壁风筒结构

将附壁风筒和除尘器联合布置，能够更好地发挥附壁风筒的降尘作用。将除尘器安装在掘进机后的桥式皮带上，可使抽出式风筒随着掘进机的运动更好地吸入含尘气流，含尘气流流入掘进机后的除尘器进行除尘。根据规定和现场的情况确定各装置距掘进迎头的距离，更好地发挥长压短抽通风除尘系统的除尘性能。这种布置方式简单便捷，其安全性能和除尘性能都比较好，适用性较强。

（3）安装掘进机气水喷雾降尘装置。在现场改造中，该综掘工作面掘进机内喷雾容易堵塞失效，外喷雾雾化效果差，呈水柱状，且受机载临时支护装置阻挡，覆盖范围较小，割煤时粉尘大。针对传统外喷雾存在的弊端，对喷嘴的结构、安装位置、数量、布置方式及雾流喷射方向等进行改进，研究出新型气水喷雾降尘方法。该新型气水喷雾模块雾化效果好，雾滴粒径大小合适，喷射动量大、距离远，覆盖范围广，水压要求小，适合井下复杂条件下的使用。

在实际改造中，气水雾化喷嘴必须要有两道管路，即供气管路和供水管路，可采用掘进工作面侧壁接过来的压风和压水管路。根据工作面的实际情况布置气水喷雾降尘喷嘴的数量和位置。由于影响气水雾化喷嘴的因素较多，设计性能良好的气水雾化喷嘴，必须综合考虑各因素的影响。设计的气水雾化喷嘴结构如图2 - 4 - 13所示。

掘进机喷雾采用气水雾化降尘技术，对原外喷雾进行改进，将气水雾化装置安装在如图2 - 4 - 14所示位置，该位置距截割头近，粉尘捕捉效果较好。

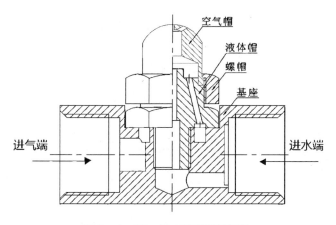

图 2-4-13　气水喷雾模块结构

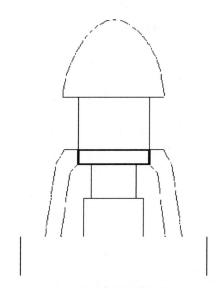

图 2-4-14　气水喷雾安装位置

（四）效果验证

　　按要求测得采用综合防尘措施后工作面粉尘浓度如图 2-4-15 所示，其降尘率曲线如图 2-4-16 所示。图中坐标原点取工作面司机处，X 轴表示布置测点的距离。

53

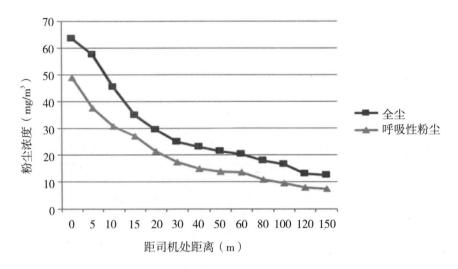

图 2 - 4 - 15　综合降尘技术粉尘浓度沿程分布

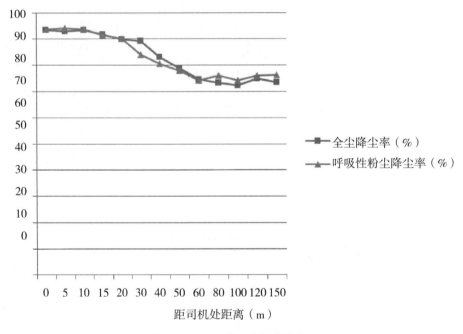

图 2 - 4 - 16　降尘率沿程分布

根据测量数据做以下分析:

（1）在气水喷雾与除尘器联合降尘的基础上，在压风筒出风口处安装附壁风筒，可以在迎头形成一个较稳定的风流场，压风风流从附壁风筒侧面出口流出并呈螺旋风流向迎头推进，与吸尘罩处抽风产生的负压区共同构成一个封堵粉尘的风流场，有效阻止了割煤所产生粉尘向后方巷道的运移和扩散，扩大了吸尘罩的负压区影响范围，将高浓度粉尘聚集并吸入处理。

（2）粉尘浓度在工作面回风侧距司机处 10 m 内的粉尘浓度较高，在司机处总尘浓度达到 63.5 mg/m³，呼吸性粉尘浓度 49.0 mg/m³，粉尘在距离工作面迎头 120 m 后降到 15 mg/m³ 以下。

（3）使用综合降尘技术其综合降尘率达到 87% 以上，在司机处全尘降尘率高达 93.4%，呼尘降尘率高达 93.7%，除尘技术的综合使用取得了显著效果。

（4）降尘率在前端较高，超过 90%，后面逐渐降低，在 100 m 后趋于平缓，在 75% 左右。工作面前端粉尘浓度高，综合除尘措施对其作用较为明显，之后主要靠粉尘的稀释和沉降，降尘率的变化趋于平缓。

综上所述，综掘面割煤工序粉尘浓度高，单一方法难以达到理想的除尘效果，单纯外喷雾降尘效果在 50% 左右，无法达到对煤矿企业中进行尘肺病防治的要求；在使用除尘器时，限于掘进面通风要求，除尘器抽风量不宜过大，同时受压风风流影响，导致吸风罩吸风范围小，尽量将吸风罩布置在截割头后方，在迎头前端形成小范围负压风场，将高浓度粉尘聚集，以利于将高浓度含尘气流吸入，但其负压区范围较小，影响了最终降尘效果，一般能达到 70% 左右；加入附壁风筒后，可以在迎头形成较稳定的风流场，利于吸风口处形成较大范围的负压区域，将掘进机至迎头之间区域的风流抽走，避免在该区域内形成旋转涡流，从而将该区域内积聚粉尘迅速有效地抽出并处理；经过现场改造对比，该除尘系统对全尘和呼吸性粉尘的除尘效率均达到 87% 以上，极大地改善了井下作业环境，降尘效果显著。

（陈建武 杨 斌 黄 浪）

第五节 典型案例分析——个体防护案例

随着职业病防治及安全生产等相关法规的普及和完善，越来越多的企业会为员工配备符合国家强制性产品标准的呼吸防护用品。然而，在实际应用中，由于一些错误的配备和使用，导致其防护效果往往未能达到预期。本章节将以案例分析的方式，探讨防颗粒物呼吸器在使用过程中常见的错误，包括未选择适当过滤类别的滤材、不进行适合性检验、未在危害暴露期间全程佩戴呼吸器等对防护效果所带来的影响等。

一、案例 1

某路桥建设公司的员工在进行路面铺设作业时，会接触到大量的沥青烟。考虑到沥青对人体的伤害，公司给员工配备了符合 GB 2626—2019《呼吸防护 自吸过滤式防颗粒物呼吸器》的 KN95 颗粒物口罩。但是，有大部分员工反映佩戴口罩之后，仍闻到刺鼻的气味且发现口罩内侧存在沥青烟穿透的迹象。以下就这种现象给出解释。

国际癌症组织（International Agency for Research on Cancer，IARC）将煤焦油沥青挥发物及石油沥青烟分类为对人致癌（G1）及对人可疑致癌（G2B）。对于这类标有致癌性标识的化学物质，应采取最先进的技术措施与个人防护，以减少接触机会，尽可能保持最低的接触水平。

在道路铺设的过程中，为了避免沥青凝固，需对沥青进行加热搅拌。这时作业人员可能面临沥青有机挥发物及沥青烟两种呼吸危害。由于室外作业通风条件良好，有机挥发物更容易及时散发，而比重大的沥青烟容易积聚，变成主要的呼吸危害因素。

沥青烟为典型的油性颗粒物，研究表明，对于目前市面上主流的静电吸附颗粒物滤材，油性颗粒物更易于在滤材表面铺展，覆盖其静电荷，从而导致滤材的过滤效率明显降低。因此，对于油性颗粒物，应选择符合 GB 2626—2019 KP 级别的滤材。当前同时考虑到沥青烟的致癌性，建议使用 KP95 级别或以上的防颗粒物滤材。

根据 GB 2626—2019 的规定，随弃式面罩（俗称"口罩"）和可更换式面罩的过滤元件应标注级别，级别用标准编号与过滤元件类型和级别的组合方式标注。如上文提到的防护沥青烟的产品，应选择 KP95 或以上的过滤元件。图 2 – 5 – 1 为一款防油性颗粒物口罩，口罩本体可见过滤元件的标识 GB 2626—2019 KP95。

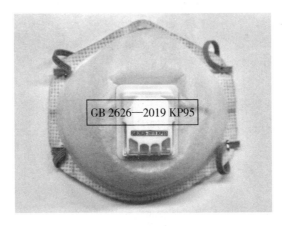

图 2 – 5 – 1　防颗粒物口罩产品本体标识（GB 2626—2019）

大量的实验室测试表明，KP 及同等级别的滤材在加载足够量的油性颗粒物之后，最终都会经历过滤效率下降这一过程。因此，美国国家职业安全与卫生研究所（National Institute for Occupational Safety and Health，NIOSH）要求所有油性颗粒物滤材的供应商，必须明确规定该种滤材的使用寿命，并写入产品说明书中，提示用户在过滤效率下降前更换。国内相关标准暂时没有做出相应的要求。

二、案例2

某煤炭开采企业，其安全管理人员考虑到现场环境粉尘浓度较高，给员工配备了最高级别的 KN100 颗粒物滤棉搭配半面罩使用。由于最高级别的滤棉使用成本较高，企业考虑到成本问题，规定了较长的滤棉更换周期，导致员工不得不降低滤棉的更换频次。员工纷纷反映，滤材使用时间的延长，使得呼吸阻力上升，佩戴的舒适性明显下降，员工佩戴呼吸器的意愿明显下降。在实际的工作环境中，是否颗粒物滤棉的过滤效率越高，员工的防护就越到位呢？在上述案例中，企业选择 KN100 颗粒物滤棉防护煤尘是否有必要？

对于滤材过滤级别的选择，通常存在一个误区，那就是过滤等级越高越好。无论是中国标准 GB 2626—2019 还是 NIOSH 标准，均使用 0.3 μm 的氯化钠气溶胶作为颗粒物滤材过滤效率的测试介质。0.3 μm 属于最难过滤颗粒粒径，而工作场所的焊烟、粉尘等颗粒物的粒径均大于 0.3 μm。换言之，一个合格的 KN95 级别的滤材，对于大部分工业场所中的颗粒物，其滤材本身的过滤效率均在 95% 以上。最难过滤的颗粒物粒径范围如图 2-5-2 所示。

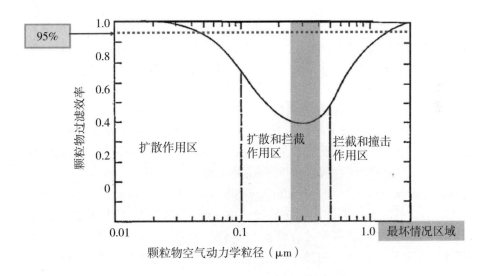

图 2-5-2 最难过滤的颗粒物粒径范围

国外学者比较了多种作业环境中颗粒物的空气动力学粒径，及过滤效率为 95% 的颗粒物滤棉对其的过滤效果。实践证明，KN95 级别的滤棉，对大多数常见颗粒物的防护，从过滤效率角度出发，是完全足够的。除了规定的某些特殊情况

（如放射性粉尘的防护），无须选用 KN100 级别的滤材。就本案例而言，作业人员接触的是煤炭粉尘，选择 KN90 或 KN95 级别的滤材就足够了。如表 2－5－1 所示。

表 2－5－1　95% 过滤效率颗粒物滤材在不同工业环境中的表现

工业环境	空气动力学质量中位粒径（μm）	几何标准差	实际过滤效率（%）
铅冶炼、烧结	11	2.4	100
铅冶炼、熔炉	3.3	15.7	99.67
铸铜、浇铸	2.1	10.3	99.65
铸铜、打磨	7.2	12.9	99.73
煤尘	5.3	2.4	99.99
木材，精细加工	1.3	2.7	99.70
木材，粗加工	33.1	2.6	100
木质模型加工	7.2	1.4	100
喷涂，漆	6.4	3.4	99.95
喷涂，搪瓷	5.7	2.0	100

许多使用防颗粒物呼吸器的行业，都对滤材的过滤效率特别关注。比如，随着纳米技术的快速发展，纳米材料大量出现并被广泛应用于生物医学、材料、半导体器件和微机电系统等领域。但是，业界对于纳米材料生物安全性的争论从未间断。目前国内关于颗粒物滤材对于纳米颗粒物防护效果的验证较少。对此，可以参考美国及欧洲国家关于纳米颗粒物呼吸防护的主流观点。

基于众多的研究，NIOSH 认为，经过认证的颗粒物呼吸器（例如，N95、P100），可有效降低从业人员的纳米颗粒物暴露水平。前提是该从业人员执行了一个完整的，包括适合性检验在内的呼吸保护计划。

英国健康和安全执行局（Health and Safety Executive，HSE）认为随弃式口罩（FFP3 级别，APF 20）可作为预防措施，用于纳米颗粒物的偶然暴露中。如果属于常规的纳米颗粒物暴露作业，则需为工作人员配备 P3 级别的全面型呼吸器（APF 40）。如果作业时长超过 1 h，则优先选择电动送风型产品。如图 2－5－3 所示。

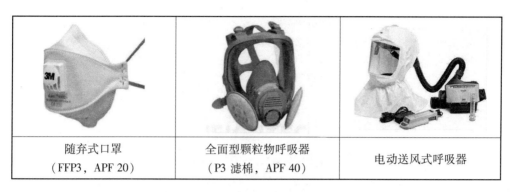

随弃式口罩 （FFP3，APF 20）	全面型颗粒物呼吸器 （P3 滤棉，APF 40）	电动送风式呼吸器

图 2-5-3　英国 HSE 推荐用于纳米颗粒物呼吸防护的解决方案

三、案例 3

　　某汽车行业的焊接车间，锰尘的浓度超标了 2 倍。目前该车间员工均佩戴了符合 GB 2626—2019 的 KN95 口罩。考虑到锰尘危害程度较大，车间安全员想推动全员进行口罩的适合性检验。但鉴于车间人数较多，全员测试投入资源大，且现行推荐进行适合性检验的标准为推荐性标准，法规约束力不大。如何帮该车间安全员说服管理层，推动落实车间的全员适合性检验，确保口罩的防护效果符合预期呢？

　　首先，GB/T 18664《呼吸防护用品的选择、使用和维护》推荐为佩戴密合型呼吸防护用品的佩戴者进行适合性检验，以挑选适合佩戴者脸型的产品。强制性国标 GB 39800.1—2020《个体防护装备配备规范》条款 3.2 及 5.4.6 中，也强调了用人单位应为作业人员配备与之相适合的产品。在国外，美国职业安全与健康管理局（Occupational Safety and Health Administration，OSHA）强制要求雇主必须为其使用密合型呼吸器的员工提供适合性检验。同样，英国及加拿大等国的相关法规也做了类似的强制性规定。

　　那么，这些规定是否有现场调查数据的支持呢？以下引用一个是否进行适合性检验对呼吸防护用品现场防护效果影响的研究。工作场所防护因数（workplace protection factor，WPF）研究（图 2-5-4）是通过对实地作业的员工呼吸器内、外的污染物进行采样，进行比对即可得出该呼吸器将污染物浓度降低的水平，直观体现一个呼吸器防护性能的好坏。例如，一个员工佩戴某款口罩得到的 WPF 为 100，说明该员工佩戴这个口罩时，口罩外的污染物浓度比口罩内高 100 倍。

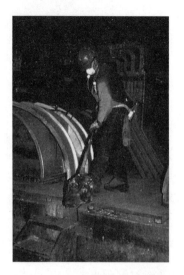

图 2 - 5 - 4　工作场所的 WPF 研究

　　国内外学者均开展了大量的 WPF 研究。其中，有些国家的适合性检验是强制性的，且员工在进行 WPF 研究之前都进行了适合性检验。而有些国家的适合性检验是推荐性的，参加 WPF 研究的员工基本没有提前进行适合性检验。图 2 - 5 - 5 比较了进行适合性检验与否对 WPF 结果的影响。由于参与测试的呼吸器均为半面型产品，可以假设当 WPF 为 10 时，即达到预设的最低防护性能。从图 2 - 5 - 5 中可见，没有进行适合性检验的群体，有超过 45% 的测试者无法达到 WPF 为 10 的水平。相比之下，进行了适合性检验的群体，仅有 2% 的人员无法达到预设的最低防护水平。

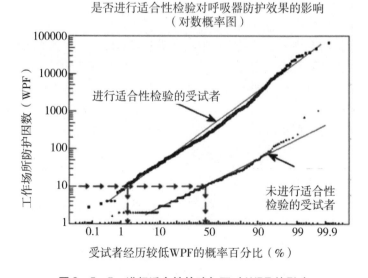

图 2 - 5 - 5　进行适合性检验与否对 WPF 的影响

综上可知，进行适合性检验，确保使用者挑选到适合自己脸形的产品，对保证后续作业过程中的实际防护效果起到关键性的作用。同时，推进密合型呼吸器的适合性检验，也是各国呼吸防护相关法规发展的必然趋势。我们可以从适合性检验的科学性、法规的趋势、现场研究的结果，说服用人单位尽早开展密合型呼吸器佩戴者的适合性检验，力求每位员工都选择适合自己脸形的产品，从而保证呼吸防护用品的有效性。

四、案例四

某造船厂，由于人员流动性大，全员培训的覆盖程度较差。为了更好地警示现场的工作人员，安全管理人员希望将员工日常佩戴口罩的典型错误制作成海报，以提醒员工注意正确佩戴。

那么，最常见的口罩佩戴错误有哪些呢？首先，员工在佩戴头带式口罩时只佩戴一根头带，或者是将头带加以改装变成耳带。随意改变头带的佩戴方式，不可避免地会影响头带的拉紧力，使得口罩无法与佩戴者的脸形密合，造成泄漏从而无法保证口罩的防护效果。

其次，不按压或不正确按压口罩鼻夹也是很常见的错误。口罩鼻夹处是最容易泄漏的地方，正确的方式是使用双手按压鼻夹，确保鼻夹与鼻梁处完好贴合。同时，鼻夹应选择稳定性好的材料，避免在长时间佩戴过程中产生型变影响密合。最常见的口罩佩戴错误如图2-5-6所示。

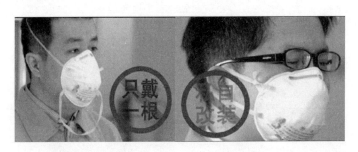

必须戴上两根头带　　　　　　　　呼吸器不可私自改装

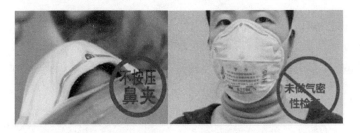

必须按压鼻甲使之贴服鼻部　　　未进行口罩的气密性检查

图2-5-6　最常见的口罩佩戴错误

61

在密合型呼吸器的佩戴中，最经常出现的错误就是员工忽略了气密性检查这个步骤。在 GB 2626—2019 中，"能使佩戴者随时和方便地检查面罩与面部的气密性，做佩戴气密性检查"是对防颗粒物呼吸器的强制性性能要求。同样，美国 OS-HA 29 CFR 1910.134 法规中也规定了气密性检查为佩戴密合性产品的强制步骤。

美国药监局曾经开展气密性检查对口罩佩戴效果的影响的研究。由表2-5-2可见，无论使用哪种款型的口罩，进行气密性检查的受试者，在后续的定量适合性检验中，均获得更高的适合因数和更好的防护水平。

表2-5-2 佩戴气密性检查对口罩佩戴效果的影响

防护口罩样式	受试者中做佩戴气密性检查的比率	适合因数——做过佩戴气密性检查的受试者	适合因数——未做过佩戴气密性检查的受试者
杯罩式	70%	116	66
折叠式，三褶	67%	137	78
折叠式，两褶	64%	122	66

五、案例五

在实际作业场所中，工人经常会因为佩戴不舒适或者中途需要沟通交流等原因，在工作现场摘除呼吸器。许多职业卫生管理人员，均意识到这个行为会影响呼吸防护用品的实际防护效果。但是否有适用的方式，可将这种影响直观地表现出来，以便于提醒员工在污染物暴露期间坚持全程佩戴呼吸器。

假如现场存在焊接烟尘的危害，暴露浓度是 9 倍职业接触限值（occupational exposure limits，OEL），员工一天工作 8 h（480 min），分别给员工配备口罩（APF = 10）、面罩（APF = 100）、电动送风呼吸器（APF = 200）3 种产品。如果在这期间员工都按照公司的要求，正确佩戴呼吸器，那么他们的防护是足够的。但是，如果员工有 20%（96 分钟）的时间不佩戴或不正确佩戴呼吸器，那么这 3 种呼吸器实际的防护水平是否依然可以保证员工的暴露水平不超标呢？

由表 2-5-3 可见，企业即使选择了防护等级很高的呼吸器，如电动送风呼吸器产品，如果在污染物暴露期间不全程正确佩戴（80% 的佩戴时间），员工都有可能无法取得预期的防护效果，极有可能依然暴露在污染物超标（1.845 OEL）的环境当中。因此，企业应该选择适宜功能的呼吸防护用品，为员工提供必要的防护意识和呼吸防护用品使用技能的培训，确保使用者佩戴且正确使用的前提下，取得预期的防护效果。

表 2-5-3　佩戴时间对与呼吸器实际防护水平的影响

呼吸器类型	佩戴期间的暴露浓度	不佩戴期间的暴露浓度	总暴露浓度
口罩 100% 的时间佩戴	$\dfrac{9 \times OEL \times 100\%}{10}$	0	0.9 OEL
全面罩 100% 的时间佩戴	$\dfrac{9 \times OEL \times 100\%}{100}$	0	0.09 OEL
电动送风呼吸器 100% 的时间佩戴	$\dfrac{9 \times OEL \times 100\%}{200}$	0	0.045 OEL
口罩 80% 的时间佩戴	$\dfrac{9 \times OEL \times 80\%}{10}$	$\dfrac{9 \times OEL \times 20\%}{1}$	2.52 OEL
全面罩 80% 的时间佩戴	$\dfrac{9 \times OEL \times 80\%}{100}$	$\dfrac{9 \times OEL \times 20\%}{1}$	1.872 OEL
电动送风呼吸器 80% 的时间佩戴	$\dfrac{9 \times OEL \times 100\%}{200}$	$\dfrac{9 \times OEL \times 20\%}{1}$	1.845 OEL

（林晓敏　黄　浪　靳雅丽）

第三章 化学毒物工程防护和个体防护技术及案例分析

第一节 化学毒物工程防护技术

一、通风排毒系统的组成和原理

排除有害、有毒气体和蒸气可采用全面通风及局部排风方式进行。全面通风是在工作场所内全面进行通风换气,以维持整个工作场所范围内空气环境的卫生条件。全面通风用于有害物质的扩散不能控制在工作场所内一定范围的场合,或是有害物质发源地的位置不能固定的场合。这种通风方式的实质就是用新鲜空气来冲淡工作场所内的污浊空气,以使工作场所空气中有害物质的浓度不超过职业卫生标准所规定的短时间接触容许浓度或最高容许浓度。全面通风可以利用自然通风实现,也可以借助于机械通风来实现。

自然通风是以风压和热压作用使空气流动所形成的一种通风方式,即依靠室外风力造成的风压与室内外空气的温差而形成的热压。这种通风完全依靠自然形成的动力来实现生产车间内外空气的交换,特别是当工作场所有害气体浓度相对较低或者温、湿度较高时,可以进行有效的通风。它通常用于有余热的房间,要求进风空气中有害物质浓度不超过工作场所空气中有害物质短时间接触容许浓度或最高容许浓度的30%。这种通风方式已经广泛应用于冶金、轧钢、铸造、锻压、机械制造、金属热处理等生产车间。

机械通风是利用通风机产生的压力,克服沿程的流体阻力,使气流沿风管的主、支网管流动,从而使新鲜空气进入工作场所,污染的空气从工作场所中排出。

局部排风是将工业生产中产生的有害、有毒气体或蒸气在其发生源处控制、收集起来,不使其扩散到工作场所,并把有害气体经净化处理后排至工作场所以外。这是工矿企业中常用的一种排毒方式,主要用于有害物质毒性较高且浓度较高的工作场所,或污染源分布范围较小的场所,或有害物质进入空气速度快且无一定规律的场所,或作业人员呼吸带距离污染源较近的场所。

（一）全面通风

采用全面通风时，应不断向工作场所供应新鲜空气或符合一定要求的空气，同时从工作场所内排除污浊空气，以维持工作场所内良好的工作环境。要使全面通风发挥其应有作用，首先要根据工作场所用途、生产工艺布置、有害物散发源、位置及特点、人员操作岗位和其他有关因素合理地组织气流，然后根据计算和实际调查资料取得有害气体散发量数据，确定合适的全面通风换气量。

1. 气流组织方式

1）气流组织原则（一般从位置、压力、涡流和短路四个方面进行描述）。为保证送入工作场所的空气少受污染，尽快到达工作地点，使操作人员能呼吸到较为新鲜的空气，提高全面通风效果，要求供给工作场所的空气直接送到工作地点，然后再与生产过程散发的有害物质混合排出。

在图3-1-1中列举了正确的与不正确的气流组织方式。"口"表示有害物源，"×"表示操作人员的工作位置。在图3-1-1（a）中，进风直接送到操作人员的工作位置，再经过有害物源排至工作场所外，以此来保证工作地点的操作人员呼吸到新鲜空气，这是正确的气流组织方式。在图3-1-1（b）中，进风先经过有害物质散发源，再送到操作人员的工作位置，这样把已污染的空气通过工作区的操作是不可取的。

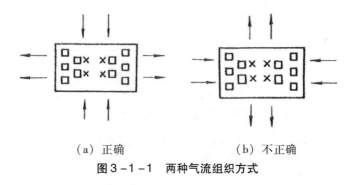

（a）正确　　　　　　　　（b）不正确

图3-1-1　两种气流组织方式

对只产生粉尘而不散发有害气体或虽散发有害气体但设局部排气装置的工作地点，则要求从工作地点的上部送入空气，这样可避免因送风而引起粉尘二次飞扬和破坏局部排气装置正常工作，加强通风效果，缩小污染范围，起到降低工作场所有害物质的含量的作用。

此外，要充分确保新鲜空气吹过操作人员的工作地点，避免未经过工作地点而经工作场所门窗开口或局部排气罩口短路逸出。在工作场所内布置送风口时，还应考虑送风参数、送风口位置、形式等方面来控制，冬季不要给人以吹风感，而在夏季又应保证合适的风速,以排出工人机体产生的热量。

2)送、排风口位置对通风效果的影响。全面通风效果的好坏,在很大程度上取决于工作场所内气流组织是否合理。工作场所内的气流组织,靠设置在一定位置上的送风口和/或排风口来实现。按全面通风的原则,工作场所内送风口应设在有害物含量较小的区域,排风口则应尽量布置在有害物产生源附近或有害物含量最高区以便最大限度地把有害物从工作场所内排出。在布置进风口时,应尽量使气流在整个工作场所内均匀分布,减少滞流区,避免有害物在死角处不断积聚。

送风口和排风口的相互位置,一般有下送上排、上送下排及上送上排 3 种形式,每种形式中送、排风口又可布置在工作场所同侧或对侧。

(1)下送上排。从工作场所下部的送风口送入新鲜空气,直接在操作地区散开,然后流向工作场所上部,经排风口排出。这种气流组织方式多用于散发密度较空气小的有害气体或余热的工作场所,新鲜空气可依最短路线迅速到达工作地点,途中受污染的概率较小,大部分在工作场所下部工作地点作业的工人直接接触到新鲜空气。下送上排的气流与工作场所内对流气流的流动趋势相符合,也与热致诱导的有害气体自下而上的趋势相一致。因此,涡流区很少。图 3-1-2 为下送上排方式示意图。

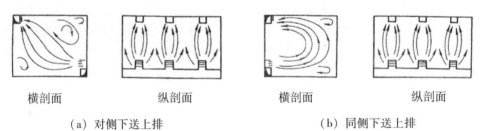

| 横剖面 | 纵剖面 | 横剖面 | 纵剖面 |

(a)对侧下送上排   (b)同侧下送上排

图 3-1-2 下送上排方式

(2)上送下排。新鲜空气从工作场所上部的送风口送入,通过工作地点,从工作场所下部的排风口排出,气流路线较为通畅且以纵向运动为主,涡流区较少。这种气流组织方式可用于无热源存在的工作场所。图 3-1-3 为上送下排方式示意图。

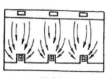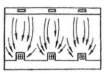

横剖面　　　　　纵剖面　　　　　　　横剖面　　　　　纵剖面

（a）对侧上送下排　　　　　　　　　　（b）同侧上送下排

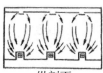

横剖面　　　　　纵剖面

（c）中心上送两侧排

图 3-1-3　上送下排方式

（3）上送上排。送风口布置在工作场所上部，自上而下送风，气流通过工作地点后再返至上部，经排风口排出。采用这种方式时，由于送出的新鲜空气先经过工作场所上部然后才到达工作地点，它可能在途中受到污染，且因气流的路线不是很通畅，往往有较多的涡流区。鉴于上述缺点，这种气流组织方式用得较少，只有在工作场所下部不便布置排风口时才采用。图 3-1-4 为上送上排方式示意图。

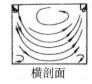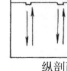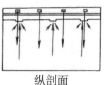

横剖面　　　　　纵剖面　　　　　　　横剖面　　　　　纵剖面

（a）对侧上送上排　　　　　　　　　　（b）同侧上送上排

图 3-1-4　上送上排方式

2. 换气量及换气次数

（1）换气量的确定。当已知工作场所内某种有害气体产生量为 Z（mg/h），一定量空气 L（m³/h）以全面通风方式通过工作场所，由于稀释工作场所内的有害物，空气中有害气体浓度由 y_0 提高到 y_x（mg/m³），但不能超过国家卫生标准规定的数值。此时，以上各量之关系式：

$$Z = L(y_x - y_0) \qquad (3-1-1)$$

所需通风量为：

$$L = \frac{Z}{y_x - y_0}(\mathrm{mg/m^3}) \qquad (3-1-2)$$

式中，Z——工作场所内放散的有害气体量，mg/h；

y_x——工作场所内空气中有害气体浓度，即国家职业卫生标准规定的有害气体职业接触限值（见附录1），mg/m³；

y_0——送入工作场所内空气所含有害气体浓度，mg/m³，如直接采用外界新鲜空气送入工作场所内，则 y_0 为2，当大气中含有有害气体或蒸气时，送入工作场所空气中有害气体或蒸气含量不应超过附录1（GBZ1摘录部分）规定的职业接触限值的30%。

根据国家职业卫生标准的规定，当数种溶剂（苯及其同系物、醇类、醋酸酯类）的蒸气，或数种刺激性气体（氯气、氨气、光气、二氧化硫、氮氧化物等）同时放散在工作场所空气中时，全面通风换气量应按各种气体分别稀释至最高容许含量所需要的空气量的总和计算。除上述有害物质的气体及蒸气外，其他有害物质同时放散于工作场所空气中时，通风量仅按需要空气量最大的有害物质计算。

【例3-1】 某工作场所内同时散发苯及甲苯两种有机溶剂蒸气，各自散发量为：

$Z_{苯}=48$ g/h，$Z_{甲苯}=180$ g/h。计算该工作场所所需全面通风量。

解 由附录1（GBZ1摘录部分）查得上述两种有机溶剂蒸气的 PC-TWA 为：$y_{苯}=6$ mg/m³，$y_{甲苯}=50$ mg/m³。

设进风空气不含有害蒸气，$y_0=0$，按式（3-1-2）分别计算出将每种溶剂蒸气稀释到 PC-TWA 所需的换气量：

$$L_{苯}=\frac{48\times1000}{6-0}=8000 \text{ m}^3/\text{h}$$

$$L_{甲苯}=\frac{180\times1000}{50-0}=3600 \text{ m}^3/\text{h}$$

因苯、甲苯蒸气具有麻醉性，按规定，全面通风换气量应取两者之和，即

$$L=L_{苯}+L_{甲苯}=8000+3600=11600 \text{ m}^3/\text{h}$$

在确定工作场所所需通风量时，如果在其周围有相邻工作场所，而空气又互相流通，则相邻工作场所内含有害气体含量比较低。当送风的主要目的是补充局部排气量时，为防止有害气体含量较高工作场所内的空气污染相邻工作场所，此时送风量应比工作场所内局部排气量总和少10%～15%，以便使工作场所内呈负压状态。

（2）换气次数。当缺乏确切资料而无法计算工作场所内放散的有害物量时，全面通风所需换气量，可按同类工作场所的换气次数用经验方法确定。

换气次数是指换气量 L（m³/h）与通风工作场所容积 V（m³）的比值：

$$n=\frac{L}{V}(次/h) \tag{3-1-3}$$

各类工作场所的换气次数 n 可从专门规范或设计手册中查到，通风换气量为：

$$L=nV(\text{m}^3/\text{h}) \tag{3-1-4}$$

（二）局部排风

1. 局部防毒排风系统的组成

用于排毒的局部排风系统与通风除尘系统相似，由排风罩（吸气罩）、风管、净化装置和风机组成。从有害有毒气体的净化回收角度来说，只有局部排风系统才能实现，而全面通风换气，则因有害有毒气体被稀释扩散，无法集中，也就无法予以净化回收。同时，采用局部排风系统，应在达到排毒要求的前提下，尽可能减少排风量，这样有利于净化回收，节省净化回收设备的初投资及运行费用。

典型的局部通风排毒系统如图 3 - 1 - 5 所示。

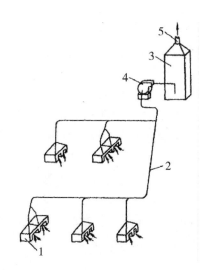

1 - 吸气罩；2 - 风管；3 - 净化器；4 - 风机；5 - 排气筒

图 3 - 1 - 5 典型的局部通风排毒系统

（1）对吸气罩的原则要求。吸气罩与吸尘罩的原理并无本质上的区别，目的是把作业地点产生的有害、有毒气体吸至罩内。对吸气罩的原则要求与吸尘罩相类似，仍是形式适宜、位置正确、风量适中、强度足够、检修方便。常用的吸气罩有密闭罩、伞形罩、外部吸气罩及槽边吸气罩等，它的形状与工艺过程有密切的关系，有时与操作台连成一个整体。在不妨碍操作的前提下，吸气罩口应尽量接近有害、有毒气体发生源，以保证取得良好的吸气效果。当有害物散发有一定方向性时，罩口位置应迎着有害物散发的方向，如将用于小件喷漆的吸气罩的罩口设计成迎着喷枪喷射的方向，陶瓷厂喷釉吸气罩的设计也采取这一形式。

吸气罩的抽风量应适中，对于旁侧罩、伞形罩及槽边吸气罩等外部罩，关键问题是保证在有害物产生处造成足够的控制风速，这一风速远比吸气罩口风速小得多。控制风速因工种、工件和操作方式的不同而异。控制风速过大，在罩口面积一定、控制距离一定的条件下，抽风量过大；控制风速过小，在同样条件下，抽风量过小，不能控制有害物的散发。

此外，设计吸气罩要便于操作，便于维修，用于排毒的吸气罩，还要考虑防腐蚀，为此，可用砖砌、混凝土等材料制成风管，也可选用适当厚度的聚氯乙烯塑料板制成，并要求有足够的强度。

（2）风管。局部排毒系统的风管设计原理与除尘系统相同，如采用矩形断面风管，在风管计算中应使用当量直径，用钢板以外的其他材料制作风管时，计算阻力还应进行粗糙度的修正。另外，在排毒系统的风管中空气流速与通风除尘风管有所不同。

（3）净化装置。为了防止大气污染、保护环境，用通风排气的方法从工作场所内排出的各种有害气体需采取适当的净化处理措施。对于一些经济价值较大的物质，应尽量回收，综合利用。经过净化处理后排到大气中去的有害气体应符合废气排放标准的要求。

有害气体的净化方法有燃烧法、冷凝法、吸收法和吸附法。

通风排气中有害气体的净化，多采用吸收法和吸附法。

（4）风机。根据所需的风量与风压，以及其他工艺操作条件，按照风机产品样本来选择最佳工况的风机，以便用最小的动力消耗获得最大的效果。如风机的使用工况（温度、大气压、介质密度）为非标准状况时，选择风机所产生的风压、风量和轴功率等均按表3-1-1中有关公式进行换算。

风机性能一般均指在标准状况下的风机性能。此处标准状况是指大气压力 $p = 101323.2$ Pa，大气温度 $t = 20$ ℃，相对湿度 $\varphi = 50\%$ 时的空气状态。

表3-1-1 通风机性能关系式

改变密度 ρ、转数 n 时的换算公式	改变转数 n_1、大气压力 p、气体温度 t 时的换算公式
$\dfrac{L_1}{L_2} = \dfrac{n_1}{n_2}$	$\dfrac{L_1}{L_2} = \dfrac{n_1}{n_2}$
$\dfrac{H_{g1}}{H_{g2}} = \left(\dfrac{n_1}{n_2}\right)^2 \times \dfrac{\rho_1}{\rho_2}$	$\dfrac{H_{g1}}{H_{g2}} = \left(\dfrac{n_1}{n_2}\right)^2 \times \left(\dfrac{\rho_1}{\rho_2}\right) \times \left(\dfrac{273 + t_2}{273 + t_1}\right)$
$\dfrac{N_1}{N_2} = \left(\dfrac{n_1}{n_2}\right)^2 \times \dfrac{\rho_1}{\rho_2}$	$\dfrac{N_1}{N_2} = \left(\dfrac{n_1}{n_2}\right)^2 \times \left(\dfrac{\rho_1}{\rho_2}\right) \times \left(\dfrac{273 + t_2}{273 + t_1}\right)$
$\eta_1 = \eta_2$	$\eta_1 = \eta_2$

注：L – 风量，m^3/h；Hg – 全压，Pa；N – 轴功率，kW；n – 转数，r/min；η – 全压效率；
t – 温度，℃；p – 大气压力，Pa；ρ – 密度，kg/m^3；角标1、2 – 已知性能数和所求数。

2. 常见局部排风

1）铅作业的局部排风。

（1）化铅锅。小化铅锅在化铅过程中会产生大量的铅烟尘，例如，一台直径为 50 cm 的浇铅锭化铅锅，每小时铅的蒸发量为 14 mg 左右。为了不使铅烟尘扩散，就得把铅锅罩起来，将铅烟尘排至室外。通常安装在化铅锅上的是一种密闭罩（图3－1－6），排出口一般设在罩子的顶部，罩的外形与化铅锅相适应。

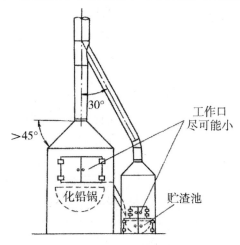

图3－1－6 小化铅锅吸气罩

对于从铅锅中捞出的铅渣，因是极细微的氧化铅等尘粒，不能任其敞露堆放在工作地点近旁，以防止它随空气飞扬散开。处理这种铅渣较好的办法是，在靠近化铅锅吸气罩的内部安装一斜管，通到贮渣池上，铅渣可直接由化铅锅罩内倒进斜管，落到贮渣池中，贮渣池上方也应安装小型密闭吸气罩，以控制贮渣池中铅尘的扩散，小罩顶部的排气管可接到化铅锅的排风管中。

为了适应化铅操作要求，工作口可安装对开的扇形门。工作口应尽可能小。罩口控制风速通常选为 1 ～ 1.5 m/s。所需的排风量可按下式计算求出：

$$L = 3600 \, vF \, (\mathrm{m^3/h})$$

式中，v——罩口控制风速，m/s；可取 1 ～ 1.5 m/s；

　　　F——吸气罩开口面积，$\mathrm{m^2}$。

化铅锅吸气罩除采用机械排风的方法外，还可以采用热压自然通风的方法，后者是利用铅锅表面所散发的热量加热吸气罩内的空气，造成排气管内外一定的温差，达到吸气罩排气的目的。但是化铅锅表面所散发的热量较小，一般约为 17.4 $\mathrm{kW/m^2}$，它能使排气罩内气温升高约 20 ℃。因此，在设计施工中应该加以注意。

（2）铸字机。铸字机工作时铅池中的温度达300 ～ 400 ℃，一台铅池面积约为 0.02 $\mathrm{m^2}$ 的铸字机，每小时所散发出来的铅蒸气和铅尘量就有 1 mg 左右，工作不到数十分钟，工作地点空气中的含铅量就可能超过国家职业卫生标准。因此，铸字机上需要安装吸气罩，把铅蒸气和烟尘尽快抽走。

铸字机上通常安装密闭的柜形吸气罩（图3-1-7），这比安装伞形吸气罩好，因为可以节省风量，防止过堂风的干扰和池中铅爆沸烫伤操作工人。在柜形吸气罩的后下方或侧下方要留一处加料口，加料口面积应越小越好，一般取100 mm×80 mm左右即可。加料口处还应安装扇形门，以便在加料后或停机时，将铅池密闭。为了便于观察铅池的工作情况，可在罩体的侧壁安装玻璃观察窗孔。

对于汤姆生型铸字机，由于它的铅池要经常推转出来，因此需要使用一个能随铅池转动的罩子（图3-1-8）。

为了便于检修铅池和加热电炉，吸气罩与排风支管间可采用承插式活接头连接，检修时吸气罩可上下移动（图3-1-7）。

铸字机吸气罩所需的排风量可根据加料口和罩子四周空隙处应保持1 m/s的控制风速而计算出来，但每个吸气罩的排风量应不小于60 m³/h。

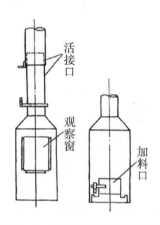

图3-1-7　铸字机柜形吸气罩

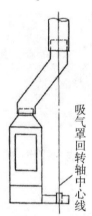

图3-1-8　汤姆生铸字机吸气罩

铸字机吸气罩通常采用机械排风，但当风管系统中所连接的铸字机不多时（10台以下），也可考虑采用热压自然排风的方式，即利用铸字机所产生的热量，造成排气管内外一定的温差，以达到排气的目的。通常每台铸字机所散入吸气罩内的热量为500～814 W或34.9 kW/m²，其所引起罩内空气温升高为30～50 ℃。因此，采用自然排风时，管道直径不能太小，可先根据铸字机的台数确定各支管、干管的风量，然后按1.5 m/s的风速来计算各支管、干管所需直径大小。排气管的垂直高度可采取4～6 m。排气总管应安装在各铸字机的中央位置。为了减少排风管路系统的阻力，应尽量避免拐弯太多和采用直角弯头，还要注意不使罩子和管道漏风，防止刮风时倒风。

（3）蓄电池极板焊接。在工矿企业中，生产和修理蓄电池行业较为普遍，一般设备比较简陋，在生产过程中，很多工序产生铅烟、铅尘，如不采取适当的防护措施，必然会使工人受到职业危害，甚至发生中毒。极板焊接及点焊是产生铅烟的主要生产岗位，这些工种的操作工长期吸入较高含量的铅烟，引起了职业危害。原无锡县卫生防疫部门为工厂设计了如图 3 - 1 - 9 所示的小件焊接局部排风工作台，使操作处控制风速维持在 0.3 ～ 0.5 m/s，铅烟含量由 4.0 ～ 6.42 mg/m³ 下降到 0.065 ～ 0.073 mg/m³。

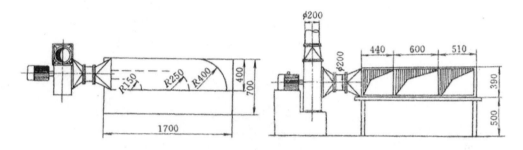

图 3 - 1 - 9　小件焊接局部排风工作台

这种工作台采用旁侧吸气罩，抽风量按式（3 - 1 - 3）计算。如图 3 - 1 - 9 所示，罩口尺寸 A_f 为 1.2 m × 0.4 m，在离罩口距离（x）0.4 m 处风速（V_x）不小于 0.5 m/s，排风（L）量为：

$$L = 3600(5x^2 + A_f)v_x$$

在给定条件下：$x = 0.4$ m；$A_f = 1.2 \times 0.4 = 0.48$ m²；$v_x = 0.5$ m/s；

$$L = 3600 \times (5 \times 0.4^2 + 0.48) \times 0.5 = 2300 \text{ m}^3/\text{h}。$$

2）苯作业的局部排风。

（1）喷漆。在喷涂各种小件制品时，为了防止苯和其他有机溶剂蒸气对工人健康造成危害，通常采用一种特殊形式的柜形吸气罩。这种柜形吸气罩与普通柜形吸气罩的不同之处主要在于罩内设有除挡漆雾的装置，其次是罩口形式能够与漆雾射流特性相适应。

在柜形吸气罩内进行喷漆时，未落到漆件表面的大部分漆雾，随着排气气流进入风管，如果不采取相应措施，它就会黏附在风管壁和风机扇叶上。时间久了，风管被堵塞，风机会失灵。因此，在喷漆柜内必须设计除漆装置，通常有干式和湿式两种。

干式除漆装置能使混有漆雾的空气在迂回前进中与某种物质表面相碰而黏留在上面。它的挡漆器由数块波纹钢板组成，每块钢板上都凿有通气条缝。前、后两块钢板的条缝交错排列，使空气多次改变方向增加与板面碰撞的机会，从而提高除漆效果。此外，还可在钢板间适当填充刨花。粘在挡漆器上与罩内表面上的漆片，必须定期加以清除。为了方便清除，可先在表面上涂一层黏性油。挡漆器的除漆效率与阻力大小随其结构形式而定。

干式除漆装置的优点是制造简单、使用方便；缺点是不能完全除去漆雾，必须经常清理挡漆器和风管。

湿式除漆装置，能将混有漆雾的空气通过靠喷嘴喷水，形成"水幕"，使它与细小水滴接触，随之落入水池中。为了防止部分来不及沉降的水滴进入风管，通常在水幕后装设一定的挡水板（或称除雾器）。

随水滴降落到水池中的漆雾，有部分沉至水池底部，另有部分形成漆皮浮在水面上。而位于水池中层的水，可用水泵送至喷嘴循环使用。如图 3 - 1 - 10 所示是一种湿式除漆的喷漆用柜形罩。在它后部的挡水板是最常用的折式挡水板。

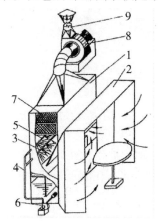

1 - 柜体；2 - 吸气罩；3 - 淌水板；4 - 进水管；5 - 喷嘴；6 - 水泵；
7 - 挡水层；8 - 风机；9 - 排气筒
图 3 - 1 - 10　湿式除漆的喷漆排气柜

湿式除漆法的优点是消防安全，不需要经常清理风管，除漆效率高；它的缺点是设备复杂，投资较大，使用费用高。

喷漆时所用压缩空气的压力通常达 300 ～400 kPa，因此，自喷枪出来的漆雾射流具有很大的速度（在 2 m 远处可达 3 ～ 4 m/s），当它与喷件相撞后，仍能以比较大的速度自后侧折回前方，有可能逸出罩外。考虑到这种情况，有时将罩口做成向内卷边的形状，使沿四壁折囚的气流流入卷边中，然后再从位于上部的风管抽走。

喷漆柜所需的排风量，可按操作口控制风速为 0.7 ～ 1.2 m/s 计算。

（2）制鞋。皮鞋厂、胶鞋厂、旅游鞋厂的刷胶多为手工操作，使用的胶含有苯、甲苯、二甲苯、乙苯，部分含有 1，2 二氯乙烷等物质。部分制鞋厂在通风不良的情况下，工作场所空气采样表明，工人呼吸空气中甲苯浓度达 300 mg/m³，超过职业卫生标准 3 倍之多。在这种环境中，工人易发生中毒，因此，必须采取通风排毒措施。

　　对制鞋行业的局部排气装置有特殊要求，因鞋类成品经粘接后，需在装有红外线灯的烘箱中烘干，局部排毒工作台既要达到防毒要求，还要满足工艺要求，不能因抽风量过大而影响烘干，某些皮鞋厂采用如图 3 - 1 - 11 所示的双层局部排毒工作台，工人坐在工作台前，将工件置于操作口前操作，也可采用平行流吹吸式通风方式，作业场所空气中苯系物含量可降至职业接触限值以下。为预防制鞋工人苯中毒，应从工艺改革上着手，用无苯白乳胶代替氯丁胶，辅之以必要的局部排气措施，可使工作场所空气中苯含量大幅降低。

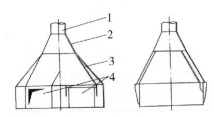

1 - 风管；2 - 连接管；3 - 罩子夹层；4 - 工作口
图 3 - 1 - 11　制鞋行业用双层排毒罩

二、有害气体产生源的控制和隔离

（一）柜式排风罩

　　柜式排风罩是用于控制有害气体的一种局部排气装置。它属于密闭罩，把有害气体发生源完全隔于柜内，柜上设有开闭自如的操作孔和观察孔。为防止在操作过程中从柜内逸出有害气体，需自柜内抽风，造成负压。这类柜式排风罩由于密闭程度好，一般用较小的抽风量即可控制有害气体不从柜内逸出。在化学实验室、电子仪表生产厂、医用仪表厂、温度计厂的某些工序以及小件喷漆作业等常使用这种柜式吸气罩。传统的柜式排风罩采用单纯吸气的方式，造成负压，而气帘式柜式排风罩则采用上吹下吸或下吹上吸的方式，在柜式排风罩开口处形成气帘，阻止有害物质的扩散。

（二）伞形罩

　　伞形罩是应用得十分广泛的一种局部排气罩，通常安装在有害物发生源的上方，罩面与发生源之间的距离视有害物的特性和工艺操作条件而定。当发生源只产生有害物而散发热量不大时（一般指有害气体温度不高于周围空气的温度），为冷过程，此时伞形罩在发生源最不利的有害物散发点处，造成一定的上升风速，将有害气体吸入罩内；当发生源散发有害物且散热量较大时，为热过程，此时伞形罩将热致诱导气流量"接受"并全部排走。因此，有冷过程伞形罩与热过程伞形罩之分。

（1）冷过程伞形罩。自由吸气的伞形罩罩口气流运动规律与自由吸气的旁侧吸气罩相同。罩口风速的分布与罩体的扩张角有关，扩张角越小，罩口风速分布越均匀。扩张角小于60°时，罩口中心风速 v_c 与罩口平均风速 v_0 接近；当扩张角大于60°时，v_c 与 v_0 之比随扩张角的增大而显著增大，罩口中心部分风速比罩口边缘处大。但扩张角过小，为使罩面适应有害物发生源形状并具有足够的面积，伞形罩罩体会过高，既耗费钢材，又为车间建筑高度所不允许。因此，在一般情况下，伞形罩扩张角应以小于60°、大于45°为宜，以保证其排气效果和实用性。

此外，伞形罩的效果还与罩口离发生源的距离、侧面围挡的程度有很大关系。罩口离发生源越近，侧面围挡的程度越高，排气效果就越好。所以，在不影响生产操作的前提下，应尽量使罩口接近有害物发生源，并尽可能在排气罩侧面增设围挡，这样既能节省风量，又提高了排气效果。

（2）热过程伞形罩。在工业工作场所内，热源上部有两种形式的热气流，一种是设备本身在操作过程中产生的热气流，如炼铁冲天炉和炼钢电炉炉顶的高温烟气，沥青熔化锅上部的热沥青烟气等；另一种是热设备表面对流散热时形成的对流气流，任何垂直、水平热表面对流散热时，其附近的空气被加热后形成上升的对流气流。在热气流上升过程中，由于热诱导作用，沿途不断有周围空气掺混进去，使热气流体积不断增大，气流截面也随之扩大。

热过程与冷过程的主要不同点在于有热诱导上升气流的存在，热过程伞形罩的作用，是把上升过程中体积逐渐增大的污浊空气迅速排走。因此，热过程伞形罩正确设计的关键在于如何计算诱导上升的气流流量及上升气流在不同高度上的横截面大小，但是，在热气流上升初始阶段体积增加并不显著。根据实验观察，离热设备约为 $1.5\sqrt{F}$（F 是高温发热设备的水平投影面积）以内，混入的气体量甚微，可以忽略不计。因此，通常把离热设备 $1.5\sqrt{F}$ 以下的称为低悬伞形罩，而离热设备大于 $1.5\sqrt{F}$ 的称为高悬伞形罩。

（三）槽边吸气罩

槽边吸气罩是专门用于各类工业池、槽（如酸洗槽、电镀槽、盐浴炉池、油垢清洗池等）上的一种局部排风装置。它是利用安装在工业池、槽边缘一侧、两侧或整个周边的条缝吸气口，在槽面上造成一定的横向气流，将槽内散发的有害气体或蒸气吸走。

1）吸气特性。槽边吸气罩的特点是，不影响工艺操作，有害气体不流进工人的呼吸带。但因吸气罩造成的气流的运动方向与散发的有害气体的运动方向不一致，通常所需的抽风量较大。

如图 3 - 1 - 12 所示是槽边吸气罩工作特性示意图。当槽内溶液温度较高、风机又未启动时，距吸气罩口最远的槽边缘处产生的有害气体会上升，或被工作场所横向干扰气流吹散，逸入工作场所内。风机启动后，在吸气气流的作用下，有害气体将改变运动方向，朝吸气口方向流动。但如果此时抽风量较小，吸气口造成的吸气速度尚不足以将有害气体吸入槽边吸气罩内，则有害气体仍会逸入工作场所内，其流动方向如流线 a 所示。只有当抽风量适当增大后，有害气体才会如流线 b 所示，全部被吸入罩内。如果在此基础上再增大抽风量，有害气体流则贴近液面向吸气罩口流动，如流线 c 所示。这对操作人员更为安全，但是吸气罩有可能抽出过量的空气。

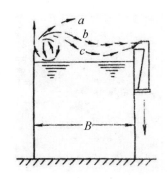

图 3 - 1 - 12　槽边吸气罩工作特性

2）形式。

（1）吸气罩口的布置。按吸气罩口的布置形式，槽边吸气罩可分为单侧、双侧、周边形（环形）3 种。单侧适用于槽宽 $B \leqslant 700$ mm 的槽子。槽宽过大时，如仍用单侧槽边吸气罩，吸气罩口至最不利的槽子边缘点的距离增大，会使抽风量大大增加。在槽宽 $B > 700$ mm 时，采用双侧吸气为宜。而在 $B \geqslant 2000$ mm 或圆形工业池、槽的情况下，采用周边或环形吸气罩。上述 3 种槽边吸气罩的布置形式如图 3 - 1 - 13 所示。

（2）吸气罩口结构形式。槽边吸气罩罩口结构有多种形式，如条缝式、平口式、斜口式、倒置式及吹吸式等。槽边吸气罩应不妨碍工艺操作，能有效地排除有害气体，保证有害气体不流经工人呼吸带。为使抽风量不致过大，罩口至槽内液面的距离应尽量减小，一般以不超过 150 mm 为适宜。

a. 条缝式槽边吸气罩。条缝式槽边吸气罩的吸气口形式有等高条缝和楔形条缝两种，如图 3 - 1 - 14 所示。采用等高条缝时，条缝口上的风速不易均匀，末端

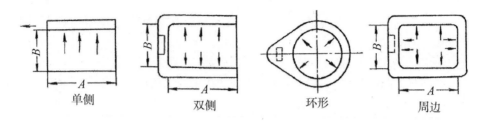

图 3-1-13　槽边吸气罩布置形式

风速小，距风机近的一端风速大。条缝口的速度分布与条缝口的面积 f 和罩子的截面积 F_1 之比（f/F_1）有关，f/F_1 值越小速度分布越均匀。当 $f/F_1 \leqslant 0.3$ 时，可近似认为是均匀的。当 $f/F_1 > 0.3$ 时，为了在缝的全长内均匀吸气，条缝口应做成楔形的。吸气罩截面上风速采用 $5 \sim 10$ m/s，此时条缝口上的吸入风速较为均匀。在条缝口上应保持较高的吸气风速，一般采用 $7 \sim 10$ m/s。当抽风量大时，还可适当提高吸气风速值，条缝口的高度以不超过 50 mm 为宜。

模型条缝口的平均高度：

$$h_0 = \frac{L}{3.6lv_0}$$

式中，L——条缝式槽边吸气罩抽风量，m^3/h；

v_0——条缝口的吸气风速，m/s；

l——条缝口的长度，m。

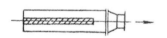

（a）等高条缝口

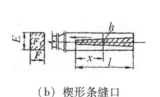

（b）楔形条缝口

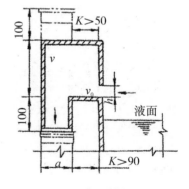

（c）吸气口横剖面

图 3-1-14　条缝式槽边吸气罩吸气口

沿罩体的长度上，条缝口的高度 h 是变化的，h 值可根据表 3-1-2 中的 h/h_0 计算。表 3-1-2 中 x 见图 3-1-23（b），$f = h_0 l$，$F_l = EF$。

表 3-1-2　条缝形吸气口 h/h_0 值

x/l	f/F_1 值下的 h/h_0			
	0.50	1.00	1.50	3.00
0	0.70	0.60	0.45	0.35
0.1	0.80	0.64	0.50	0.37
0.2	0.85	0.70	0.55	0.40
0.3	0.90	0.80	0.60	0.45
0.4	0.97	0.90	0.70	0.50
0.5	1.00	1.00	0.85	0.60
0.6	1.10	1.20	1.10	0.80
0.7	1.15	1.25	1.35	1.10
0.8	1.20	1.30	1.60	1.60
0.9	1.25	1.40	1.80	2.50
1.0	1.30	1.40	1.90	3.00

吸气罩的安装位置，应离槽子一定距离，$K > 50$ mm，向下接时 $K > 90$ mm。

b. 平口式槽边吸气罩。平口式槽边吸气罩是最早用于工业槽的一种局部排风装置，如图 3-1-15 所示是这种吸气罩的示意图。平口罩分整体式和分组式两种，因其吸气口距槽内液面的距离较大，有害气体流上升的高度较条缝式吸气口高，因而为控制有害气体的外逸所需的抽风量也较大。平口式槽边吸气罩结构比较简单，易于加工安装，是一种常用的槽边吸气罩。

c. 斜口式槽边吸气罩。斜口式槽边吸气罩如图 3-1-16 所示，它与条缝式吸气口和平口式吸气口相比，由于其吸气口倾斜，延伸向槽中，并迎着有害气体的上升趋势，便于捕集有害气体。

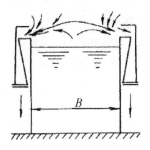

图 3-1-15　双侧平口式槽边吸气罩

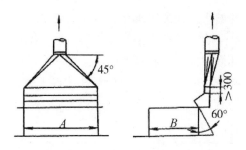

图 3-1-16　斜口式槽边吸气罩

d. 倒置式槽边吸气罩。槽边吸气罩至槽内液面的距离直接影响抽风量的大小，吸气口至液面的距离越小，所需抽风量就越小。但是，液面离槽边的高度通常由生产工艺决定，不便改动。为了提高吸气效果，进一步节省抽风量，由斜口式槽边吸气罩改进为倒置式槽边吸气罩，如图 3 – 1 – 17 所示。它的特点是吸气口朝下，更便于捕集有害气体，同时缩小了吸气口至液面的距离，使吸气气流紧贴液面。采用倒置式槽边吸气罩，抽风量比平口式罩约减少 30%。这种吸气罩的构造较其他形式复杂，占去工业槽的一部分有效面积，给工艺操作带来不便，故实际应用较少。

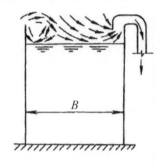

图 3 – 1 – 17　倒置式槽边吸气罩

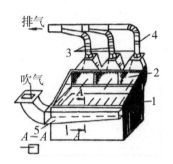

1 – 槽壳；2 – 吸气罩组；3 – 排气管道；
4 – 节流阀；5 – 吹气管道
图 3 – 1 – 18　吹吸式槽边排气装置

e. 吹吸式槽边排气装置。由于吸气口气流流动特性，吸气作用范围小，吸气口外风速衰减很快。因此，上述几种单靠吸气的槽边罩的抽风量都较大。要减少抽风量并扩大局部排风设备的作用范围，可采用如图 3 – 1 – 18 所示的吹吸式槽边排气装置。这种装置是在沿着工业槽的一侧长边安设条缝式吹风口，沿另一侧长边装条缝或平口式（有时也装旁侧吸气罩）吸气口。在这种装置中，发生源面上形成一层横向气幕，使槽内散发的有害气体被抑制在气幕之下。因吹出口气流作用范围相当大，它能在较大散发面的槽上控制有害气体，这种吹吸式槽边排气装置比普通的槽边吸气装置所要求的抽风量要小得多，而所用的吹风量却不大。

吹吸式槽边排气装置的不足之处是当自槽内提取加工件时，会破坏吹风口造成的横向气幕，有害气体仍会逸入工作场所空气中。当工业槽中处理的工件需要频繁提放，而槽内产生的有害气体对人体危害程度较大时，不宜采用吹吸式槽边排风装置。

三、有害气体的净化技术

为了防止大气污染，保护环境，用通风排气的方法从车间内排出的各种有害气体需采取适当的净化处理措施。对于一些经济价值较大的物质，应尽量回收，综合利用。经过净化处理后排到大气中去的有害气体应符合废气排放标准的要求。有害气体的净化方法有燃烧法、冷凝法、吸收法和吸附法。

通风排气中有害气体的净化，多采用气体吸收法和固体吸附法。

（一）气体吸收法

气体吸收的基本原理是利用气体混合物中各组分在某种液体吸收剂中的溶解度不同，将其中溶解度最大的组分分离出来。对于通风排气而言，就是将有害气体或蒸气和空气的混合物与适当的液体接触，使有害气体或蒸气溶解于液体中，达到废气净化的目的。其特点是在过程中气、液两相间有物质传递现象发生，因此也称吸收操作为传质操作。

吸收过程分为物理吸收和化学吸收两种。物理吸收一般不伴有明显的化学反应，可以当作单纯的物理溶解过程，例如，用水吸收气体混合物中的氨或吸收二氧化碳等。化学吸收过程则伴有明显的化学反应，例如，用石灰水吸收二氧化硫、用碱液吸收二氧化碳等。化学吸收远比物理吸收复杂。下面仅简单介绍物理吸收。

在吸收操作中，把所有的液体称为吸收剂，被吸收的气体称为吸收质、可溶气体或组分，其余不被吸收的气体称为惰性气体。

（二）固体吸附法

吸附是用多孔性的固体物质处理气体混合物，使其中所含的有害气体或蒸气被吸附于固体表面，以达到净化的目的。能吸附有害气体或蒸气的固体物质称为吸附剂，被吸附的物质称为吸附质。处在相互作用中的吸附剂或吸附质总称为吸附体系。

吸附作用的形成主要是由于固体的表面力，吸附质可以不同的方式附着在吸附剂表面上。吸附有两种方式，一种为物理吸附，另一种为化学吸附。物理吸附时，气体与吸附剂不起化学反应，被吸附的液体很容易从固体表面逐出，而不改变其原来的性质；化学吸附时，气体与吸附剂起化学反应，被吸附的气体需要在很高的温度下才能逐出，由于化学反应而改变了其原来的性质。本节仅对物理吸附作简单介绍。

合乎有害气体净化需要的吸附剂均具有多孔的结构，且在每单位质量固体物质上均具有巨大的内表面，而其外表面往往只占总表面积的极小部分。例如，在气体净化中最常用的硅胶及活性炭就具有这种特性。1 kg 硅胶上有 500 km^2 的内表面，而 1 kg 活性炭上有效吸附表面积达 1000 km^2。

（胡伟江　汪天尖　吴　霞）

第二节　化学毒物净化技术

一、硫氧化物净化技术

我国能源消费量大，且能源结构以煤炭为主，随着燃煤量的增加，排放的 SO_2 也在不断增长。控制 SO_2 排放的重点是控制与能源活动有关的排放，控制的方法有：原料替代、燃料脱硫、燃烧过程中脱硫和末端尾气脱硫。其中，净化技术主要应用于末端尾气脱硫环节，以下章节将就末端尾气脱硫具体展开讨论。

（一）高浓度 SO_2 尾气的回收净化

在冶炼厂、硫酸厂和造纸厂等工业排放的尾气中，SO_2 的浓度通常在 2% ～ 40% 之间。由于 SO_2 的浓度很高，对尾气进行回收处理是更为经济可行的。通常的方法是通过催化剂作用，将 SO_2 氧化为 SO_3，再进一步制成硫酸。SO_2 氧化为 SO_3 是平衡反应，原料不会完全转化。同时，由于该反应是放热反应，在低温时平衡转化率更高，因此在工业上常常采用 3 ～ 4 段催化剂床层，并采用段间冷却的方法来达到更高的转化率。

当 SO_2 在尾气中的浓度较低时，利用 SO_2 生产硫酸可能并不经济。实践表明，只有当尾气中 SO_2 的摩尔分数高于 4% 且在附近有酸的市场需求时，回收净化的方法才有经济效益。同时，只有在处理 SO_2 的摩尔分数高于 4% 的尾气进行制酸时，过程中产生的热量才可以满足所有的工艺用热需求，无须另外的加热系统支持，也能在一定程度上减少回收成本，简化工艺流程。

（二）低浓度 SO_2 烟气脱硫

煤炭和石油燃烧后排放的烟气通常含有低浓度的 SO_2。根据燃料含硫量的不同，燃烧后直接排放的烟气中 SO_2 浓度范围在 10^{-4} ～ 10^{-3} 数量级。由于排放烟气的流量大，SO_2 浓度低，烟气脱硫通常十分昂贵。

烟气脱硫方法可以分为两类：抛弃法和再生法。抛弃法是将在脱硫过程中形成的固体产物废弃的方法，需要不断加入新鲜的化学吸收剂。再生法则是指脱硫剂可以在闭环系统中不断再生的方法。此外，根据脱硫剂的状态，脱硫方法也可以分为干法和湿法两种。湿法系统利用碱性洗手液或含触媒粒子的溶液吸收烟气中的 SO_2。干法系统则是利用固体吸附剂和催化剂，在不降低烟气温度且不增加湿度的条件下除去 SO_2 的方法。除此之外，也可以通过雾化的脱硫剂浆液进行脱硫。在脱硫过程中雾滴会被蒸发干燥，最终得到干态的脱硫产物，因此这一方法也常称为湿干法或半干法。

1. 石灰石/石灰法湿法烟气脱硫技术

石灰石/石灰法湿法烟气脱硫是通过石灰石或石灰浆液脱除烟气中的 SO_2 的方法。该方法开发较早，工艺成熟，且吸收剂廉价易得，应用十分广泛。烟气中的 SO_2 会与吸收剂反应生成亚硫酸钙，然后再被氧化为硫酸钙，其反应原理如下：

石灰石：$CaCO_3 + SO_2 + 0.5H_2O \rightarrow CaSO_3 \cdot H_2O + CO_2 \uparrow$

石灰：$CaO + 0.5H_2O \rightarrow CaSO_3 \cdot H_2O$

由上述反应式可以看出，在石灰石系统和石灰系统中，SO_2 的去除都需要依靠体系中解离出的 Ca^{2+}。相较于石灰系统，由于 $CaCO_3$ 的溶解度相对更低，必须在有 H^+ 存在的环境中才能解离出 Ca^{2+}，因此系统运行时要求的 pH 更低。通常石灰石系统的适宜 pH 为 5.8～6.2，石灰系统的适宜 pH 为 8。

传统的石灰石/石灰法湿法烟气脱硫工艺流程如图 3-2-1 所示。烟气经除尘、冷却过程后送入吸收塔内，通过吸收塔内配置好的石灰石或石灰浆液被洗涤净化，经除雾和再热后排放。同时，吸收塔内排出的吸收液流入循环槽，并加入新鲜的石灰石或石灰浆液进行再生。

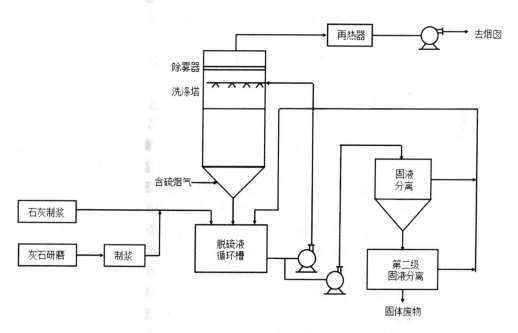

图 3-2-1 湿法烟气脱硫工艺流程

SO_2 吸收塔作为该系统的核心装置，要求具有持液量大、气液相之间相对速度高、气液接触面积大、内部构件少、压降差值小等特点。目前常用的吸收塔主要有喷淋塔、填料塔、喷射鼓泡塔和道尔顿塔四类，其中喷淋塔是这一工艺系统的主流塔形。各塔形的优缺点详见表 3-2-1。

表 3-2-1　烟气脱硫洗涤塔性能比较

洗涤塔形式	持液量	逆流	抗堵塞性	低负荷比	压力降	除尘
填料塔	尚可	是	尚可	好	中等	差
转盘式洗涤塔	好	否	好	差	中等	好
湍流塔	尚可	否	好	差	中等	好
文丘里洗涤塔	差	否	好	好	高	好
喷淋塔	差	是	好	好	低	差
道尔顿塔	好	否	好	差	中等	好
喷射鼓泡塔	好	否	好	差	中等	好

除石灰石/石灰法外，当前还有采用氧化镁、氨水或具有天然碱度的海水作为吸收剂的湿法烟气脱硫技术。其中，氧化镁法可以通过再氧化过程回收硫酸镁作为反应产物，经济效益相对较高，也逐渐发展成为一种应用广泛的脱硫技术。

2. 喷雾干燥法烟气脱硫技术

喷雾干燥法是一种半干法脱硫工艺，自 20 世纪 80 年代发展至今，因其设备操作简单、不产生污染性废水的特性，已成为普及度仅次于湿法脱硫的烟气脱硫技术。当前，喷雾干燥法主要用于低硫煤的烟气脱硫，对于高硫煤系统尚未实现工业化。

喷雾干燥法的工艺过程主要包括制备吸收剂、吸收及干燥、固体废物捕集以及固体废物处置四个过程。

脱硫剂溶液或浆液在系统内现场制备获得，120 ~ 160 ℃ 的锅炉烟气从喷雾干燥塔顶部送入的同时，顶部的高速旋转喷嘴将制备好的石灰乳雾化喷洒。这些具有大表面积的石灰乳雾滴同烟气接触后，一方面与烟气中的 SO_2 进行化学反应；另一方面同烟气进行热交换，迅速将大部分的水分蒸发，形成含水量较少，含亚硫酸钙、硫酸钙、飞灰和未反应氧化钙的固体废物。而后固体废物在塔中沉积，从底部排出。

喷雾干燥法的优点在于：出口温度控制在相对较低，但又在露点温度以上的安全温度，因此不需要另设加热系统。同时，干态的固体废物相对其他方法体积更小。此外，脱硫系统的烟气压力适中，吸收剂输送量小，系统能耗相对更低。

3. 干法烟气脱硫技术

干法脱硫技术包括干法喷钙脱硫工艺及循环流化床工艺两种。其中，循环流化床烟气脱硫系统目前只在较小规模电厂锅炉上得到应用，尚未大规模进行推广。而干法喷钙脱硫工艺由于其设备简单、投资较低、运行管理费用少、产物呈干态易于处理等特点，近年来也逐步受到重视。其反应原理如下：

作为固硫剂的石灰石粉料喷入锅炉炉膛，$CaCO_3$ 受热分解成 CaO 和 CO_2，热解生成的 CaO 随烟气流动，并与其中的 SO_2 反应，初步脱除一部分 SO_2。

然后，生成的 $CaSO_4$ 与未反应的 CaO 及飞灰一起，随烟气进入锅炉后部的活化反应器，在活化反应器中经过喷水雾增湿，将 CaO 转变为具有较高反应活性的 $Ca(OH)_2$，继续与烟气中的 SO_2 反应，从而完成脱硫的全过程。

这一方法通常应用于低硫煤电厂的脱硫，特别适用于老电厂的脱硫改造，但较少应用于新建电厂的烟气脱硫。

二、固定源氮氧化物净化技术

我们通常所说的氮氧化物主要包括：N_2O、NO、N_2O_3、NO_2、N_2O_4、N_2O_5。大气中氮氧化物主要是以 NO、NO_2 的形式存在，其来源主要有两个方面。一方面是由自然界中的固氮菌、雷电等自然过程产生，另一方面则是由人类活动产生。人类活动产生的 NO_x 主要集中于城市、工业区等人口稠密地区，因而危害较大。在人类活动产生的 NO_x 中，燃料高温燃烧产生的量占90%以上，其次是来自化工生产中的硝酸生产、硝化过程、炸药生产和金属表面硝酸处理等。从燃烧系统排出的氮氧化物中，95%以上是 NO，其余的主要为 NO_2。NO_x 排放控制技术措施可分为两大类，即源头控制和尾部控制。其中，低 NO_x 燃烧技术措施一直是应用最广泛的措施。

（一）低 NO_x 燃烧技术

1. NO_x 生成机理

氮氧化物按其在燃煤锅炉中形成的机理分为3种：①燃料型 NO_x，它是燃料中的有机氮化合物在燃烧过程中氧化生成的氮氧化物。在煤粉锅炉中，占总的 NO_x 排放量的75%~80%，在燃烧产物中占主导地位。②热力型 NO_x，它是空气中的 N_2 在燃烧的高温下氧化生成的氮氧化物。在温度低于1300 ℃时，几乎看不到 NO_x 的产生，只有当温度高于1500 ℃时，NO_x 的产生才明显起来。因此，在煤粉锅炉中，热力型 NO_x 所占的比例较小。③快速型 NO_x，它是碳氢化合物燃料在燃烧时分解的中间产物和 NO_2 反应产生的氮氧化物，在煤粉锅炉中所占比例很小，可忽略不计。

2. 低 NO_x 排放技术

燃料型 NO_x 的快速形成主要集中于燃料的着火阶段，在这一过程中燃料热解，产生大量的挥发组分。如果氧气不足，NO_x 的形成就会受到抑制。根据这一原理，可以通过空气分级燃烧的方式实现低 NO_x 排放。通过改变送风方式，控制炉内空气的分布，可以使燃料在着火阶段缺氧，在燃烧器的出口和燃烧中心区域造成还原性气氛，从而降低 NO_x 的生成量。上述过程中未燃尽的炭粒将在炉膛上部的燃尽区和燃尽风混合并完全燃烧。

在实际工业应用中，通常会利用尾气的废热来加热进入燃烧器的空气，以起到节约能源、提高火焰温度的作用。但这种方法也会导致 NO_x 的排放量增加。烟气循环燃烧法通过将燃烧产生的烟气冷却后循环送回燃烧区的方法，能够起到降低氧浓度和燃烧区温度的作用，从而减少热力型 NO_x 的生成量。这一方法更适用于热力型 NO_x 排放所占份额较大的液态排渣炉、燃油和燃气锅炉等，对燃料型 NO_x 和快速型 NO_x 的减少作用较小。

（二）烟气脱硝技术

除了改进燃烧技术控制 NO_x 的排放外，多数情况下还需要对排放烟气进行进一步处理，通常称为烟气脱硝。烟气脱硝是一个棘手的难题，其主要原因在于需要处理的烟气体积往往很大，1000 MW 的电厂排出的烟气可达 $3 \times 10^6 \, m_N/h$，NO_x 的排放量约4500 kg/h，其浓度相对较低 [$(200 \sim 1000) \times 10^{-6}$]。在未处理的烟气中，$NO_x$ 的浓度可能只有 SO_2 浓度的 $1/5 \sim 1/3$。同时，由于 NO_x 的总量相对更大，在脱硝时必须考虑废物最终处置的难度和费用。只有当有用组分能够回收、吸收剂或吸附剂能够循环使用时才考虑选择烟气脱硝。

将 NO_x 通过催化或非催化过程还原为 N_2 的技术，相对于吸收和吸附过程有明显的优势。该技术需要加入帮助 NO_x 还原的添加剂，通常为市场上可获得的气态物质，且不产生任何固态或液态的二次废物。对于火电厂烟气 NO_x 的污染控制，目前有两类成熟的烟气脱硝技术，分别为选择性催化还原（selective catalytic reduction，SCR）和选择性非催化还原（selective noncatalytic reduction，SNCR）。

1. 选择性催化还原法（SCR）脱硝

在 SCR 过程中，NH_3 被用作主要的还原剂，催化剂则单独安装在反应器内。尾气 SCR 脱硫装置通常安装在烟气脱硫系统之后，因此需要加入其他燃料或加热系统加热烟气。还原剂 NH_3 在催化反应器的上游注入含 NO_x 的烟气，此处烟气温度为 $290 \sim 400 \, ℃$，是还原反应的最佳温度。NO_x 在反应器内经催化作用被还原为 N_2 和 H_2O。

该方法的催化剂通常为陶瓷蜂窝状或板式，活性材料通常由贵金属、碱性金属氧化物或沸石等组成，NO_x 按下式反应被选择性还原：

$$4NH_3 + 4NO + O_2 \rightarrow 4N_2 + 6H_2O$$
$$8NH_3 + 6NO_2 \rightarrow 7N_2 + 12H_2O$$

在体系中，NH_3 本身与氧气接触，也可能发生下述氧化反应：

$$4NH_3 + 5O_2 \rightarrow 4NO + 6H_2O$$

$$4NH_3 + 3O_2 \rightarrow 2N_2 + 6H_2O$$

体系温度对于还原反应的效率有显著影响，提高温度可以改进 NO_x 的还原，但当温度进一步提高时，NH_3 的氧化反应速率也会加快，从而导致体系中 NO_x 的产生。不同催化剂对应的适宜温度也不尽相同。对于铂、钯等贵金属，在 175 ～ 290 ℃下可达最佳反应效果；金属氧化物催化剂在 260 ～ 450 ℃下效果更好；而对于沸石催化剂，通常可在更高的温度下操作。

除温度外，SCR 体系中，还原剂需与烟气充分混合，才能达到更高的脱硝效率。催化剂活性、催化剂形状、氧气浓度、NO_x 与 NH_3 的含量比例等因素都对 SCR 体系的脱硝效果有影响。SCR 工艺效果的下降，往往直接源自催化剂的失活和体系中 NH_3 的残留。

在体系长期运行的情况下，催化剂上"毒物"的积累是失活的主因，降低烟气的含尘量可以有效延长催化剂的寿命。通常 SCR 系统应用场所的飞灰浓度较高，飞灰的化学特性也会影响催化剂的活性，研究结果表明，高砷、高钙的飞灰会使催化剂的失活加速。

此外，由于脱硝工艺在脱硫工艺之后，烟气中的三氧化硫会将未反应的 NH_3 转化为硫酸盐，生成的硫酸铵为亚微米级的微粒，容易附着在催化转化器内或者下游的空气预热器以及引风机内，从而导致脱硝速率的降低。

2. 选择性非催化还原法（SNCR）脱硝

选择性非催化还原法（SNCR）脱硝工艺中使用的还原剂为尿素或氨基化合物。这一工艺需要更高的反应温度（930 ～ 1090 ℃），因此还原剂通常注进炉膛或紧靠炉膛出口的烟道。主要的化学反应如下：

$$4NH_3 + 6NO \rightarrow 5N_2 + 6H_2O$$

在这一过程中，NH_3 的氧化过程可能作为竞争反应存在，还原剂必须在最佳温度区注入，以保证脱硝反应占主导。如果温度超过1100 ℃，NH_3 的氧化反应速率将大幅增加；如果温度低于适宜区间，残留氨量则会增加。

以尿素作为还原剂的 SNCR 系统，尿素的水溶液从炉膛上部注入，1 mol 尿素可以还原2 mol 的 NO，实际运行时往往会注入更多的尿素，多余部分热解产生氮、氨和二氧化碳。总反应可表示为：

$$CO(NH_2)_2 + 2NO + 0.5O_2 \rightarrow N_2 + CO_2 + 2H_2O$$

商业化的 SNCR 系统的还原剂利用率一般只有 20% ～ 60%，且锅炉的大小、运行负荷等参数也会对脱硝率产生影响。该方法的优点在于安装简单，一个典型的电厂 SNCR 系统可以在 8 周内完成安装过程。

3. 吸收法净化烟气中的 NO_x

氮氧化物能够被水、氢氧化物、碳酸盐溶液、硫酸、有机溶液等吸收。当用碱性溶液，如 NaOH 或 $Mg(OH)_2$ 吸收 NO_x 时，需先将一半以上的 NO 氧化为 NO_2，或向气流中添加 NO_2，才能完全去除 NO_x。当 NO 与 NO_2 的体积比为 1∶1 时，吸收效果最佳。碱溶液吸收 NO_x 的反应过程可以表示为：

$$2NO_2 + 2MOH \rightarrow MNO_3 + MNO_2 + H_2O$$
$$NO + NO_2 + 2MOH \rightarrow 2MNO_2 + H_2O$$
$$2NO_2 + Na_2CO_3 \rightarrow NaNO_3 + NaNO_2 + CO_2$$
$$NO + NO_2 + Na_2CO_3 \rightarrow 2NaNO_2 + CO_2$$

式中，M 可为 K^+、Na^+、Ca^{2+}、Mg^{2+}、NH_4^+ 等阳离子。

用强硫酸吸收氮氧化物也是应用较广泛的方法，其生成物为对紫光谱敏感的 H_2SO_4、NO 和亚硝基硫酸（$NOHSO_4$），$NOHSO_4$ 在浓酸中十分稳定。反应式为：

$$NO + NO_2 + 2H_2SO_4 \rightarrow 2NOHSO_4 + H_2O$$

由于烟气中的所有水分都会被水吸收，而当水分被大量吸收后，会促使上述反应向左移动。为减少水的不良影响，系统可在较高温度下（ >115 ℃）操作，以使溶液中水的蒸气压等于烟气中水的分压。

4. 吸附法净化烟气中的 NO_x

吸附法能够比较彻底地消除 NO_x 的污染，又能将 NO_x 回收利用。常用的吸附剂为活性炭、分子筛、硅胶、含氨泥煤等。与其他材料相比，活性炭的吸附速率快、吸附容量大，但是再生相对较为困难。同时，由于大多数烟气中有氧存在，防止活性炭材料着火或爆炸是另一个困难。氧化锰和氧化亚铁在这方面表现出了技术上的潜力。但吸附剂的磨损是主要的技术障碍，离实际应用尚有较大差距。

当前，氮氧化物和二氧化硫的联合控制技术逐渐成为主流。美国匹兹堡能源技术中心采用浸渍了 Na_2CO_3 的 $\gamma - Al_2O_3$ 圆球作为吸附剂，同时去除烟气中的氮氧化物和二氧化硫，处理过程包括吸附、再生等步骤，主要反应过程可以表示为：

$$Na_2CO_3 + Al_2O_3 \rightarrow 2NaAlO_2 + CO_2$$
$$2NaAlO_2 + H_2O \rightarrow 2NaOH + Al_2O_3$$
$$2NaOH + SO_2 + 0.5O_2 \rightarrow Na_2SO_4 + H_2O$$
$$2NaOH + 2NO + 1.5O_2 \rightarrow 2NaNO_3 + H_2O$$
$$2NaOH + 2NO_2 + 0.5O_2 \rightarrow 2NaNO_3 + H_2O$$

利用天然气和一氧化碳即可对吸附剂进行再生，反应如下：

$$4Na_2SO_4 + CH_4 \rightarrow 4Na_2SO_3 + CO_2 + 2H_2O$$
$$4Na_2SO_3 + 3CH_4 \rightarrow 4Na_2S + 3CO_2 + 6H_2O$$
$$Al_2O_3 + Na_2SO_3 \rightarrow 2NaAlO_2 + SO_2$$
$$Al_2O_3 + Na_2S + H_2O \rightarrow 2NaAlO_2 + H_2S$$

该技术对烟气中二氧化硫的去除率可达 90%，对氮氧化物的去除率可达 70% ～90%，但需要大量吸附剂，设备庞大，投资及运行成本均相对较高。

三、挥发性有机物净化技术

对于挥发性有机化合物（volatile organic compounds，VOCs），在国际范围内并没有统一的定义。世界卫生组织对其的定义为：熔点低于室温而沸点在 50 ～ 260 ℃之间的挥发性有机化合物的总称。美国国家环保局将其定义为除 CO、CO_2、碳酸、金属碳化物或碳酸盐之外的任何能参加大气光化学反应的含碳化合物。在我国，不同领域对此也有不同的概念定义。在常温下，这类物质蒸发速率大，易挥发。有些 VOCs 是无毒无害的，有些则是有毒有害的。

VOCs 的人为排放大量来自交通运输、石化行业以及有机溶剂的使用过程。由于大量机动车和各种工业活动在城市区域的高度集中，使得人为排放的 VOCs 成为影响区域空气质量的主要污染物。人为排放的 VOCs 中含有一定比例的苯、甲苯、二甲苯、正己烷、甲醛等毒性化学组分，威胁到人体的健康安全。因此，人为源 VOCs 的控制技术已受到研究领域和市场领域的广泛关注。本节内容将针对有机溶剂使用、石化行业等重要点源，简要介绍 VOCs 的相关控制技术和措施。

（一）回收处理技术

目前的 VOCs 净化处理技术大体上分为两种，一种是破坏性处理技术，主要思路是将 VOCs 降解为低毒性小分子化合物或者完全矿化为 CO_2 和 H_2O，以此达到净化的目的，这一处理技术主要包括燃烧法、生物降解法、高级氧化技术等。

回收处理技术的主要思路则是将 VOCs 分离出来并进行回收再利用，常用的回收处理技术一般有冷凝法、吸收法、吸附法等。

1. 冷凝法

冷凝法是通过改变 VOCs 的饱和蒸气压，将体系中的 VOCs 在排放系统中转化为液体回收达到去除的目的，一般是通过加压或降温的方式实现的。在实际应用中，其实际回收效率通常在 50% ～ 85% 之间。

冷凝法主要适用于高浓度和低气量的废气处理。因为需要较低的温度以及相关的冷冻设备，通常在化工和制药行业应用更为普遍。但由于该方法对设备要求高、操作难度大，需要更多的成本投入，使用条件更为苛刻，通常与吸收、吸附、膜分离等方法联用，而不会单独使用。

2. 吸收法

吸收法是基于相似相容原理而来，主要是通过吸收剂将体系中的 VOCs 溶解到吸收剂中，以此分离回收污染气体中的 VOCs 组分。其吸收效果主要取决于吸收剂的吸收性能和吸收设备的结构特征。

吸收法净化 VOCs 工艺如图 3 - 2 - 2 所示。含 VOCs 的气体从底部进入吸收塔，在上升的过程中与来自塔顶的吸收剂逆流接触而被吸收,净化后的气体由塔顶排出。吸收了 VOCs 的吸收剂通过热交换器后,进入汽提塔顶部,在温度高于吸收温度或/和压力低于吸收压力时得以解吸,吸收剂再经过溶剂冷凝器冷凝后进入吸收塔内循环使用。解吸出的 VOCs 气体经过冷凝器、气液分离器后以纯 VOCs 气体的形式离开汽提塔,被进一步回收利用。该工艺适用于 VOCs 浓度较高、温度较低、压力较高的场所。

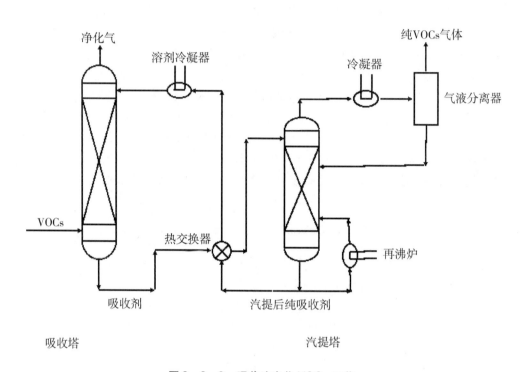

图 3-2-2 吸收法净化 VOCs 工艺

吸收法所使用的吸收剂必须具有较好的化学稳定性、无毒无害、对被去除的 VOCs 有较大的溶解性,且蒸气压需要足够低,以避免过量排放到大气环境中。洗涤塔在较高的温度或较低的压力下,被吸收的 VOCs 必须容易从吸收剂中分离出来,并且吸收剂的蒸气压必须足够低,不会污染被回收的 VOCs。

用于 VOCs 净化的吸收装置多为气液相反应器,一般要求气液有效接触面积大,气液湍流程度高,设备压力损失小,易于操作和维修。目前工业上常用的气液相吸收设备有喷洒塔、填料塔、板式塔、鼓泡塔等。其中,喷洒塔、填料塔中的气相是连续相,液相是分散相,其特点是相界面积大,所需液气比也较大。在板式塔和鼓泡塔中则恰好相反。由于实际应用中该方法处理的污染物浓度相对较低,且气体量大,因而选用气相为连续相、湍流程度较高、相界面大的(如填料塔、喷洒塔形）较为合适。由于填料塔的气液接触时间、液气比均可在较大范围内调节，且结构简单，因而在 VOCs 吸收净化中应用较广。

3. 吸附法

吸附法主要是通过吸附剂选择性地吸附 VOCs 来降低环境中 VOCs 的浓度。含 VOCs 的气态化合物与多孔性固体接触时，利用固体表面存在的未平衡的分子吸引力或化学键作用力，把混合气体中的 VOCs 组分吸附在固体表面。吸附工艺已广泛应用于石油化工、有机化工的生产部门，成为一种重要的操作单元。

VOCs 污染控制的吸附工艺流程如图 3-2-3 所示。含 VOCs 的混合气体在去除颗粒状污染物后，再经过调压器调整压力，然后进入吸附床进行吸附净化，最后将完成净化的气体排入大气环境。当吸附床 I 内的吸附剂饱和后，通过阀门转换至吸附床 II 进行吸附，同时向吸附床 I 通入蒸汽进行脱附，解吸出来的蒸气混合物冷凝后由浓缩器、分离器进行分离，脱附后的吸附剂用热空气干燥后循环使用。该方法适用于处理中、低浓度的 VOCs 尾气，吸附效果取决于吸附剂性质、VOCs 种类、浓度、性质，以及吸附系统的操作温湿度和压力等因素。一般情况下，不饱和化合物比饱和化合物吸附更完全，环状化合物比直链结构的物质更易被吸附。

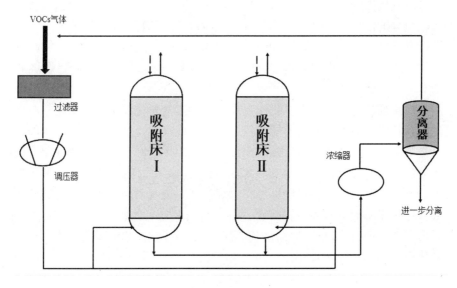

图 3-2-3 VOCs 污染控制的吸附工艺流程

研究表明，活性炭吸附 VOCs 的性能最佳，原因在于其他吸附剂（如硅胶、金属氧化物等）具有极性，在水蒸气共存条件下，水分子和吸附剂极性分子进行结合，从而降低了吸附剂的吸附性能，而活性炭分子不易与极性分子结合，从而提高了吸附性能。但是，也有部分 VOCs 被活性炭吸附后难以再从活性炭中除去，对于此类 VOCs，不宜采用活性炭作为吸附剂，应选用其他吸附材料。

（二）破坏性处理技术

1. 燃烧法

用燃烧的方法将有害气体、蒸气、液体或烟尘转化为无害物质的过程称为燃烧法净化，亦称焚烧法。燃烧法净化所发生的化学反应主要是燃烧氧化作用及高温下的热分解。因此，这种方法只适用于净化可燃的或在高温情况下可以分解的有害物质。对于化工、喷漆、绝缘材料等行业的生产装置中所排出的有机废气，广泛采用燃烧净化的手段。此外，燃烧法还可用于消除恶臭。有机气态污染物燃烧氧化的产物为 CO_2 和 H_2O，因而使用这种方法无法回收有用物质。但是，由于燃烧过程中会大量放热，使排气温度很高，因此可以回收能量。目前在实际中使用的燃烧净化方法有直接燃烧、热力燃烧和催化燃烧。

直接燃烧亦称直接火焰燃烧，是将废气中的可燃有害组分当作燃料直接燃烧的方法，这一方法只适用于净化含可燃有害组分浓度较高的废气，或者用于净化燃烧热值较高的有机废气。同样，当废气中存在多种混合可燃组分时，只要浓度值适宜，也可以直接燃烧。如果可燃组分的浓度高于燃烧上限，可以混入空气后燃烧；如果可燃组分的浓度低于燃烧下限，则可以加入一定数量的辅助燃料，如天然气等，维持燃烧。该方法的设备包括一般的燃烧炉、窑，或通过某种装置将废气导入锅炉中作为燃烧气进行燃烧。直接燃烧的温度一般需在 1100 ℃ 左右，燃烧的最终产物为 CO_2、H_2O 和 N_2。

热力燃烧通常用于可燃有机物质含量较低的废气净化处理。这类废气中可燃有机组分的含量通常较低，本身不能维持燃烧，因此在热力燃烧中，被净化的废气是在含氧量足够时作为助燃气体存在的。在进行热力燃烧时，为了使废气温度提高到有害组分的分解温度（通常为 540 ～ 820 ℃），需要使用辅助燃料燃烧来供热。其过程大致可以分为三个步骤：辅助燃料燃烧供热、废气与高温燃气混合达到反应温度、废气停留足够时间分解有害组分。由于不同组分氧化燃烧的条件不完全相同，因此温度、停留时间和气体的混合程度等因素都对净化效果起重要影响。

催化燃烧是在催化剂作用下使废气中的有害可燃组分完全氧化为 CO_2 和 H_2O 的过程。由于绝大部分有机物均具有可燃性，因此催化燃烧法已成为净化含碳氢化合物废气的有效手段之一。目前使用较为广泛的催化剂为 Pt、Pd 等贵金属催化剂，通常选用 Al_2O_3 或其他金属、合金作为载体。与其他种类的燃烧法相比，催化燃烧法具有如下特点：燃烧过程无火焰，安全性好；燃烧温度低，辅助燃料消耗较少；对可燃组分浓度和热值的限制较小；为延长催化剂使用寿命，不允许废气中含有尘粒和雾滴。

催化燃烧法净化 VOCs 工艺流程如图 3 - 2 - 4 所示。针对不同的废气，可采用的催化燃烧工艺有分建式和组合式两种。在分建式流程中，预热器、换热器、反应器均作为独立设备分别设立，通过相应管路连接，一般应用于处理气量较大的场合；组合式流程则是将各部分组合安装在同一个催化燃烧炉中，流程紧凑、占地小，一般用于处理气量较小的场合。

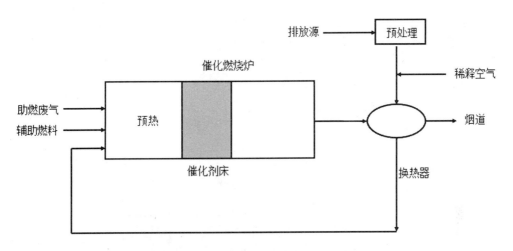

图 3-2-4　催化燃烧法净化 VOCs 工艺流程

目前，催化燃烧法已成功应用于金属印刷、绝缘材料、漆包线、炼焦、油漆、化工等多种行业中净化有机废气。特别是在漆包线、绝缘材料、印刷等生产过程中排出的烘干废气，因废气温度和有机物浓度较高，对燃烧反应及热量回收有利，具有较好的经济效益，因此应用广泛。过程中的能耗大小以及热量回收的效率将决定该方法的可应用性。

2. 生物氧化法

生物法净化 VOCs 的实质是附着在滤料介质中的微生物在适宜的环境条件下，利用废气中的有机成分作为碳源和能源，维持其生命活动，并将有机物同化为 CO_2、H_2O 和细胞质的过程。该方法主要包括 5 个过程：VOCs 由气相传递到液相，VOCs 由液相扩散至生物膜表面，VOCs 在生物膜内部扩散，VOCs 在生物膜内降解，代谢产物排出生物膜。简言之，生物氧化法是吸收传质过程和生物氧化过程的结合，其效果取决于气液传质速率及生物降解能力，因此针对水溶性好、生物降解能力强的 VOCs 处理效果更好。

根据系统的运转情况和微生物的存在形式，可将生物法处理工艺分为悬浮生长系统和附着生长系统。悬浮生长系统中微生物及营养物均存在于液体中，气相中的有机物经过气液相的传质作用进入液相，从而被微生物降解，其典型的形式有鼓泡塔、喷淋塔以及穿孔塔等生物洗涤塔。附着生长系统中微生物存在于固体介质表面，废气通过由固体介质构成的固定床层时，被吸附、吸收，最终被微生物降解，其典型形式有土壤、堆肥、填料等材料构成的生物过滤塔。此外，还有一种同时具

93

有悬浮生长系统和附着生长系统的处理工艺，称为生物滴滤塔。

生物洗涤塔工艺流程如图 3 - 2 - 5 所示，生物洗涤塔由气体吸收和生物降解两部分组成。经有机物驯化的微生物溶液由洗涤塔顶部布液装置喷淋而下，与沿塔而上的气相主体逆流接触，使气相中的有机物和氧气转入液相，进入再生器（活性污泥池），被微生物氧化分解，得以降解。此法适用于气相传质速率大于生化反应速率的有机物降解过程。

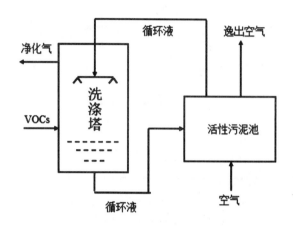

图 3 - 2 - 5　生物洗涤塔工艺流程

生物过滤塔工艺流程如图 3 - 2 - 6 所示，VOCs 气体由塔顶进入过滤塔，在流动过程中与已接种挂膜的生物滤料接触而被净化，净化后的气体由塔底排出。该系统需定期在塔顶喷淋营养液，为滤料微生物提供养分、水分并调整 pH，营养液呈非连续相，其流向与气体流向相同。

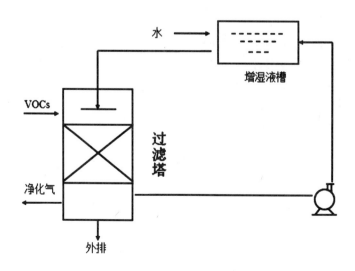

图 3 - 2 - 6　生物过滤塔工艺流程

生物滴滤塔的工艺流程如图 3－2－7 所示，VOCs 气体由塔底进入，在流动过程中与已接种挂膜的生物滤料接触而被净化，净化后的气体由塔顶排出。滴滤塔集废气的吸收与液相再生于一体，塔内增设了附着微生物的填料，为微生物的生长、有机物的降解提供了条件。启动初期，在循环液中接种了经被试有机物驯化的微生物菌种，从塔顶喷淋而下，与进入滤塔中的 VOCs 异向流动，微生物利用溶解于液相中的有机物质，进行代谢繁殖，并附着于填料表面，形成微生物膜，完成生物挂膜过程。气相主体的有机物和氧气经过传输进入微生物膜，被微生物利用，代谢产物再经过扩散作用进入气相主体后外排。

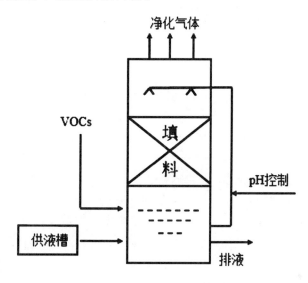

图 3－2－7　生物滴滤塔工艺流程

3. 高级氧化技术

高级氧化技术是通过体系中产生的高能活性基团（主要是·OH）来将大分子有机化合物氧化为毒性很小或无毒的小分子化合物的手段。由于羟基自由基（·OH）的氧化还原电位更高，相较于其他处理方法，更能实现有机化合物的高效氧化处理。根据体系中产生羟基自由基的原理不同，高级氧化技术又可细分为臭氧催化氧化、光催化氧化、电化学氧化、光电催化、Fenton 氧化等多种体系。

光催化技术是通过光照产生活性基团，从而将 VOCs 氧化分解为 CO_2 和 H_2O 的过程。光催化过程的催化剂通常是半导体，在接收具有一定能量的光子照射后，其价带上的电子将被激发跃迁至导带，同时在价带上留下空穴，形成电子－空穴对。空穴具有强氧化性，可以与吸附在催化材料表面的 H_2O 或 OH^- 发生反应生成·OH，而电子则与 O_2 反应生成·O_2^- 等活性氧自由基，这些活性物质可以与催化剂表面的多种有机物反应使其矿化。目前使用最为广泛的催化剂是以 TiO_2 为基础的多种改性材料。近年来，随着研究的不断发展深入，各种过渡金属的氧化物也被证实具有良好的光催化性能，逐渐应用于多种 VOCs 的净化处理之中。

光电催化技术依赖于光催化过程和电化学过程之间的协同作用，以提升处理效率。该技术通过外加电场的作用加速光催化过程中产生的电子的移动，将光催化过程中发生在半导体材料表面的氧化反应和还原反应分开，从而增强光生载流子的利用效率。

通过 Fenton 氧化技术净化处理 VOCs，需要先将气态污染物溶解至液相体系中。根据使用化学试剂的不同，也存在多种体系。最常见的 Fenton 技术是采用过氧化氢和铁催化剂的溶液来净化有机污染物的。过氧化氢与溶液中的亚铁离子反应，可以生成具有高氧化活性的羟基自由基，同时，亚铁离子氧化生成的铁离子具有一定的混凝效果，也可与溶液中的大分子有机物相结合，进一步加强体系的净化能力。

（石　彬　苏世标　吴　霞）

第三节　化学毒物个体防护技术

在个人防护领域中，防毒一般指的是防护有毒有害的气体及蒸气。气体，是指在常温常压下，以气体的形态存在于空气中的物质。如煤与石油炼化过程中常见的二氧化硫气体、有限空间作业中常见的硫化氢气体等。蒸气，是指在常温常压下为固体或液体的物质，通过升华或挥发形成气体。如有机溶剂作业中常见的甲苯、丙酮蒸气等。

防毒呼吸器的选择逻辑，与上一章节的防颗粒物呼吸器类似，本章节将不再赘述。本章节的重点，将会放在防毒呼吸器的过滤元件选择及长管呼吸器的应用上。同时，由于化学毒物的操作风险性较大，稍有不慎，则易产生立即威胁生命和健康浓度（immediately dangerous to life or health concentration，IDLH）环境，因此本章节也将会介绍 IDLH 环境中的呼吸器应用方案。

通常涉及化学品操作的作业场所，也应当考虑眼面部及皮肤防护。本章节也将一并介绍眼护具、化学防护手套及防护服的选择和使用。

一、防毒呼吸器过滤元件的选择和使用

防毒过滤元件（常见种类分为滤毒盒和滤毒罐）使用吸附性材料过滤某些气态物质，有专用性。活性炭通过物理吸附可用于许多有机蒸气的过滤。一些经过特殊化学物质处理的活性炭具有化学吸附的作用，可以有效过滤某些无机类物质和特定的有机物。工作场所中，应针对具体的空气污染物选择对应的过滤元件。

强制性国家标准 GB 2890—2022《呼吸防护 自吸过滤式防毒面具》对过滤元

件的防护类别、标识及标色方法等做了规定。表3-3-1对比了市场上的主流标准，中国、欧盟、美国对防毒过滤元件规定的区别。依据我国法律规定，进口产品也要符合中国强制性标准要求。

表3-3-1　中国、欧盟、美国认证标准要求的防毒过滤元件标识信息

认证	要求	防护对象									
		有机蒸气	低沸点（<65℃）有机蒸气	无机气体	硫化氢	酸性气体	氨及氨的有机衍生物	汞蒸气	氮氧化物	一氧化碳	特殊气体	颗粒物
中国	标色	棕	棕	灰	蓝	黄	绿	红	作为特殊气体	白	紫	粉
	标识	A	AX	B	H₂S	E	K	Hg		CO	SX	KN90/KN95/KN100 KP90/KP95/KP100
欧盟	标色	褐	褐	灰	黄		绿	红白[A]	蓝白[A]	—	紫	白
	标识	A	AX	B		E	K	Hg-P3[A]	NO-P3[A]	—	SX	P1/P2/P3
美国	标色	黑	未分类	白		绿		橙	作为特殊气体	蓝	橄榄绿	紫[B]（P100专用）
	标识	用文字（字母大写）说明防护气体或蒸气类别										N95/99/100 R95/99/100 P95/99/100

注：A. 欧盟认证防汞蒸气和氮氧化物气体过滤元件规定必须为综合防护，防颗粒物过滤效率级别必须是P3，因此标色必须加白色。B. 美国认证只对P100级别颗粒物过滤元件有标色要求，对其他级别无要求。

防毒过滤元件的气流阻力通常不会随使用时间明显变化，防护时间会受到现场同时存在的气态物质的成分、各自的浓度、现场温度、湿度和佩戴者呼吸量的影响。GB/T 18664要求，应根据现场影响因素，建立防毒过滤元件定时更换的时间表，并在滤毒盒失效前更换，具体方法需要向呼吸器的制造商咨询。以下通过一个案例，分析防毒呼吸器的选择和使用流程。

作业描述：某工人从事调漆作业，作业环境温度为20℃，湿度为50% RH，使用者从事中等强度体力劳动。现场采样得知存在超标的二甲苯蒸气，工人的8小时加权平均暴露浓度为150 mg/m³。推荐该工人选择哪一种呼吸防护用品？

该呼吸防护用品的选择可遵循以下思路：

（一）判断环境的呼吸危害及危害水平

该作业场所不缺氧，二甲苯浓度低于 IDLH 浓度，属于非 IDLH 环境。

国家职业卫生标准 GBZ 2.1—2019 规定的二甲苯 PC-TWA 为 50 mg/m³，可见浓度超过职业接触限值。通过式（3 – 3 – 1）计算危害因数，判定危害程度：

$$危害因数 = \frac{作业场所二甲苯蒸气浓度}{国家职业卫生标准规定浓度} = \frac{150 \text{ mg/m}^3}{50 \text{ mg/m}^3} = 3$$

$$（3 – 3 – 1）$$

（二）根据危害程度和空气污染物种类选择呼吸防护用品

由于危害因数小于 10，同时考虑到二甲苯蒸气对眼睛和皮肤无刺激性，可选择自吸过滤式防毒半面罩。二甲苯蒸气属于有机蒸气类空气污染物，应选配有机蒸气滤毒罐或滤毒盒。关于滤毒罐或滤毒盒的使用寿命可向制造商了解。

对该工人进行适合性检验，如该工人通过适合性检验，说明该半面罩与工人面部适合性良好，工人正确佩戴并使用该半面罩时，对二甲苯蒸气的预计暴露浓度为 15 mg/m³，低于国家职业接触限值。

二、长管呼吸器的选择、使用和维护

在工业场所中，存在大量过滤式呼吸器无法有效过滤的气态空气污染物。对于这类特殊物质，可以选用长管呼吸器。比如《高毒物质目录》中的氯乙烯，是一种确认人类致癌物，属于有机气体的一种。但是，GB 2890—2022 规定的 A 型有机蒸气滤毒盒，并不能吸附氯乙烯。这种情况下只能选择隔绝式呼吸器，如长管呼吸器。长管呼吸器可与半面罩、全面罩或松配合面罩搭配使用，分别具有不同数值的指定防护因数（assigned protection factor，APF）。如表 3 – 3 – 2 所示长管呼吸器除了无须更换过滤元件、防护等级较高的特点之外，还具有佩戴舒适的优点。与开放型面罩和送气头罩配合使用时，可以同时兼顾眼面部的防护，且无须进行适合性检验。

使用长管呼吸器时，需注意保护气源不受污染，并定期或在线监测呼吸空气质量，其气源的质量应符合 GB/T 31975—2015《呼吸防护用压缩空气质量技术要求》，主要指标见表 3 – 3 – 3。同时，应留意气源与作业点之间的距离，供气管的布置不能妨碍其他人员作业和活动，避免供气管被意外切断或损伤。长管呼吸器的头罩或面罩、呼吸管、供气阀等部件也需要时常清洁检查并及时更换部件，不能用溶剂清洁呼吸导管，否则溶剂会渗入导气管污染气源。

表 3-3-2 长管呼吸器与不同类型的面罩搭配时的指定防护因数

APF	50	1000	25	1000
面罩类型	半面罩	全面罩	开放型面罩	送气头罩
面罩及头罩				
呼吸管及流量调压阀				
压缩空气管				
空气过滤及压力流量调节面板				

表 3-3-3 呼吸防护用压缩空气质量指标

质量指标	指标要求[a]
氧气（O_2）	19.5%（体积分数）～23.5%（体积分数）
一氧化碳（CO）	$\leqslant 10$ mL/m^3
二氧化碳（CO_2）	$\leqslant 1000$ mL/m^3
露点	$\leqslant -45.6$ ℃
油雾与颗粒物	$\leqslant 5.0$ mg/m^3
异味	无明显异味

注：a 表示各项指标要求均是在标准状态下（20 ℃，101.3 kPa）的数值。

三、IDLH 环境中的呼吸解决方案

IDLH 环境包括缺氧、呼吸危害未知、空气污染物浓度达到 IDLH 浓度等极端危险的环境。GB/T 18664《呼吸防护用品的选择、使用与维护》标准规定，IDLH 环境的呼吸防护有两种方案：一种为配全面罩的正压式 SCBA（携气式呼吸防护用品），另一种是在配备适合的辅助逃生型呼吸防护用品的前提下，配全面罩或送气头罩的正压供气式呼吸防护用品。如图 3-3-1 所示。

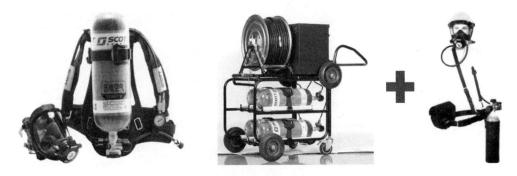

配全面罩的正压式 SCBA　　　辅助逃生型呼吸防护用品 + 正压供气式呼吸防护用品（配全面罩）

图 3-3-1　IDLH 环境中的呼吸防护解决方案

SCBA 的使用时间与器材、佩戴者、工作性质和环境等因素相关。使用 SCBA 时，应注意常看压力表，报警后及时撤离。每次使用 SCBA 后都应及时进行充气或补气。气瓶作为压力容器，正常使用情况下，按规定应每 3 年进行一次水压检测。长时间不使用的气瓶，内部应始终保留 0.2～0.3 MPa 的压力，以避免外界的湿气或有害气体进入气瓶。此外，为确保 SCBA 随时可以使用，应按照使用频率和器材的状况，每周对气瓶压力进行检测。建议至少每 2 年由有资质的维修服务人员对 SCBA 进行一次完整的动态性能测试。在使用频率高或使用条件比较恶劣时，则应缩短定期测试的间隔。测试后如发现供气阀和减压器的功能或性能有问题，应联系制造商解决。

四、眼面防护用品的选择、使用与维护管理

眼面防护用品主要用于防护一些高速粒子或飞屑的冲击、物体的击打、有害光或辐射等物理因素及化学物对眼睛与面部构成的伤害，其产品主要分为防护眼镜、防护眼罩和防护面屏。有些其他用途的防护用品也具有眼面防护功能，例如呼吸器全面罩等。如表 3-3-4 所示。

表3-3-4　常见的眼面防护用品产品

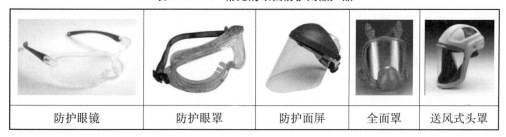

| 防护眼镜 | 防护眼罩 | 防护面屏 | 全面罩 | 送风式头罩 |

（一）眼面防护用品的选择

GB 39800.1—2020《个体防护装备选用规范》对需要使用眼面防护用品的作业做了规定，表3-3-5汇总了其中的常见作业及眼面部产品的选择指南。

表3-3-5　眼面防护用品的选择指南

作业类别 A	举例	防护需求	防护用品举例
（B02）B：有碎屑飞溅的作业 （B03）：操作转动机械作业	钉、刨、切割、击打、锯、钻、车、铣、打磨、研磨、抛光等	防冲击物	防护眼镜
（B23）：强光作业（可见光、紫外线或红外线）	焊接、冶炼、铸造、锻造等	防有害光辐射	焊接面屏、防红外线及强光面屏或防护眼罩
（B20）：沾染性毒物作业	喷漆、喷涂、清洗、清理、包装等	防液体或颗粒物进入眼睛，或刺激眼睛及皮肤，或沾染面部皮肤	呼吸器全面罩、防护眼罩、防护面屏
（B21）：生物性毒物作业	防疫、生物安全实验室、去污、消毒等	防病原微生物携带体（颗粒物或液体）通过眼黏膜侵入人体	防护眼罩、防护面屏，或呼吸器全面罩
（B27）：腐蚀性作业	使用某些化学品的作业，如酸洗、电镀、清洗、配料、装卸、维修等	防液体飞溅、防有毒有害气体或蒸气刺激眼睛或经皮肤吸收	呼吸器全面罩、防护眼罩、防护面屏

注：A-摘录自GB 39800.1—2020《个体防护装备选用规范》需使用眼面防护用品的部分作业；B-该作业对应的类别编号。

要特别强调的是，在使用液态化学品或其他液体的作业场所，当存在液体喷溅对眼睛构成伤害的潜在风险时，应选择防护眼罩。带有直接通风孔的眼罩可能会使喷溅物穿透并进入眼罩内，建议使用间接通风孔或不带通风孔的防护眼罩；防护眼罩仅可保护佩戴者的眼睛免受伤害，如需同时保护面部其他部位的皮肤，或当喷溅物的量特别巨大时，可在眼罩外加戴防护面屏。某些化学品，不仅存在呼吸危害，同时也存在眼面部危害。如氨气，低浓度可致角膜浑浊，发生视力障碍；高浓度可致眼睛角膜、结膜等眼组织腐蚀性损害，也会引起皮肤灼伤。因此，对氨气的防护，常常选择兼顾呼吸防护和眼面部防护的全面罩呼吸器。

（二）眼面防护用品的使用和维护注意事项

眼面防护用品通常可以重复使用，具体使用和维护方法应参考产品说明书。以下列举了使用眼面防护用品的一些常见问题及建议：

（1）不要用干布直接擦镜片，这样会刮花镜片，降低透明度。对有金属镀层的防护面屏需要注意不要刮花镀层，否则会影响防护性能。

（2）若化学液体喷溅到眼罩或面罩上，应尽早摘下清理，防止化学液体沾染皮肤。如果眼罩沾染了油漆，可以用矿物油（如柴油）清理，不可使用有机溶剂擦拭镜片，否则会破坏镜片。

（3）发现部件缺失，镜片出现裂纹，或镜片支架开裂、变形或破损时，应立即更换。如果镜片透明度明显降低，影响视物时也应更换。

五、手部防护用品的选择、使用与维护管理

手部防护用品是防御作业过程中物理性、化学性和生物性等职业危害因素对作业者手部及臂部造成伤害的个人防护用品。手部防护用品的种类繁多，按照防护功能分为一般用途手套、机械危害防护手套、电绝缘手套、振动伤害防护手套、化学品及微生物防护手套、防静电手套、防高低温手套等多种类型。下文将重点介绍化学品及微生物防护手套的选择和使用注意事项。

（一）化学品及微生物防护手套的选择

GB 28881—2012《手部防护 化学品及微生物防护手套》规定了化学品及微生物防护手套的技术要求，针对化学品和微生物的特点，规定了抗渗透性、穿透性的试验方法及标识要求等。在选择防护手套时，应仔细阅读产品说明书，并参照相关产品标准，依据防护性能标识来判断防护手套的基本适用性。

化学品防护手套常用天然橡胶、合成橡胶等材料制成。表 3 - 3 - 6 罗列了 4 种

常见的手套材料（丁基橡胶、天然橡胶、氯丁橡胶、丁腈）对一些常见化学品的防护性能。

表 3 - 3 - 6　4 种常见的手套材料对一些常见化学品的防护性能

化学品	氯丁橡胶	天然橡胶	丁基橡胶	丁腈
醋酸	VG	VG	VG	VG
丙酮	G	VG	VG	P
苯	F	F	F	P
二硫化碳	F	F	F	F
氯仿	G	P	P	P
柴油	G	P	P	VG
乙醚	VG	G	VG	G
甲醛	VG	VG	VG	VG

注：VG = very good，极好；G = good，好；F = fair，一般；P = poor，不好。

不同制造商所选用的材料和技术参数（如厚度）不同，即便是同种材料，其成分的细微差异亦可能导致对不同化学品抗渗透能力的不同，所以很难简单断定一款化学防护手套对某特定化学品的抗渗透防护性是否足够，更不存在可以适用于所有化学品的全能产品。使用中，由于化学防护手套不断接触化学品，化学品经过一定的时间就会渗透防护手套，决定使用寿命的因素是所接触的化学品的特性、手套的材料特性、使用的方式、接触化学品的强度与时间等，所以及时更换非常重要。化学品防护手套针对某种特定化学品的抗渗透时间通常可以在产品说明书中查到，还可以根据作业中接触到的化学品的种类和浓度、作业方式和防护手套的特性，向制造商咨询，提前建立化学防护手套更换时间表。

手套适合使用者的手形也很重要。佩戴尺码不合适的手套不仅影响佩戴舒适度，更直接影响操作的灵活性，有时还会带来其他风险。测量手部尺寸的方法是：掌心朝下放在桌面上，测量拇指和食指交叉处向上 20 mm 处的围长；拇指向外尽可能伸长手掌，记录中指指尖位置及手腕与拇指连接处，测出手长。根据测得的手部尺寸，对应表 3 - 3 - 7 可帮助选择相应的手套号码。

选择防护手套时还要注意，当作业中的危害因素有可能危害到手臂时，应选择能同时防护手和手臂的产品。

表3-3-7　手部尺寸和手套规格

手套尺寸号码	适用的手部尺寸（mm）		手套最短长度（mm）
	手掌围	手长	
6	190	160	300
7	196	170	310
8	201	180	320
9	205	190	330
10	210	200	340
11	213	210	350

（二）防护手套的使用注意事项

应参照使用说明书正确使用防护手套，咨询制造商了解更多的信息。以下是一些常用的建议：

（1）考虑防护手套与防护服袖口的搭接方式。对于化学品防护，当作业只在小臂肘关节以下位置进行时，宜将化学防护服袖口套在手套之外；但如果作业点在高位时（如在头顶位置维修管道），为防止化学液体流入袖口，一定要将化学防护手套住防护服袖口，最可靠的方式是用胶带将化学防护服和手套的接口密封，防止化学品通过接口渗入。

（2）使用者需要接受培训，包括防护手套的应用、防护功能、防护局限性、使用方法、注意事项、检查失效的方法，以及必要的维护和/或储存的方法等。在每次使用之前检查手套是否有损坏，发现任何损坏务必更换新的手套。

（3）注意避免二次污染的风险。脱除已被化学品污染的手套时，应尽量用从里向外翻卷的方式脱除，既要避免皮肤接触污染物，也要避免脱下的手套上的污染物外露，沾染其他表面。脱除手套后应马上清洗双手。废弃的手套应依据所接触的风险类别按要求进行存放和处置。

六、身体防护用品的选择、使用与维护管理

防护服应用非常广，如在工作场所中存在可通过皮肤接触危害人体的物质，则需要考虑使用化学防护服。例如，接触玻璃纤维粉尘或某些药物粉尘、喷涂、化工厂与核电站检维修、化学品泄漏事故应急响应等。下面介绍化学防护服的特点、选择和维护。

（一）化学防护服的选择

GB 24539—2021《防护服装化学防护服》标准适用于在作业场所及应急救援工作场所（ET）需要的化学防护服。该标准中防护的对象覆盖了气态、液态、固态三相的化学物质。根据防护对象和整体防护性能归纳的防护服分型及代号如表 3 – 3 – 8所示。

表 3 – 3 – 8　GB 24539—2021《防护服装化学防护服》标准中防护服分型及代号

气密型	气密型化学防护服	1（1a, 1b, 1c）
	气密型化学防护服 – ET	1 – ET（1a – ET, 1b – ET）
液密型	喷射液密型化学防护服	3
	喷射液密型化学防护服 – ET	3 – ET
	泼溅液密型化学防护服	4
固体颗粒物化学防护服		5
有限泼溅化学防护服		6
织物酸碱类化学防护服		7

化学防护服的选择可依照 GB/T 24536—2009《防护服装 化学防护服的选择、使用与维护》的建议：根据化学物质状态、化学防护服等级、作业环境和作业人员生理需求等进行选择。选择化学防护服首先要辨识和评估对皮肤危害，准确识别化学物质种类（尤其是接触混合物）、浓度及其与皮肤接触时的形态（如单纯固态、液态，或液态和蒸气态的混合态等），了解其毒性。结合操作化学品的方式，判断皮肤暴露的范围和皮肤接触化学品的方式［如沾染、溅落、喷溅（考虑喷溅压力）、浸泡等］和接触时间，以及对化学防护服机械强度的要求（如耐磨、耐刺穿）。还要结合作业环境温湿度条件、劳动者的作业强度和时间，考虑对防护服透气性的要求，或关注人员穿戴防护服出现热应激的风险，并统一考虑手部和足部、呼吸道及面部皮肤的整体防护和同时要佩戴的防护用品要求。确定需求后选择防护服的种类和防护服的材料。需要指出的是，由于化学物非常复杂，目前尚无任何现成和直观的准则，能对各种有害化学品应选用的化学防护服材料种类提出明确指导。因此，企业应向制造商咨询，了解不同防护服的适用性，根据制造商提供的面料抗穿透性能和抗渗透性能判断是否符合需要。

举例说明，某操作工人需要向罐体加注异丙醇，经评估，该工艺流程已经采用管道输送，只是在上下料的时候仍然有少量泼溅的危险。我们可以通过图 3 – 3 – 2进行防护服的选择。可见 6 型的化学防护服可以满足作业的要求，同时我们也要兼顾防护服面料的性能，选择抗有机化学品穿透性级别较高的产品。

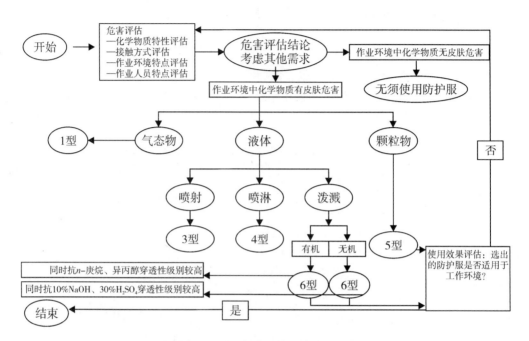

图3-3-2　化学防护服的选择示意

(二) 化学防护服的使用注意事项

不同制造商及不同类型的化学防护服在材料、设计及尺码上均可能存在差异，所以化学防护服的穿着、脱除及储存方法，应遵从产品说明书的指导。

受污染的化学防护服应及时洗消。化学物质接触化学防护服后，非渗透性的物质会附着在表面，形成表面污染，渗透性物质能进入防护服材料内部。应及时清洗防护服表面存留的污染物或更换新的防护服。向制造商了解化学防护服的洗消方法、使用的设备、清洁剂、干燥方法（温度、禁忌等）、洗消对物理性能或其他性能的改变、洗消后的检验和测试方法等信息。

（林晓敏　李　想　郑晋南）

第四节 工程防护整改案例

一、电子行业洗版间防毒技术案例

(一) 案例目的

随着信息技术的高速发展,电子元器件的需求日益增多,从事电子元器件生产的企业和劳动者也越来越多;电子元器件生产过程中多使用丝网印刷,而丝印网版使用后需人工用洗网水进行清洗,现场毒物危害严重,当前国内对于洗版间洗网水对劳动者职业健康影响尚未引起足够重视,时有职业中毒事件的发生。因此,本案例在电子行业洗版间毒物危害现状及通风防护现状调研的基础上,分析洗版间毒物治理技术,为洗版间毒物危害防护提供参考。

(二) 现场调查

以某电子元器件制造企业洗版间毒物治理为例,该洗版间为独立房间,用于丝网印刷过程中印版的清洗作业,洗版作业过程使用大量的洗版水,洗版水作为作丝网印刷时透印油墨后的丝网及工件的清洗剂,是洗版间毒物的主要来源。洗版水为无色透明液体,一般由表面活性剂、有机溶剂及添加剂配制而成。洗版水的主要成分如表3-4-1所示。

表3-4-1 所用原材料主要成分

原料名称	主要成分
洗网水	甲苯、乙酸乙酯、环己酮

经定性检测可知,洗版间主要存在甲苯、乙酸乙酯和环己酮等职业病危害因素,其短时间职业病危害因素浓度如表3-4-2所示。该洗版间甲苯短时间浓度超标2倍多,是职业病危害防护的重点。

表3-4-2 某洗版间短时间职业病危害因素浓度情况

职业病危害因素	短时间检测结果 (mg/m³)	短时间职业接触限值 (PC-STEL) (mg/m³)
甲苯	219.5	100
乙酸乙酯	1.81	300

续上表

职业病危害因素	短时间检测结果（mg/m³）	短时间职业接触限值（PC – STEL）（mg/m³）
环己酮	44.5	100

该洗版间仅设置了轴流式通风装置，采用上部送风和上部轴流风机排风的通风方式，同时洗版间内废物桶和洗版水未处在换气区域内，该通风方式不能有效起到职业病危害防护作用；且该洗版间长 3.4 m，宽 1.5 m，洗版作业空间狭小，势必会导致洗版过程中毒物浓度短时间内迅速升高，表 3 - 4 - 2 中甲苯短时间浓度超标严重也充分说明了这一点。因此，需对该洗版间的通风防护设施进行改造，从而保护劳动者的职业健康。如图 3 - 4 - 1 和图 3 - 4 - 2 所示。

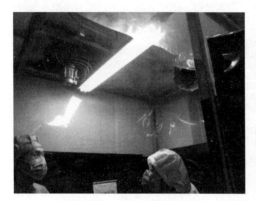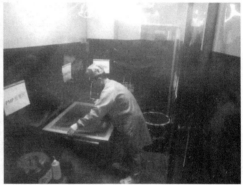

图 3 - 4 - 1　洗版间现场及通风防护设施

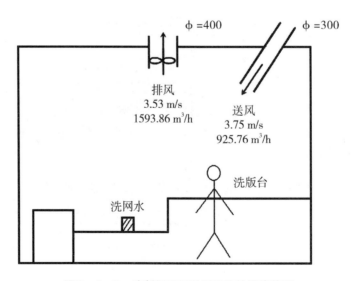

图 3 - 4 - 2　洗版间现场及通风防护设施关系

（三）整改方案

1. 整改方案选择

针对洗版间通风系统存在的问题，设计以下4种通风方式：

（1）伞形罩与通风柜。通过现场调研可知，由于工件较大，工人需俯身作业，因此，不能设置伞形罩［如图3-4-3（a）所示］或通风柜［如图3-4-3（b）所示］，否则甲苯等毒物会先经过人的呼吸带再排出，即工人位于污染物的下风侧。

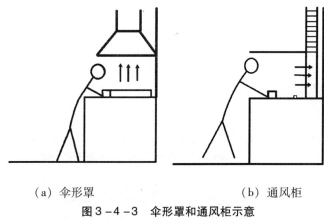

（a）伞形罩　　　　　　　　（b）通风柜

图3-4-3　伞形罩和通风柜示意

（2）侧吸罩与斜降流吹吸式通风。由于工件较大（长800 mm×宽800 mm），洗版过程中网版宽度超出工作台面（长1540 mm×宽740 mm）；由于洗版间宽度（1.5 m）较小，洗版工身后即为墙壁和门；因此，不宜通过挤压工作台的台面宽度来设置排风设施，而侧吸罩［如图3-4-4（a）所示］、斜降流吹吸式通风［如图3-4-4（b）所示］均需占用洗版间的宽度方向，因此不能采用。

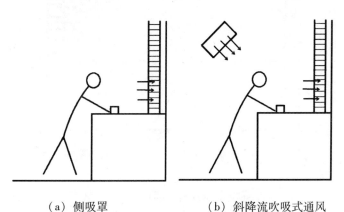

（a）侧吸罩　　　　　　　　（b）斜降流吹吸式通风

图3-4-4　侧吸罩和斜降流吹吸式通风示意

（3）下吸罩与上送下排式吹吸式通风。由于工件较大且不透气，因此，不能采用下吸罩［如图3-4-5（a）所示］或上送下排式吹吸式通风系统［如图3-4-5（b）所示］，否则甲苯等毒物会因工件不透风而导致无法被下排风有效捕集，从而污染整个洗版间。

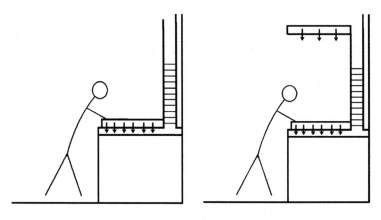

（a）下吸罩　　　　　　　（b）上送下排式吹吸式通风系统

图3-4-5　下吸罩和上送下排式吹吸式通风系统示意

（4）水平式气流均一型吹吸式通风。该洗版间作业空间狭小（长2.5 m×宽1.5 m×高2.5 m），工件较大（印刷底板长0.8 m×宽0.8 m）且不透气，洗板过程干扰气流较强，且通风设施不能影响工人操作。由于上述原因，该洗版间适宜采用水平式气流均一型吹吸式通风系统，如图3-4-6所示。

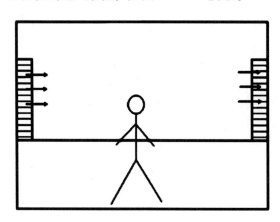

图3-4-6　水平式气流均一型吹吸式通风系统示意

由于气流均一型吹吸式通风系统送排风口应不小于工件尺寸，故将气流均一型吹吸式通风系统送排风口尺寸设置为长1 m（水平方向）×宽0.9 m（竖直方向），工作台参考印刷底板和洗版间尺寸，设为长 3.3 m × 宽 0.8 m × 高 0.9 m。如图3 – 4 – 7 所示。

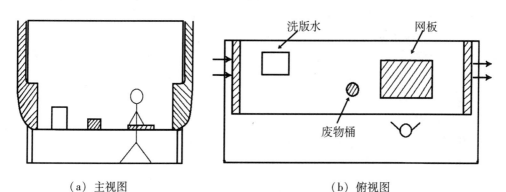

（a）主视图　　　　　　　　　　　（b）俯视图

图3 – 4 – 7　水平式气流均一型吹吸式通风系统示意

2. 整改方案选择通风系统设计

1）气流均一型吹吸式通风的计算方法。气流均一型吹吸式通风系统常采用日本林太郎提出的流量比计算方法，该计算方法一般将均匀送风罩的风速设为 0.5 m/s，因此，将该洗版间送风罩风速设为 0.5 m/s。

送风量 $Q_1 = V \cdot A = 0.5 \cdot A$

式中，Q_1 为送风罩风量，单位 m^3/s；A 为送风罩面积，单位 m^2。

排风量 $Q_2 = K \cdot Q_1$

式中，Q_1 为送风罩风量，单位 m^3/s；Q_2 为排风罩风量，单位 m^3/s；K = 排风量/送风量，即流量比。

岩崎毅等编制的《局部排气和吹吸式通风装置及空气净化装置的设计标准与管理手册》提出：①当吹吸罩间距为送风罩短边或直径的 4 ~ 5 倍以下时，K = 1 ~ 3。②当吹吸罩间距为送风罩短边或直径的 4 ~ 5 倍以上时，K = 2 ~ 5。

该洗版间吹吸式罩口之间距离是送风罩边长的 4 倍左右，因此取 K = 2.5。

2）送风系统设计。

该洗版间工件印刷底板位长 0.8 m × 宽 0.8 m，水平式气流均一型吹吸式通风系统送排风罩应比工件大，因此，气流均一型吹吸式通风系统送排风口尺寸设置为长 1 m（水平方向）× 宽 0.9 m（竖直方向）。

对于吹吸式通风系统，需要送风罩罩口风速达到 $V_1 = 0.5$ m/s，因此，送风量达到 $Q_1 = 0.5$ m/s × 1 m × 0.9 m = 0.45 m^3/s = 1620 m^3/h。

企业目前送风系统为空调送风，当开启最大送风状态时，送风罩罩口风速为 0.58 m/s，大于 0.5 m/s；送风量为 1879 m^3/h，大于 1620 m^3/h，能够满足送风要求。空调只送风，该洗版间内的空气不通过空调进行回风，其回风完全由独立的排风系统进行排出。

3）排风系统设计。该洗版间参照空间大小采用一体化设计，工作台设为长 3.3 m×宽 0.8 m×高 0.9 m，排风口采用与送风口相同尺寸设计，即 1 m 长（水平方向）×0.9 m 宽（竖直方向）。

对于吹吸式通风系统，由于其送风罩罩口风速 $V_1 = 0.5$ m/s，送风量 $Q_1 = 0.5$ m/s×1 m×0.9 m = 0.45 m^3/s = 1620 m^3/h。

通过模拟计算可知，排风罩风量为送风罩风量的 2.5 倍时，对洗版作业产生的有害气体控制效果最好。

因此，排风罩罩口风速为 $V_2 = 1.25$ m/s。

排风罩风量为：$Q_2 = 0.5$ m/s×2.5×1 m×0.9 m = 1.125 m^3/s = 4050 m^3/h。

4）通风系统阻力计算。

（1）对排风系统各管段进行编号，标出管段长度和排风量。如图 3 - 4 - 8 所示。

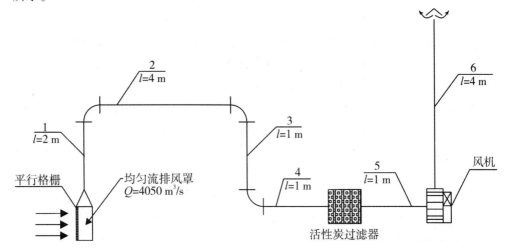

图 3 - 4 - 8 通风除尘系统

（2）根据各管段的风量及选定的流速，确定最不利环路上各管段的断面尺寸和单位长度摩擦阻力。

通过模拟计算可知，排风罩风量为送风罩风量的 2.5 倍时，对洗版作业产生的有害气体控制效果最好。

因此，排风罩罩口风速为 $V_2 = 1.25$ m/s。

排风罩风量 $Q_2 = 0.5$ m/s×2.5×1 m×0.9 m = 1.125 m^3/s = 4050 m^3/h；

现有排风管管径为 300 mm；则排风管内风速为 $V_3 = 15.9$ m/s。

根据设计手册，查出排风管各管段的单位长度摩擦阻力为 Rm = 10 Pa/m。

具体结果如表 3 - 4 - 3 所示。

（3）查设计手册，确定各管段的局部阻力系数。

a.　管段 1。

吹吸式通风，排风罩，罩口为平行格栅，其阻力系数为 $\zeta = 1.3$

柜式排风罩 $\zeta = 0.25$

$\quad$ 90° 弯头（$R/D = 0.75$）一个，$\zeta = 0.33$，

$\quad \sum \zeta = 0.25 + 0.33 = 0.58$

b.　管段 2。

$\quad$ 90° 弯头（$R/D = 0.75$）一个，$\zeta = 0.33$，

$\quad \sum \zeta = 0.33$

c.　管段 3。

$\quad$ 90° 弯头（$R/D = 0.75$）一个，$\zeta = 0.33$，

$\quad \sum \zeta = 0.33$

d.　管段 4 为直管。

$\quad \sum \zeta = 0$

e.　管段 5 为直管。

$\quad \sum \zeta = 0$

f.　管段 6。

$\quad$ 90°弯头（$R/D = 0.75$）一个，$\zeta = 0.33$，

$\quad$ 带扩散管的伞形风帽（$h/D_0 = 0.5$）$\zeta = 1.15$，

$\quad \sum \zeta = 0.33 + 1.15 = 1.48$

g.　活性炭过滤器。

$\quad$ 通过查企业采购的活性炭过滤器的压损 $Z = 400$ Pa。

表3-4-3 管道设计计算

管段编号	流量 [m³/h (m³/s)]	长度 l (m)	管径 D (mm)	流速 v (m/s)	动压 $\frac{v^2}{2}\rho$ (Pa)	局部阻力系数 $\sum\zeta$	局部压力损失 Z (Pa)	单位长度摩擦压力损失 R_m (Pa/m)	摩擦压力损失 $R_m l$ (Pa)	管段压力损失 $Z+R_m l$ (Pa)
1	4050 (1.125)	2	300	15.9	151.69	0.58	87.98	10	20	107.98
2	4050 (1.125)	4	300	15.9	151.69	0.33	50.06	10	40	90.06
3	4050 (1.125)	1	300	15.9	151.69	0.33	50.06	10	10	60.06
4	4050 (1.125)	1	300	15.9	151.69	0	0	10	10	10
5	4050 (1.125)	1	300	15.9	151.69	0	0	10	10	10
6	4050 (1.125)	4	300	15.9	151.69	1.48	224.50	10	40	264.50
格栅	4050 (1.125)	—	1000×900	1.25	1	1.3	1.3	—	—	1.3
过滤器	4050 (1.125)	—	—	15.9	—	—	—	—	—	400
合计	—	—	—	—	—	—	—	—	—	943.9

（4）计算各管段的沿程摩擦阻力和局部阻力。计算结果如表3-5所示。

（5）计算系统的总阻力。

$$\Delta P = \sum (R_m 1 + Z) = 943.9 \text{ Pa}$$

（6）选择风机。

风机风量 $L_f = 1.15\ Q_2 = 1.15 \times 4050 \text{ m}^3/\text{h} = 4657.5 \text{ m}^3/\text{h}$

风机风压 $P_f = 1.15\ \Delta P = 1.15 \times 943.9 \text{ Pa} = 1085.5 \text{ Pa}$

该企业现有风机为3.5A CF-11型离心式通风机，功率为2.2 kW，查风机手册，该风机风量和风压技术参数如表3-4-4所示。

表3-4-4　风机风量和风雅技术参数

3.5 A	3.0-4 三相	1450	4995 ~ 7640	1210 ~ 998	70
	2.2-4 三相	1450	5100 ~ 6700	1200 ~ 1000	69
	1.1-6 三相	960	3377 ~ 4436	526 ~ 438	65

该风机风量为5100 ~ 6700 m³/h，全压为1200 ~ 1000 Pa，能够满足现有风量和阻力的需求。

（四）效果验证

利用现场现有的送排风系统，按照上述设计方案进行水平流气流均一型吹吸式通风系统改造。改造前后对比如图3-4-9所示。

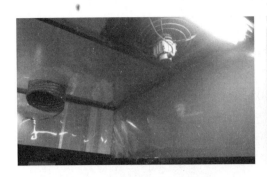

（a）改造前送排风系统

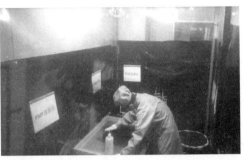

（b）改造前洗板现场

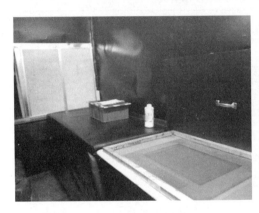

（c）改造后送风系统

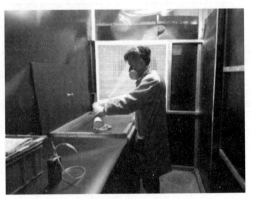

（d）改造后洗板现场及排风

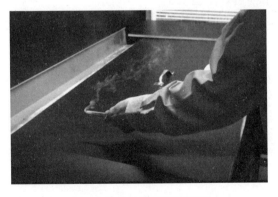

（e）改造后控制面气流组织

图3-4-9　水平流气流均一型吹吸式通风系统改造前后现场对比

利用活性炭管，按照 GBZ 159 的采样方法进行采样，按 GBZ 160 进行毒物浓度检测分析，洗版工现场作业时毒物浓度检测结果如表3-4-5所示。

表 3 - 4 - 5　毒物检测结果及对比情况

毒物名称	C_{STEL}浓度（mg/m³）		
	改造前	改造后	职业接触限值
甲苯	219.5	9.69	100
环己酮	44.5	2.85	100
乙酸乙酯	1.81	未检出	300

由表 3 - 4 - 5 可知，洗版间甲苯、环己酮、乙酸乙酯等有毒物质的浓度均得到有效控制，尤其是甲苯浓度由改造前的超标 2 倍多，降至短时间职业接触限值的 10% 以下，说明水平式气流均一型吹吸式通风系统有效地降低了洗版间的毒物浓度，可以有效保护劳动者的职业健康。通过通风系统改造示范，充分证明了洗版间通风系统在防护毒物方面的科学性和有效性，具有广泛的应用前景和推广价值。

二、木质家具制造业喷漆作业场所防毒技术

（一）整改目的

当前我国木质家具制造业职业危害形势严峻。由全国 10 个省（区/市）的 85 家木质家具制造企业职业病危害情况调研可知：木质家具制造企业喷漆工序化学毒物种类多且超标严重，特别是苯、甲醛、苯胺和二异氰酸甲苯酯 4 种高毒物质超标更为严重，这些高毒物质对人体危害极大，通过呼吸道、皮肤等进入体内，对神经系统、呼吸系统、造血系统等造成严重损害，引起中毒甚至死亡。其中，手动喷漆等作业场所毒物浓度超标严重，必须采取有效措施进行治理。而当前我国木质家具制造企业喷漆房技术水平参差不齐，从无任何防护设施到设置上送风下排风和水幕的密闭式喷漆房均存在。家具制造业喷漆房以手动喷漆为主，手动喷漆房以仅设水幕为主。总体而言，我国大部分木质家具制造企业手动喷漆房通风防毒设施不能有效满足防护需求，具有毒物危害控制效果不佳、投入成本高、不节能等特点，喷漆房内漆雾弥漫，毒物浓度超标严重。因此，迫切需要结合当前我国木质家具制造企业手动喷漆房现状，研发防护效果好、投入成本低而且节能的手动喷漆房毒物危害防护通风技术与装备，降低手动喷漆房劳动者毒物危害接触水平，保护劳动者的职业健康，促进经济与社会的和谐稳定发展。

（二）现场调查

本案例选定某家具制造有限公司木质家具手动喷漆房作为研究对象，通过对该

企业进行现场调研，对有害物质来源、危害特征进行初步分析，提出家具制造业手动喷漆房毒物危害控制技术方案。

该家具制造有限公司设置独立的手动喷漆房进行木质家具的喷漆（如图3-4-10所示）。该喷漆房采用上送风和水幕侧排风的方式进行通风排毒，该种喷漆房在木质家具制造业手动喷漆房毒物危害防护方面具有较好的代表性，而且较仅设水幕排风的喷漆房适用范围要广，毒物控制效果也要好。但采用整个天花板送风系统的大部分的送风没有起到应有的防护作用，导致控制风速小或能耗高，未达到应有的防护效果，是目前手动喷漆房普遍存在的实际问题。

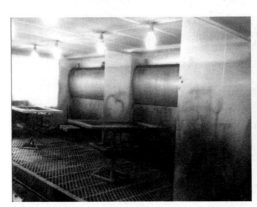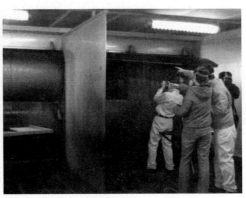

图3-4-10　某家具手动喷漆作业场所及调研现场

毒物危害特性。该企业喷漆房与晾漆房相连，主要使用聚氨酯漆面漆和稀释剂，存在的主要职业病危害因素为甲苯、二甲苯和乙酸丁酯。对图3-4-11中所示检测点，采用定点短时间（15 min）采样法进行采样，每个点取2个平行样，按照GBZ/T 160相关标准对示范企业一号喷漆房和晾漆房的职业病危害因素进行检测，并按照GBZ 2.1-200的要求对检测进行分析，分析结果如表3-4-6所示。

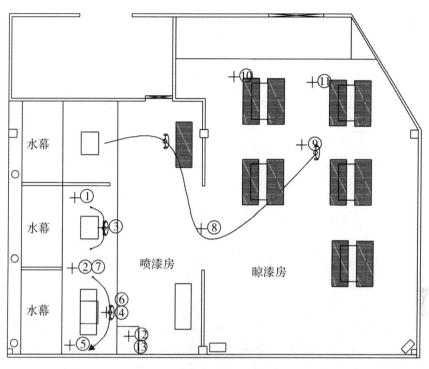

图 3 – 4 – 11　一号喷漆房和晾漆房检测点所在位置示意

表 3 – 4 – 6　有毒物质检测结果[1]

检测位置序号	C_{STEL}（mg/m³）				C_{STEL}毒物联合作用[2]	
	二甲苯	乙酸丁酯	甲苯	判定	计算结果	判定
1	16.80	0.82	7.33	均符合	0.27	符合
2	13.10	6.78	15.79	均符合	0.21	符合
3	31.59	15.26	15.26	均符合	0.52	符合
4	25.72	13.42	10.32	均符合	0.41	符合
5	23.19	11.86	10.03	均符合	0.37	符合
6	43.78	23.74	13.05	均符合	0.65	符合
7	26.28	14.18	11.30	均符合	0.42	符合
8	32.35	17.56	5.33	均符合	0.44	符合
9	47.46	26.04	7.77	均符合	0.64	符合
10	19.24	9.80	1.90	均符合	0.24	符合
11	23.14	11.93	2.78	均符合	0.30	符合

续上表

检测位置序号	C_{STEL}（mg/m³）				C_{STEL}毒物联合作用[2]	
	二甲苯	乙酸丁酯	甲苯	判定	计算结果	判定
12	9.87	11.70	21.61	均符合	0.35	符合
13	8.51	5.00	4.68	均符合	0.15	符合

注：[1] 采用短时间（15 min）定点采样法进行采样，检测结果取两个检测数据的平均。

[2] C_{STEL}的毒物联合作用按二甲苯、甲苯和乙酸丁酯计算，因为3种均属于数种溶剂蒸气。

由表3-4-13可知：各检测点处毒物的 C_{STEL} 均符合要求；3、6、9检测点处毒物危害较严重，其 C_{STEL} 的毒物联合作用计算结果均大于0.5，分别为0.52、0.65和0.64。

3、6检测点为喷漆工喷漆操作位，喷漆工1天8小时基本在3、6检测点处进行喷漆作业，且喷漆工作相对稳定，其 C_{TWA} 计算可按3、6检测点的短时间检测结果进行估算；喷漆辅助工主要在3或6检测点，以及8、9、10、11检测点之间往返，进行上下料操作。因此，其 C_{TWA} 可按1天8小时作业，且在3、6、8、9、10、11检测点停留时间基本相同进行估算。不同工人的 C_{TWA} 结果如表3-4-7所示。

表3-4-7　不同工种有毒物质检测结果

检测位置序号	C_{TWA}（mg/m³）				C_{TWA}毒物联合作用[3]	
	二甲苯	乙酸丁酯	甲苯	判定	计算结果	判定
喷漆工3	31.59	15.26	15.26	均符合	1.01	超标
喷漆工6	43.78	23.74	13.05	均符合	1.26	超标
喷漆辅助工	32.93	17.39	7.68	均符合	0.90	符合

由表3-4-7可知：喷漆工接触的毒物超标，喷漆辅助工接触的毒物未超标。

综上所述：喷漆操作位（3、6检测点）处毒物浓度较高，且毒物联合作用超标，是一号喷漆房毒物危害治理的重点；虽然检测点9处毒物浓度较高，但由于喷漆辅助工在晾漆间停留时间短，且喷漆辅助工接触的毒物浓度能够符合要求，因此，晾漆房内检测点9不在本次毒物危害治理范围之内。

（三）整改方案

通过毒物危害特性研究可知，喷漆房内喷漆操作位（3、6检测点）是本次毒物危害治理的重点。

1）方案设计原则。目前我国大部分手动喷漆房广泛采用了整个天花板上送风水幕下侧排风的气流组织，在要满足控制风速要求的前提下，整个天花板送风势必会大幅增加送风机的风量（即增加运行费用）；或由于采用整个天花板送风，风机风量不够，从而导致控制风速不够，不能有效控制有害物质。目前我国大部分企业采用整个天花板送风水幕下侧排风的气流组织形式，而改造为垂直上送下排式吹吸式通风原理［如图 3-4-12（a）所示］，效果预计会很好，但均匀下排风的改造费用较高；而在现有基础上将天花板送风面积减少，降低送风风量，利用上送侧排式斜降流吹吸式通风原理［如图 3-4-12（b）所示］，可有效地改善目前我国大部分家具制造业手动喷漆房的职业病危害防护状况。

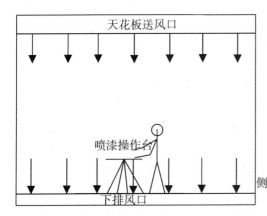
（a）上送下排垂直流吹吸式通风

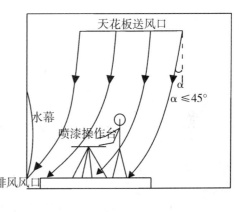
（b）上送侧排斜降流吹吸式通风

图 3-4-12　家具制造业手动喷漆房毒物危害通风设施示意图

　　但目前国内外尚无斜降流吹吸式通风系统的经验公式等理论依据供参考进行设计，多是根据具体工况进行专项设计和使用。因此，本次整改根据调研情况提出改变示范企业天花板送风位置，实现斜降流吹吸式通风的作用，从而提高目前手动喷漆房毒物危害控制效果，并降低能源消耗。

　　2）实验内容及程序。本实验在不改变排风的情况下，通过改善天花板送风面积和送风位置，按下列 4 种方案进行实验，研究家具制造业手动喷漆房斜降流吹吸式通风系统的关键技术参数。

　　（1）原有状况：整个天花板送风。

　　（2）方案一：遮蔽水幕一侧 1/2 天花板面积，由远离水幕另一侧 1/2 的天花板部分送风。

　　（3）方案二：遮蔽喷漆房两侧各 1/4 的天花板面积，由天花板中间部位送风。

　　（4）方案三：遮蔽喷漆房水幕一侧 1/2 天花板面积以及水幕另一侧的 1/4 天花板面积，仅由天花板剩余的 1/4 面积送风。

　　4 种方案示意图如图 3-4-13 所示，白色部分为送风区域，灰色部分为非送风区域。

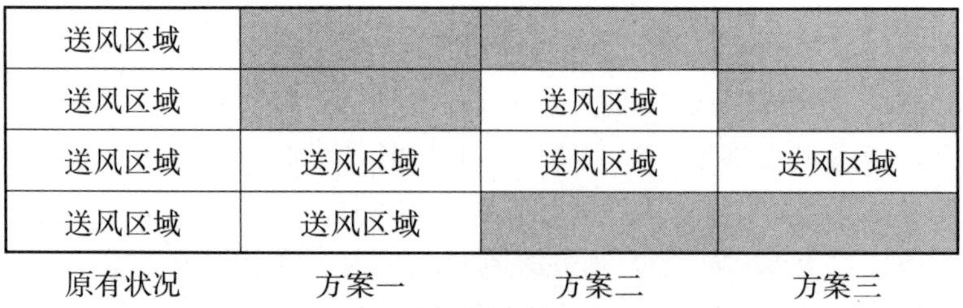

送风区域			
送风区域		送风区域	
送风区域	送风区域	送风区域	送风区域
送风区域	送风区域		
原有状况	方案一	方案二	方案三

图3-4-13 手动喷漆房斜降流吹吸式通风系统实验方案

实验按"原有状况""方案一""方案二""方案三"的4种方案依次进行实验和测试,通过气流组织、等速和风量、有害物质浓度等参数比选方案。

气流组织:在天花板附近水平放置烟雾发生器出口,观察新鲜空气气流组织;烟雾发生器出口在水幕B喷漆台上模拟喷漆过程和漆雾扩散方向[包括水平方向(向水幕一侧喷漆)、斜向下正对排风口、斜向上对水幕、水平向左和向右、斜向上背对排风口],观察喷漆时有害物质的气流组织,并使用DV设备进行记录。

风速和风量:将天花板送风口、水幕下排风口、控制面等分成若干相等的矩形,利用16点矩阵风速仪检测风速;再根据开口有效截面积×平均风速计算得到风量。

有害物质浓度检测:在操作人员呼吸带位置,通过每个体采样仪测15 min的采样方法进行采样,每个检测点采2个平行样,利用GB 160等标准方法检测甲苯、二甲苯和乙酸丁酯浓度。

3)实验结果与讨论:

(1)不同方案气流组织实验结果。利用烟雾发生器进行发烟,利用摄像机进行录像和观测,对新鲜空气和有害物质扩散气流组织进行研究。

不同方案新鲜空气气流组织情况如图3-4-14所示。

由图3-4-14(a)可知:原有状况为整个天花板送风,送风面积过大,导致送风风速太小,从而导致新鲜空气下降速度慢;由于整个天花板送风,在水幕和对侧也有送风,从而增加了送风负荷,导致操作人员呼吸带所在位置所送新鲜空气达不到防护要求,未起到应有的防护效果,而且浪费了巨大的运行成本。

由图3-4-14(b)可知:采用方案一时,靠近水幕一侧天花板不送风,水幕远端一侧天花板送风,此时由于送风口位置距离操作人员所在区域过远,导致斜降流在操作人员后部;由于距离过远,送风气流出现了先下降后上升的气流组织,导致操作人员呼吸带所在位置未处于新鲜送风区域内,未能形成有效的斜降流通风。

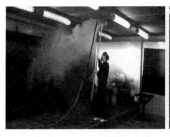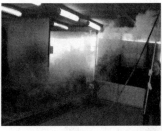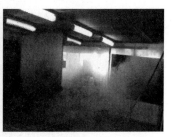

（a）原有状况

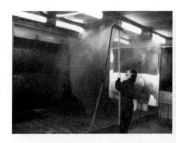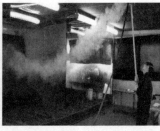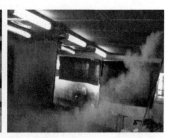

（b）方案一

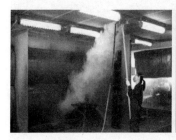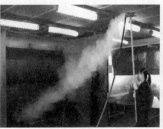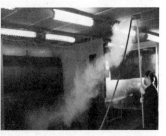

（c）方案二

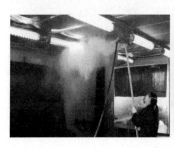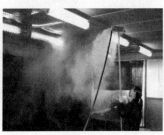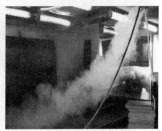

（d）方案三

图 3 - 4 - 14　不同方案新鲜空气气流组织

由图 3 - 4 - 14（c）可知：采用方案二时，在天花板中间设置送风口，操作人员位于斜降流新鲜送风区域内，形成较好的斜降流吹吸式通风，效果最为理想。

由图 3 - 4 - 14（d）可知：采用方案三时，斜降流新鲜送风区域位于操作人员的后方，且迅速下降，主要是因为送风口位置距离操作人员所在位置偏远，且送风口面积减小，送风风速增大导致新鲜空气垂直向下速度过大，未形成有效的斜降流作用。

综上所述，方案二（在利用天花板中间 1/2 的面积进行送风）在操作人员所在位置形成了有效的斜降流通风，其他方案均未在操作人员呼吸带位置形成有效的斜降流通风。

不同方案有毒物质扩散与捕集情况如图 3 - 4 - 15 所示。

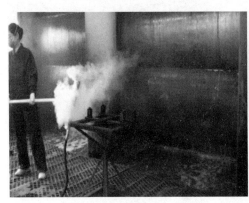

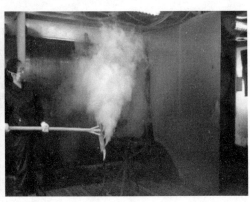

（a）原有状况 　　　　　　　　　　　　（b）方案一

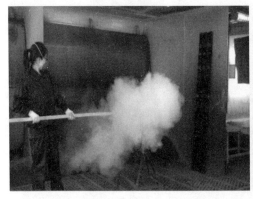

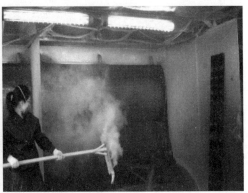

（c）方案二 　　　　　　　　　　　　（d）方案三

图 3 - 4 - 15　不同方案有毒物质扩散和捕集情况

由图 3 - 4 - 15 可知：采用方案二时，喷漆过程产生的有毒物质无法到达人的呼吸带所在位置，且非常顺畅地被水幕下方的排风所捕集；利用其他方案时，有害物质均不同程度地向上飘移，发生扩散，未能被水幕下方排风有效捕集。这进一步验证了采用方案二斜降流吹吸式通风技术可以有效控制喷漆过程中产生的有毒物质。

综上所述，采用方案二时，操作人员位于斜降流新鲜送风区域内，避免操作人员接触到被污染的空气；且有毒物质不会向操作呼吸带区域扩散，形成了有效的斜降流吹吸式通风，是几种方案中毒物危害控制效果最好的方案。

（2）不同方案有害物质浓度检测结果。不同实验方案有害物质检测结果如图3－4－16所示。

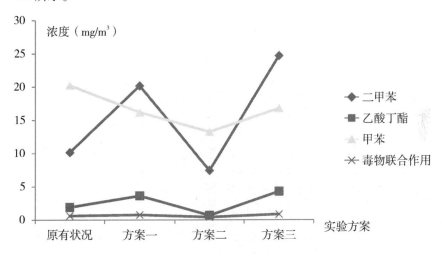

图3－4－16　不同实验方案的有毒物质检测结果

注：毒物联合作用时，纵轴为无量纲单位。

图3－4－16中不同实验方案有害物质的检测结果数据如表3－4－8所示，数据为喷漆房中B工位喷漆工作业时的实验数据。

表3－4－8　喷漆工有毒物质检测结果

方案	C_{TWA} （mg/m³）				C_{TWA}毒物联合作用	
	二甲苯	乙酸丁酯	甲苯	判定	计算结果	判定
原有状况	10.15	1.90	20.23	符合	0.62	符合
方案一	24.67	4.25	16.75	符合	0.85	符合
方案二	7.42	0.67	13.24	符合	0.42	符合
方案三	20.17	3.62	16.18	符合	0.75	符合

由图3－4－16可知：方案二（即遮挡天花板水幕一侧和另一侧1/4天花板面积，利用中间1/2天花板的面积送风）大幅降低了喷漆房原有状况下的毒物浓度，

在各方案中毒物浓度最低，其防护效果最好；其次为"原有状况"（即整个天花板送风）；方案三（即利用 1/4 天花板面积进行送风）的防护效果最差。

在进行不同实验方案研究时，仅采用了一个喷漆工进行喷漆作业，而实际一般情况下是两个喷漆工同时作业，表 3-4-9 列出了喷漆房原有状况下一个喷漆工和两个喷漆工作业时有毒物质浓度情况。

表 3-4-9　原有状况下不同喷漆工数量有毒物质浓度

喷漆工数量	C_{TWA}（mg/m³）				C_{TWA}毒物联合作用	
	二甲苯	乙酸丁酯	甲苯	判定	计算结果	判定
2 个	31.59	15.26	15.26	均符合	1.01	超标
1 个	10.15	1.90	20.23	均符合	0.62	符合
两者比值	3.11	8.03	0.75	——	0.62	——

由表 3-4-9 可计算出 2 个喷漆工和 1 个喷漆工喷漆时有毒物质的浓度比，再用该浓度比推算方案二时 2 个喷漆工喷漆时的浓度情况，如表 3-4-10 所示。

表 3-4-10　方案二时不同喷漆工数量有毒物质浓度

喷漆工数量	C_{TWA}（mg/m³）				C_{TWA}毒物联合作用	
	二甲苯	乙酸丁酯	甲苯	判定	计算结果	判定
1 个	7.42	0.67	13.24	符合	0.42	符合
2 个	23.09	5.38	9.99	均符合	0.68	符合

由表 3-4-10 可知，采用方案二时，即使喷漆房内 2 个喷漆工同时作业，有害物质浓度也能够符合国家职业卫生标准要求。

综上所述，方案二的毒物控制效果最好，喷漆房毒物浓度符合国家卫生标准要求。这主要是由于方案二形成了有效的斜降流吹吸式通风，而且喷漆过程有毒物质不能到达操作人员呼吸带位置，毒物浓度检测结果与气流组织研究一致。

（四）效果验证

（1）通风系统改造。按照方案二的通风方式，对该手动喷漆房的通风系统进行改造。改造前一号喷漆房采用整个天花板上送风［如图 3-4-17（a）所示］和水幕侧排风的通风排毒方式，喷漆房从南向北依次设置 3 个喷漆位，南侧和中间的工位用于喷漆，北侧工位用于喷漆前工件吹扫。

根据本项目的研究成果，采用天花板中间 1/2 面积［如图 3-4-17（b）所示〕送风，形成气流均一型斜降流吹吸式通风（如图 3 - 4 - 18 和图 3 - 4 - 19 所示）；控制面风速控制在 0.3 ~ 0.4 m/s 之间，控制面上任一检测点的平均风速应在控制面风速的 0.5 ~ 1.5 倍之间，且不小于 0.2 m/s。

喷漆房天花板长度L

喷漆房天花板宽度W

天花板送风口

喷漆房天花板长度L

1/4L　1/2L　1/4L

水幕侧　天花板送风口　喷漆房天花板宽度W

（a）改造前整个天花板送风　　　　（b）改造后中间 1/2 天花板面积送风

图 3 - 4 - 17　改造前后天花板送风位置示意

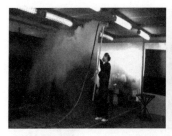 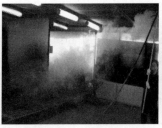 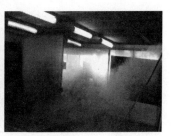

（a）改造前

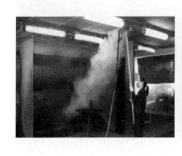 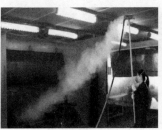 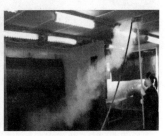

（b）改造后

图 3 - 4 - 18　改造前后手动喷漆房新鲜空气气流组织

由图 3 - 4 - 18 可知，改造后形成了如图 3 - 4 - 19 所示的气流均一型斜降流吹吸式通风。

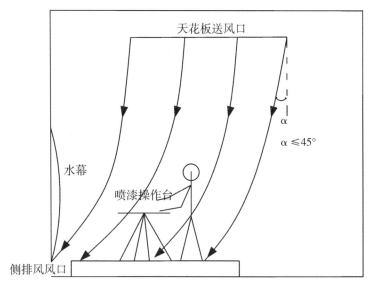

图 3 - 4 - 19　手动喷漆房气流均一型斜降流吹吸式通风示意

改造前后有毒物质扩散与捕集情况如图 3 - 4 - 20 所示。由该图可知，改造后喷漆过程产生的有毒物质被有效捕集。

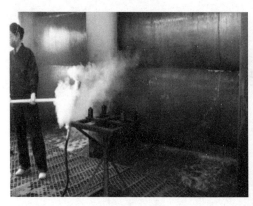 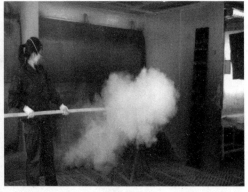

（a）原有状况　　　　　　　　（b）方案二

图 3 - 4 - 20　改造前后有毒物质扩散和捕集情况

改造前后有毒物质浓度检测结果如表 3 - 4 - 11 所示。改造后明显降低了手动喷漆房作业人员职业病危害因素的接触水平，且将毒物浓度由超标降为符合国家卫生标准要求。

表 3 - 4 - 11　改造前后有毒物质浓度检测结果

2 个人 同时喷漆	C_{TWA}（mg/m³）				C_{TWA} 毒物联合作用	
	二甲苯	乙酸丁酯	甲苯	判定	计算结果	判定
改造前	31.59	15.26	15.26	均符合	1.01	超标
改造后	23.09	5.38	9.99	均符合	0.68	符合

综上所述，采用本案例的通风"方案二"后，有效改善家具制造业手动喷漆房毒物危害，降低了劳动者职业病危害因素接触水平，保护劳动者的职业健康；而且降低了投入和运行成本，现有企业实施改造成本低，毒物危害防护技术方案简便易行。

（陈建武　杨　斌　朱嘉伟）

第五节　防毒技术案例分析

化学有害因素的不当接触，可能会引发职业性化学中毒、皮肤病、眼病等职业病。其中，又以其引发的呼吸系统疾病对工人健康产生的影响最严重。据美国国家职业安全与健康研究所（NIOSH）估计，与工作相关的呼吸系统疾病和恶性肿瘤导致的死亡占所有职业病死亡人数的 70% 左右。近年来，我国部分地区生产企业发生在有限空间作业中中毒窒息、盲目施救造成人员伤亡的事故仍时有发生。分析大部分职业病和中毒事故背后的原因，不难发现这与个人防护用品的选择、使用和维护失当不无关系。常见的个人防护用品使用失当原因包括：

（1）缺乏对现场危害情况的充分评估，选择正确使用个人防护用品的知识体系。

（2）缺乏有效的培训，没有准确地向员工传递每种个人防护用品的用途和使用限制。

（3）缺乏保证个人防护用品有效性的维护和更换流程。

（4）缺乏应急响应流程，导致在发生泄漏等紧急情况时未能及时响应，往往造成巨大的生命和经济损失。

本章节将以案例分析的方式，分析在接触场所中最常见的个人防护用品应用错误。

一、案例 1

2019 年东莞市某纸业公司工作人员在进行污水调节池清理作业时，发生一起气体中毒事故，造成 7 人死亡、2 人受伤，直接经济损失约为人民币 1200 万元。

根据东莞市应急管理局官网发布的事故调查报告，这是一起安全生产主体责任不落实、违章作业、盲目施救而引发的较大生产安全责任事故。那么这起事故是如何发生的呢？

首先，该公司污水处理班人员 3 人违章进入含有硫化氢气体的污水调节池内进行清淤作业。该公司的污水调节池属于有限空间，相关人员违章进行有限空间作业表现在以下三点：

（1）作业前未采取通风措施，未对氧气、有毒有害气体（硫化氢）浓度进行检测。

（2）在作业过程中未采取有效通风措施，且未对有限空间作业面气体浓度进行连续监测。

（3）作业人员未佩戴适当的呼吸器作业和携带便携式气体检测仪。

随后，该公司其他从业人员盲目施救导致事故伤亡数量的扩大。相关人员违章施救表现在：

（1）参与应急救援的人员不具备有限空间事故应急处置知识和能力，在对污水调节池内中毒人员施救时未做好自身防护，未佩戴隔绝式空气呼吸器进入。

（2）未配备必要的救援器材和器具，如有限空间进入装备、气体检测仪、通风装备等。

基于上述案例，企业在实施有限空间作业前，应当对作业环境进行评估，分析存在的危险、有害因素，制订有限空间作业方案，并由负责人对作业方案、人员和设备进行审批，并签字确认。有限空间作业应当严格遵守"先通风、再检测、后作业"的原则。检测指标包括氧浓度、易燃易爆物质（可燃性气体、爆炸性粉尘）浓度、有毒有害气体浓度，检测结果合格再作业。作业环境、程序、防护用品和救援装置要全部确认符合要求后，负责人才能让作业人员进入有限空间作业。有限空间进入人员及救援人员必须配备的个人防护用品和救援装备可参考表 3-5-1。同时，在作业过程中，作业人员应时刻保持警惕，一旦出现危急情况，要立即中止作业并撤离有限空间。监护人员也应在有限空间外全程监护。

表3-5-1　有限空间进入与救援的个人防护用品和装备

应用场景	气体检测仪	呼吸防护装备	进入及救援装置	通信装备
有限空间进入		逃生呼吸器或其他适用的产品		
有限空间救援				

二、案例2

苯酚（Phenol）是一种有机化合物，是生产某些树脂、杀菌剂、防腐剂以及药物（如阿司匹林）的重要原料。某苯酚使用企业，为员工配备了防毒面罩，却忽略了为员工配备有效的防护手套，导致员工出现手部皮肤组织损伤。对于类似苯酚这种可经呼吸道吸入和皮肤吸收的化学品，应采取怎样的防护思路呢？

首先，我们应查找相关资料，了解化学品的吸收途径。如GBZ 2.1—2019《工作场所有害因素职业接触限值第1部分：化学有害因素》，可知苯酚的如下信息（表3-5-2）。

表3-5-2　苯酚的职业接触限值

中文名	英文名	化学文摘号	OELs			临界不良健康效应	备注
			MAC	PC-TWA	PC-STEL		
苯酚	Phenol	108-95-2	—	10	—	皮肤和黏膜强刺激；肝脏损害；溶血	皮

可见，无论是从苯酚的临界不良健康效应信息，还是从备注信息"皮"（经皮吸收），均可判断，苯酚的个人防护除了考虑呼吸防护之外，也应考虑皮肤和黏膜防护。

同时，我们也应考虑，哪种个人防护用品适合苯酚的防护。比如，苯酚蒸气是典型的有机蒸气，可选择有机蒸气滤毒盒进行防护。而我们熟悉的丁腈手套，则不适合苯酚的防护，应当选择耐苯酚腐蚀的氯丁橡胶或丁基橡胶手套。同时，苯酚的作业须充分考虑眼面部防护的需要。图3-5-1为苯酚常规作业的个人防护用品配置。

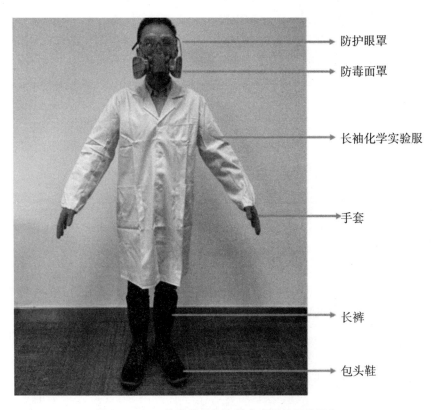

防护眼罩
防毒面罩
长袖化学实验服
手套
长裤
包头鞋

图3-5-1　苯酚常规作业的个人防护用品配备

在工作场所中，还存在另外一类化学物质，它虽然不会通过皮肤吸收，但考虑到其对眼睛和皮肤的刺激，在操作该化学品时，应采取相应的防护措施。氨气就是这类物质的典型代表，低浓度的氨气可致角膜浑浊和视力障碍，高浓度时可导致眼角膜、结膜等眼组织腐蚀性损害，也会引起皮肤灼伤。因此，氨气通常需要化学滤毒盒加配全面罩进行防护。氨的职业接触限值见表3-5-3。

表3-5-3　氨的职业接触限值

中文名	英文名	化学文摘号	OELs			临界不良健康效应	备注
			MAC	PC-TWA	PC-STEL		
氨	Ammonia	7664-41-7	—	20	30	眼和上呼吸道刺激	—

三、案例3

某电子产品制造厂使用了大量的有机溶剂，清洗 PCB 电路板焊接过后表面残留的助焊剂、松香、焊渣、油墨、手纹等。目前，该企业为员工配备了带有有机蒸气滤毒盒的半面罩呼吸器。而该工厂的有机蒸气滤毒盒的更换周期是通过员工的嗅觉判断的，即当员工闻到污染物的气味时，及时更换滤毒盒。该工厂的做法是否存在一些风险？

在有机蒸气滤毒盒的使用场所，仍有众多的使用者，依靠嗅觉作为更换滤毒盒的依据。这样做的风险主要来源于：

（1）某些物质的嗅阈远高于职业接触限值，当嗅到污染物时，人实际已暴露于有害环境。如苯蒸气的嗅阈为 15.0 mg/m³，这个浓度已经高于苯的职业接触限值（PC-TWA 为 6 mg/m³），因此苯属于警示性差的物质，如果靠嗅觉作为这类物质的滤毒盒更换依据，将存在巨大的风险。

（2）嗅觉的个体差异很大，部分人员不能凭嗅觉察觉出某些有害气态物的存在。

（3）人体的嗅觉容易受身体状态的影响，如伤风或鼻炎，均能使人的嗅觉下降。同时，长时间低浓度的暴露，也会使人体的嗅觉敏感度下降。

有机蒸气滤毒盒的使用寿命，与滤毒盒本身的性能参数、有害物的种类和浓度及现场的环境因素相关，在制定有机蒸气滤毒盒的更换时间表时，应充分考虑这些因素的影响。建立科学合理的有机蒸气滤毒盒更换时间表，在滤毒盒失效前及时更换，是切实保护使用者的生命安全的关键。

有机蒸气滤毒盒的使用寿命估算，可以借助滤毒盒供应商提供的估算工具，比如 3M 公司的呼吸器选择及使用寿命估算软件（http://sls.3M.com）来完成。值得注意的是，这类软件仅适用于该制造商的某些型号的产品，不具备普适性。上述环境中的有机蒸气的种类和浓度，以及环境因素如表 3-5-4 所示。

表 3-5-4　某作业场所的污染物暴露情况及现场环境因素

污染物	CAS No.	暴露值（mg/m³）	职业接触限值
甲苯	108-88-3	3	50 mg/m³ GBZ 2.1—2019
二甲苯（全部异构体）	1330-20-7	5	50 mg/m³ GBZ 2.1—2019
正己烷	110-54-3	10	100 mg/m³ GBZ 2.1—2019
异佛尔酮	78-59-1	1	30 mg/m³ GBZ 2.1—2019
环境因素			

续上表

相对湿度	<65%
气压	1 atm
温度	20 ℃
劳动强度	中度

选定 3M 6001CN 有机蒸气滤毒盒，软件估算的滤毒盒使用寿命为 181 个小时。需要特别留意的是：有机蒸气可以在滤毒盒中产生迁移，因此滤毒盒的使用时间，要按照一天 24 个小时来计算。也就是说，该车间的滤毒盒的使用寿命为 181/24 ≈ 7 天，建议该滤毒盒至少每周更换一次。

在有机蒸气滤毒盒的应用中，要特别警惕高湿度对于滤毒盒使用寿命的影响。比如对于沸点为 55.2 ℃ 的甲基叔丁基醚，随着环境中相对湿度的上升，滤毒盒的使用寿命急剧下降。如图 3-5-2 所示。

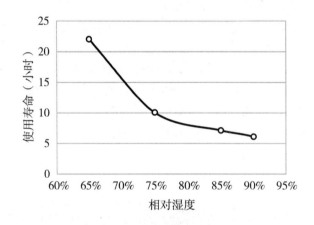

图 3-5-2　某一型号有机蒸气滤毒盒对甲基叔丁基醚的防护时间与相对湿度的关系

四、案例 4

在工作场所中，经常出现的一类情况是颗粒物滤棉和滤毒盒的误用。如图 3-5-3 所示，操作工在进行粉末物料的混合时，仅佩戴了面罩和化学滤毒盒。这种由活性炭填充而成的滤毒盒，仅对吸附去除有毒有害的蒸气和气体有效，对于颗粒物的过滤效果十分有限。正确的做法应当如图 3-5-4 所示，在类似喷漆这种作业中，可能同时存在漆雾（颗粒物的一种）和有机蒸气（油漆组分中的挥发物），应采取尘毒组合过滤件，同时过滤两种形态的危害物。

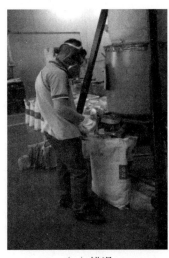 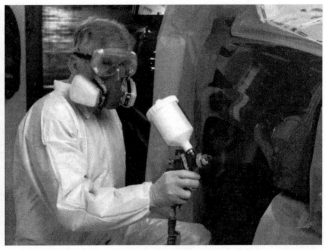

（a）错误　　　　　　　　　　　　　　　（b）正确

图 3-5-3　典型颗粒物危害的场所中错误与正确的呼吸器佩戴示例

除此之外，有些化合物在常态下可能同时存在颗粒物和气态物两种形态。对于此类物质，呼吸防护应当同时考虑化学滤毒盒和颗粒物滤棉。甲苯二异氰酸酯（toluenediisocyanate，TDI）正是这类物质的典型代表，工作场所中通常建议使用有机蒸气加配 KN95 级别的颗粒物滤棉进行防护。化合物的存在状态不仅受自身理化性能的影响，还跟其使用条件和工艺流程有关，使用者应充分考虑这些条件，做出合理的判断。

喷漆　　　　　　　　电子行业　　　　　　金属加工　　　　　　溶剂清洗

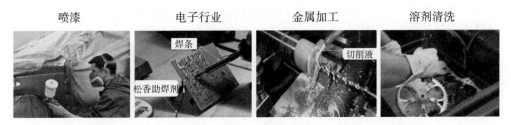

图 3-5-4　可能存在甲苯二异氰酸酯（TDI）的典型作业情景

五、案例 5

某造纸厂使用二氧化氮（NO_2）作为漂白剂给纸浆和纤维进行漂白，现场 NO_2 的浓度超标。工厂为员工配备了一款某厂家的滤毒盒，厂家宣称该滤毒盒可以用于二氧化硫、硫化氢、氮氧化合物等的防护。但该厂部分员工佩戴该产品之后，仍出现咳嗽、咳痰等呼吸道症状。员工怀疑该滤毒盒不能有效防护 NO_2，要求工厂验证该滤毒盒的氮氧化合物防护能力。

关于滤毒盒防护能力的验证，最可靠的方法是从滤毒盒的认证信息获取。比如一个通过 GB 2890—2022 测试的 E 型滤毒盒，无疑是可以用于二氧化硫的防护的。我们可以通过查阅滤毒盒供应商提供的测试报告，获取该滤毒盒的防护范围。

表 3 - 5 - 5　GB 2890—2022 规定的过滤元件类型及防护对象举例

过滤元件类型	防护对象	测试介质
A	苯、苯胺类、四氯化碳、硝基苯、氯化苦	环己烷
B	氯化氢、氢氰酸、氯气	氢氰酸
E	二氧化硫	二氧化硫
K	氨	氨

上述案例（表 3 - 5 - 5）中，氮氧化合物的防护，暂时未在 GB 2890—2022 的规定范围中。对于标准规定以外的化学品的防护，建议向供应商索取相关的证明材料。目前市面上的活性炭技术平台，对氮氧化合物的吸附能力极弱，一般厂家会建议使用长管呼吸器加以防护。

除此之外，我们还需要警惕甲醛这类物质。目前中国标准 GB 2890—2022 并没有针对甲醛进行单独分类，而是将甲醛归在 A 型有机蒸气滤毒盒中。一般的有机蒸气，主要是靠活性炭的物理吸附进行过滤，而吸附甲醛的活性炭必须经过相应的化学处理，通过化学吸附才能有效去除。一些国外标准如美国 NIOSH，有针对甲醛滤毒盒的单独认证。使用者可以参照这类认证，或供应商提供的技术资料，确保滤毒盒有防护甲醛的性能。

（林晓敏　李　想　郑晋南）

第四章　噪声、振动工程防护和个体防护技术及案例分析

第一节　噪声防护技术

一、噪声控制的一般原则

就噪声职业危害来说，控制技术应针对在工作环境中采取措施将噪声降低至可接受的水平。这些措施包含减少噪声产生和/或减少噪声通过空气或车间内结构传播的措施。具体包括机械、操作和车间布局的改进。事实上，控制工作环境噪声危害最好的方法是直接对噪声源采取措施或对其进行限制，从噪声产生的源头来消除或降低危害。

实际问题不容忽视，一次就实现全面控制通常是不可行的。最急迫的问题必须首先解决。在某些情况下，解决方案可能采用多种措施的结合，而这些措施本身的防护力度是不够的，例如，通过环境手段来达到降低部分要求和采取具体措施（例如，佩戴听力防护装置 2～3 h）来补充这些环境措施，注意确保听力防护装置的正确安装和佩戴是非常困难的。

本章提出了噪声的工程控制的原则、具体控制手段和一些示例。需要注意的是，所描述的许多具体噪声控制手段仅仅是为了作为粗略的参考。设备供应商和噪声控制硬件通常能提供有帮助的噪声控制建议。

在选择和设计噪声控制手段之前，必须识别噪声源和细致评估产生的噪声强度。

为充分明确噪声问题以及为选择控制策略奠定好的基础，应该考虑以下因素：①噪声类型；②噪声水平和时间分布模式；③频率分布；④噪声源（位置、功率、方向性）；⑤噪声传播途径，通过空气或通过室内结构传播（回响）。

此外，还必须考虑其他因素，例如，接触工人的数量、工作类型等。如果仅一个或两个工人接触，昂贵的工程措施可能不是最合适的解决方案，而应该考虑其他的控制措施，例如，采取个体防护和限制接触时间相结合的措施。

在特定情形下需要或不需要加以控制，是通过评估人员接触产生噪声设备的时间及其噪声强度来确定的。如果某个体接触噪声的时间仅为工作日的一小部分，那么地方法规可能允许其场所的噪声强度略高。在可能的情况下，噪声强度应该在工

人耳朵的位置进行评估。

噪声已成为公害之一，但实际上只有当声源、声音传播的途径和接收者三个因素同时存在时，才对听者形成干扰。因此，噪声控制可以采取改变上述要素中的任何一个或所有的形式，如图4-1-1所示。控制噪声的根本途径是治理噪声源，但由于技术和经济上的限制，从声源上控制噪声有可能难以实现，这时需要从传播途径上加以考虑。在声源和途径上无法采取措施或采取了声学技术措施仍不能达到预期的效果时，就需要对工人进行个体防护。

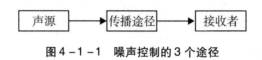

图4-1-1　噪声控制的3个途径

二、噪声控制的基本方法

(一) 声源控制

声源就是振动的物体，从广义说它可能是振动的固体，也可能是流体（喷注、湍流、紊流）。通过选择和研制低噪声设备，改进生产工艺，提高机械设备的加工精度和安装技术，使发声体变为不发声体，或者大大降低发声体的声功率，都是控制噪声的有效途径。例如，用无声的液压代替高噪声的机械撞击。再如，提高机器制造的精度，尽量减少机器部件的撞击和摩擦，正确校准中心，使机器保持动态平衡等，这都是降低机械噪声源强度的方法。

(二) 传播途径上控制

传播途径一般是指通过空气或固体传播声音，在传播途径上控制噪声的方法主要是阻断和屏蔽声波的传播或使声波传播的能量随距离衰减。

1. **厂区合理布置**

将高噪声工作场所、站、房与噪声较低的工作场所生活区分开设置，以免互相干扰；对于特别强烈的声源，可设置在厂区比较偏远的位置，使噪声最大限度地衰减。另外，把各工作场所同类型的噪声源（如空压机或风机等）集中在一个机房内，防止声源过于分散，减少污染面，便于采取声学技术措施集中控制。

2. **利用屏障阻止噪声传播**

可利用天然地形，如山岗、土坡、树木、草丛和已有建筑屏障等有利条件阻断或屏蔽一部分噪声向接收者的传播。例如，在噪声严重的工厂、施工现场或在交通道路的两旁设置足够高度的围墙或屏障，使与其相邻地方所接收的噪声强度降低。另外，可以建立绿化带，使噪声衰减。如图 4 - 1 - 2 所示为每 10 m 种植的较密的树木和距离较长的草地实测的声衰减图。

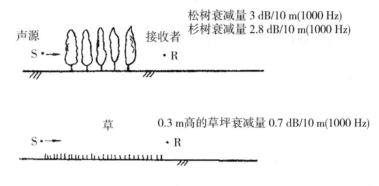

松树衰减量 3 dB/10 m(1000 Hz)
杉树衰减量 2.8 dB/10 m(1000 Hz)

0.3 m高的草坪衰减量 0.7 dB/10 m(1000 Hz)

图 4 - 1 - 2　树木和草坪对声衰减的影响

3. 利用声源的指向

目前电厂、化工厂的高压锅炉、受压容器的排气放气，可发出强大的噪声。如果把它们的出口朝向上空或野外，与朝向生活区相比，噪声可减小 10 dB（A）。有些工作场所内的小口径高速排气管道，如果把出口引出室外，向上排空，一般可改善室内的噪声环境，详见图 4 - 1 - 3。

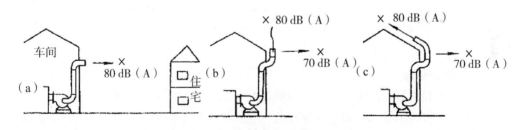

图 4 - 1 - 3　声源的指向性

从声源或传播途径上控制噪声仍不能达到要求时，可进一步采取包括消声、隔声、吸声隔振等局部声学技术措施解决。

（三）个体防护

在上述措施均未达到预期效果时，应对工人进行个体防护。如采用防声耳塞或佩戴耳罩、头盔等防噪声用品。

三、传播途径控制措施

（一）吸声措施

同一个声源，如果置于未做任何声学处理的工作场所内，这时操作人员感觉到的噪声级比这个声源放在露天户外听起来要强。工厂工作场所的内表面多是一些对声音反射强的坚硬材料，如混凝土、砖墙、玻璃等，室内声源发出的声波将从墙面、天花板、地面以及其他物体表面多次反射，反射声与声源本身发出的直达声混合作用，使人感觉声音加强了，一般反射声可使噪声提高十几个 dB。

为消除反射声，要在工作场所内表面上装饰一些吸声材料，即用吸声技术降低工作场所噪声。如图 4 - 1 - 4 所示是吸声减噪示意图。

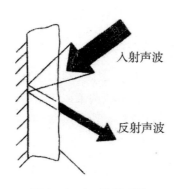

图 4 - 1 - 4　吸声减噪

1. 吸声原理

吸声是利用具有一定吸收声音性能的材料或结构减少反射声的量，降低工作场所噪声的一种声学技术措施。其原理是：当声源发出的声波入射到吸声材料或吸声结构表面上时，声波进入材料或结构的孔隙内，引起孔隙中的空气和材料的细小纤维的振动，由于摩擦和黏滞阻力，使相当一部分声能转变为热能被吸收掉。

2. 吸声材料

吸声材料是能够把入射在其上的声能吸收掉的材料。大多数吸声材料是松软或多孔的，表面富有细孔，孔和孔间互相连通，并深入材料内层，以使声波顺利透入。

材料的吸声性能常用吸声系数 α 来表示，吸声系数是指声波入射到材料表面时，被该材料吸收的声能与入射声能之比，它是个无量纲的数值，即

$$\alpha = \frac{E_{吸}}{E_{入}} \qquad (4 - 1 - 1)$$

式中，$E_{吸}$——材料吸收的声能；

　　　　$E_{入}$——入射到材料上的声能。

一般材料的吸声系数在 $0.01 \sim 1.00$ 之间。吸声系数越大，表面材料的吸声效果越佳。多孔吸声材料的吸声性能，一般地说，对高频声吸声效果好，对低频声吸声性能差。

吸声材料的吸声性能与材料的密度、厚度及使用时的结构、形式（如材料与壁面的间距、护面层材料的类型）有关。

3. 吸声结构

吸声材料对低频噪声的吸收效果差，而利用增加材料厚度来提高对低频噪声的吸收效果又太不经济，因此可用吸声结构吸收低频噪声。目前普遍采用的是根据共振原理做成的共振吸声结构，如穿孔板共振吸声结构、薄板共振吸声结构、微孔板共振吸声结构等。

（1）穿孔板共振吸声结构。在石棉水泥板、石膏板、硬质板、胶合板及铝板、钢板等板上钻小孔，并在其后设置空腔，这就组成了穿孔板共振吸声结构，如图 4-1-5所示。其吸声原理是声波入射到孔板上，小孔径中的气体在声波压力作用下运动并抗拒了声波的作用，同时，进入孔径的声波由于与径壁的摩擦和阻尼，使一部分声能转变为热能而消耗掉。当进入的声波频率接近系统固有共振频率时，由于阻尼作用声吸收强烈，系统内空腔振动很强烈。这一共振频率可以由下式求出：

$$f_0 = \frac{C}{2\pi} \times \sqrt{\frac{nS}{V\delta_k}} (\text{Hz}) \qquad (4-1-2)$$

式中，C——声速，取 340 m/s；

　　　　S——单个孔截面积，m^2；

　　　　n——穿孔板小孔数；

　　　　δ_K——有效径长，对于圆孔，则 $\delta_K = \delta_0 + 0.85d$；

　　　　δ_0——实际径长，m；

　　　　d——孔径，m；

　　　　V——空腔体积，m^3。

穿孔板共振吸声结构的缺陷是吸声频带窄，为改善这一缺点，可把孔径设计得小些，提高孔内阻尼；在孔板后面蒙一层薄布、玻璃布等，在孔板后面空腔中填放一层多孔吸声材料，如图 4-1-5 所示。

（2）薄板共振吸声结构。在板材（胶合板、草纸板、硬质纤维板、聚氯乙烯薄板、木纤维板）的后面设置具有一定厚度的空气层，如图 4-1-6 所示，这就组成了板材空气层共振吸声系统。当声波入射到薄板上时，将激起板的振动，使板发生弯曲变形，由于板和固定支点之间的摩擦，以及板本身的内耗损，使声波转化为热能。人民大会堂就是采用了这种结构。该结构共振频率为：

$$f_0 = \frac{1904}{\sqrt{\delta\rho_s}}(\text{Hz}) \qquad\qquad (4-1-3)$$

式中，δ——薄板后空气层厚度，mm；

ρ_s——板的单位面积质量，kg/m²。

此种结构吸声频带较窄，为改善吸声特性，在薄板结构的边缘上（即板与龙骨交换处）放置一些增加结构阻尼的软材料，如海绵条、毛毡等，并在空腔中适当挂些吸声材料。

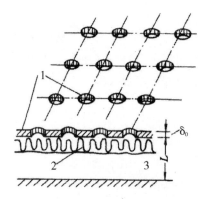 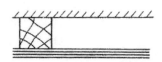

图 4 - 1 - 5　穿孔板共振吸声结构　　　　　图 4 - 1 - 6　薄板共振吸声结构

1 - 孔板；2 - 吸声材料；3 - 空腔

（3）微穿孔板吸声结构。吸声材料对中高频噪声吸收效果好，但在高温、高湿和腐蚀性强的空间，其吸声能力会因侵蚀而很快失效。如果用穿孔板或薄板共振吸声结构，因其对中高频噪声吸收差，不能满足吸声要求，这时可采用微穿孔板吸声结构。它是在 1 mm 厚板上钻 1 mm 以下的孔；穿孔率为 1% ~ 3%（穿孔率 = $\frac{\text{穿孔面积}}{\text{板全面积}}$ × 100%）的薄金属板和板后空腔组成的复合吸声结构。由于板薄、孔细，阻尼增加，吸声频带宽度和效果得到改善。微穿孔板共振频率可以由图 4 - 1 - 7 得出。图 4 - 1 - 7 的使用方法如下：已知板厚 δ_0，穿孔率 P 和空气层厚度 h，求 f_0。可先把对应的 δ_k，即 $\delta_0 + 0.85d$ 值与 P 用直线相连，交 m 轴于某一点，再将此点与 P 轴上的已知点用直线相连，交 f_0 轴上的值即为所求的共振频率 f_0。

（4）吸声屏。上面所讲的是在工作场所内表面装饰吸声材料或吸声结构，以降低工作场所内的反射声作用。在实际应用中也常同时采用吸声屏进行降噪处理，如图 4 - 1 - 7 所示。吸声屏能把噪声最大的机组或工段同邻近的工作地点隔离开，或将某些吵闹的工作地点同工作场所的其余部分隔离开。吸声屏设置在噪声源与听点之间，以使吸声屏一侧的噪声级降低。

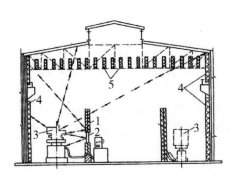

图4-1-7　在工作场所内，结合吸声饰面采用吸声屏和空间吸声板

1-用吸声饰面做成的吸声屏；2-观察面；3-噪声源；4-吸声饰面；5-屋架之间的空间吸声板

吸声屏用薄钢板或木材做骨架，在骨架上铺设有厚50 mm左右的吸声材料，表面用穿孔板封闭。吸声屏可以是固定的，也可以是流动的。对于流动式吸声屏，其与地面间的间隙应尽量小。在应用中要把吸声屏和工作场所内的吸声处理相结合，如图4-1-7所示。吸声屏永远用吸声材料做成饰面。吸声值可用式计算；另外，设计吸声屏时还应注意吸声屏的隔声能力。

（5）空间吸声。在工作场所内悬吊呈一定形状的吸声物体（吸声体）也可达到一定的减噪效果。如果吸声体布置得合理，则能大量减少吸声材料的需要量，在能满足减噪效果的基础上，经济上也比较合理。空间吸声体的几何形状一般有立方体、圆锥体、圆柱体、棱柱体、平板体和球体等，如图4-1-8所示，其中以球体的吸声效果最好。

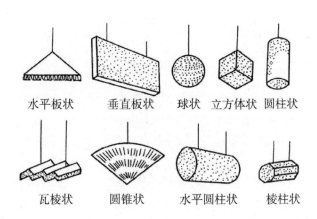

水平板状　　垂直板状　　球状　立方体状　圆柱状

瓦棱状　　圆锥状　　水平圆柱状　棱柱状

图4-1-8　空间吸声体的几何形状

空间吸声体的优点是能靠近噪声源，因此能吸收比混响声能更多的声能；不妨碍工作场所的墙面，不影响采光；安装较易（可用铅丝或绳索悬挂在靠近噪声源的上方或直接固定于顶棚上），日常修理方便；可重复使用；由于声波的绕射，这

种吸声体的吸声系数往往大于1；由于机械共振，低频响应比较高。空间吸声体的缺点是工作场所内不太美观。

空间吸声体对于高频声的吸收效果，随着空间吸声体尺寸的减小而增加；但对于低频声的吸收，其效果随着空间吸声体尺寸的加大而提高。在布置空间吸声体时，需要注意其所在的位置不可妨碍工作场所中的工作、吊车的移动和生产用的物料的调动。

（二）隔声措施

在声学处理中，常利用墙板、门窗、罩体等把各种噪声源与接收者分隔开，使接收者一边的噪声能够降低，这种使噪声在传播到接收者的途径中，受到人为设置的构件的阻碍而得到降低的过程，称为隔声。按噪声传播途径可分为空气传声和固体传声（简称"空气声和固体声"）。空气声是指声源直接传入人耳的。空气声的隔绝一般采用隔声门、窗、墙和罩的方法。下面仅就空气声的隔绝做一般介绍。

1. 隔声原理

声源发出的声波，在传播的过程中遇到诸如墙一类的障碍后，一部分声波被反射回去，一部分被墙面所吸收，另一部分透过墙体传到另一面，如图4-1-9所示。若假设墙面的吸收可忽略，入射到墙面上的总能量为 $E_总$，如透过墙面的声能量为 $E_透$，则透声系数 τ 为：

$$\tau = E_透 / E_总 \tag{4-1-4}$$

工程中采用透声系数 τ 评价隔声构件的隔声性能很不方便，故采用透声系数的倒数，并取其常用对数来表示构件的隔声能力，称为传声损失或隔声量，用 R 表示，单位是 dB。其数学表达式为：

$$R = 10\lg \frac{1}{\tau} \text{dB} \tag{4-1-5}$$

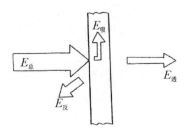

图4-1-9 隔声原理

2. 构件的隔声性能

1）简单构件的隔声性能。有别于吸声材料，隔声材料要求密实而厚重。一个均匀的实心墙（如砖、混凝土、钢材或木板做的隔墙），其隔声能力大小取决于这些墙体的单位面积质量（即面密度），单位为 kg/m²。声波入射到墙体上引起其振动，间接地把声能传过去，单位面积质量越大，越不易振动，隔声效果越好。此外，墙体隔声效果还与入射声波的频率有关，高频声效果较好，低频声隔绝效果较差，定量经验关系式为：

$$R = 18\lg\rho_s + 12\lg f - 25 \qquad\qquad (4-1-6)$$

如果使用单一数值来表示单层墙的平均隔声量，则常取 50 ～ 5000 Hz 频率范围内的几何平均值，500 Hz 的隔声量作为 R 的平均值，则可采用下面简化式：

$$R = 18\lg\rho_s + 8 \qquad (\rho_s > 100 \text{ kg/m}^2) \qquad (4-1-7)$$

$$R = 13.5\lg\rho_s + 13 \qquad (\rho_s < 100 \text{ kg/m}^2) \qquad (4-1-8)$$

式中，ρ_s——单位面积构件质量，kg/m²；

f——入射声波的频率，Hz；

R——构件理论隔声量，dB。

对于轻质隔声结构（如机罩、金属壁、玻璃窗等）容易发生共振，隔声效果会大大下降。如果在轻质隔声构件上涂一层阻尼材料，如沥青、橡胶、塑料等，就可改善上述不足。

随着板块建筑构件的迅速发展，新的建筑隔声材料已不断研制成功。其中之一是夹心饼干式的，两面是较薄的金属板（铝板或钢板），中间一层是用纤维材料胶合而成的筋网结构，具有良好的隔声性能和很高的机械强度，远比单层厚板的性能优越。可按照机械设备的各部分外形尺寸，裁剪成片，用胶直接粘到机壳上即可。北京某厂研制的纸面石膏板墙，效果可以达到双层隔声墙的水平。国内有些建筑材料厂从国外引进设备生产各种规格的隔声板材 FC 板（含石棉）和 NAFC 板（不含石棉），这类材料强度高、质轻、防水、易施工，可作为内外墙板、吊顶板、隔声屏障等，穿孔 FC 板（穿孔率 4% ～ 20%）可作为吸声饰面板。

2）双层密实结构的隔声性能。若用单层墙实现高度隔声，需要非常笨重的结构，而且又不经济。为提高构件的隔声能力，可采用由普通砖、混凝土、空心砖、轻质混凝土制品等做成的带有空气层的双层隔墙，其隔声能力比同样重的单层构件的隔声能力增加很多（5 ～ 10 dB）。

双层构件的隔声能力不仅取决于组成构件的质量和空气层的厚度，而且也视围护结构的刚度、固有振动频率、周围的联络状况（刚性或弹性的联结）和空气层中是否存在"声桥"而定。

（1）空气层最佳厚度的选择。通常采用的空气层厚度至少为 50 mm，其最佳厚度为 80 ～ 120 mm（对中频而言），如图 4-1-10 所示。空气层的厚度不能太薄也不宜太厚，否则占地面积太大。空气层厚度与隔声增值的关系如图 4-1-11 所示。

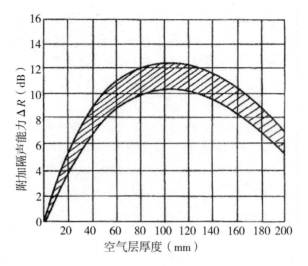

图 4-1-10　空气层厚度对于双层隔墙平均能力的影响

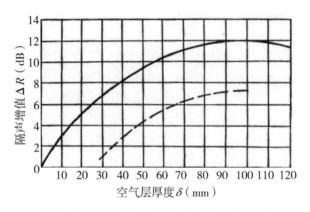

图 4-1-11　空气层厚度与隔声增值的关系

（2）消除共振影响。对于轻质双层构件（墙或顶棚），易产生共振。因此，设计夹层结构时，应在其上涂阻尼材料，另外可以在空气层中悬挂或敷设一层吸声材料。最好不要填入松散的吸声材料，以防其日久下沉影响隔声效果。

（3）避免出现声桥。采用有空气层的双层结构，在施工中不要把砖头、瓦块丢进夹层中间，以免在两层墙之间形成声桥或刚性连接，使隔声效果大大降低。在实际施工中，一般在先砌筑的第一面墙表面覆盖上纸板（或厚板），防止在砌筑第二面墙时，从砌缝中掉下的砂浆或遗留的碎砖落入夹层中。双层构件间的连接要有充分的弹性，特别是在墙体很重、很硬的情况下，绝不可有诸如墙体间的砖块联结或在两片钢板壁间用扁铁作为刚性的拉杆或撑杆类的刚性联结。另外，可用30 mm厚的浸过沥青的毛毡作为构件同楼板或其他构件衔接处的衬垫。

双层构件的隔声量为：

$$R = 18\lg(\rho_{s1} + \rho_{s2}) + 8 + \Delta R \quad \text{dB} \qquad (4-1-9)$$
$$(\rho_{s1} + \rho_{s2} > 100 \text{ kg/m}^2)$$
$$R = 13.5\lg(\rho_{s1} + \rho_{s2}) + 13 + \Delta R \quad \text{dB} \qquad (4-1-10)$$
$$(\rho_{s1} + \rho_{s2} < 100 \text{ kg/m}^2)$$

ΔR 可由图 4 - 1 - 11 查出。

2．隔声间的设计

在吵闹的环境中，常常用隔声构件组成一个可供安静休息、监视仪表的小环境，即隔声间。隔声间的实际隔声量不仅与组成构件的隔声量有关，而且还与隔声间内表面的吸声好坏和内表面积有关。另外，必须着重考虑门窗的隔声，墙体中的孔洞或缝隙对总隔声量的影响。

（1）隔声门的设计。门的隔声取决于门的质（重）量与门的构造以及与碰头缝的密封程度。可用 75 ～ 80 mm × 35 mm 的方木为框架，两侧钉上 4 mm 厚的木纤维板，其中填上吸声材料做成层板门，如图 4 - 1 - 12 所示，其隔声量可达到 30 ～ 40 dB。

隔声门可设计成轻型和重型两种。轻型门框架用型材做成，门扇的内腔填充有密度为 100 ～ 150 kg/m³、厚度为 50 mm 的矿棉板，内腔厚度可取 200 mm，门框为角铁，纳入墙内的角钢门框的内表面应粘贴软橡胶皮，以便密封良好。重型门的门扇用 2 ～ 5 mm 厚的钢板制成，门扇内腔填充有密度为 100 ～ 150 kg/m³ 的矿棉板，为进一步改善门的隔声性能，可在型材制成的门骨架上包覆 4 ～ 5 mm 厚的钢或粘贴 10 mm 厚的石棉薄板，其间可填充用玻璃布包起来的玻璃纤维吸声层，厚度为 80 ～100 mm。

门缝密闭的好坏对门的隔声效果影响极大，一般把门框做成斜的或阶梯形状的，在接缝处嵌上软橡皮、毛毡或泡沫乳胶橡皮管等弹性材料，门的碰头缝处的缝隙应不超过 1 mm，门与地板间缝隙不应超过 2 ～ 3 mm。在门框和墙间的接缝处用沥青麻刀等软材料填充起来，如图 4 - 1 - 13 所示。另外，为使门关闭严密，最好在门上设置锁闸。门锁和拉手的尺寸以小为宜。表 4 - 1 - 1 列出了一些门的隔声量。

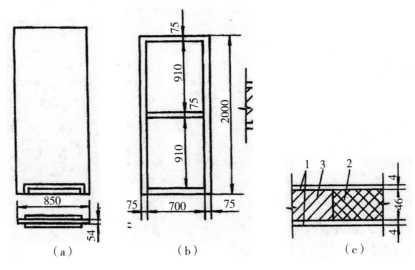

图4-1-12 层板门

1-五合板；2-吸声材料；3-木框架

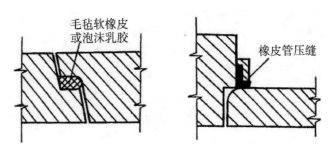

毛毡软橡皮或泡沫乳胶

橡皮管压缝

图4-1-13 门缝的密封

（2）隔声窗的设计。窗子的隔声能力与玻璃的厚度、窗子结构、窗框间、窗框与墙之间的密封程度有关。据实测，厚3 mm 的玻璃隔声量为28 dB，厚6 mm 的玻璃的隔声量为31 dB。隔声窗可采用两层或三层玻璃中间夹空气层的办法，如图4-1-14所示。空气层厚度一般取70～120 mm。双层或多层玻璃窗应采用不同厚度的玻璃，且两层玻璃不要平行，朝向声源的一面玻璃做成倾角。窗子四周采用压紧的弹性垫密封，压紧垫材料：细毛毡条（横截面10 mm×4 mm）、粗毛呢条（横截面10 mm×2.5 mm）、多孔橡皮垫（横截面10 mm×5 mm）和U 形橡皮垫（用条压紧），其中多孔橡皮垫和U 形橡皮垫效果最佳。用20～40 mm 厚的有机玻璃做成双层窗，隔声能力较好，其中空气层厚度在100 mm 以上。厚有机玻璃可由较薄有机玻璃黏合，但胶料应满涂整个板面。有机玻璃和普通玻璃隔声窗的隔声量见表4-1-2和表4-1-3。

表 4 - 1 - 1　门的隔声量 R（dB）

门的构造		f（Hz）								$\overline{R}$
类型	门缝接合条件	63	125	250	500	1000	2000	4000	8000	（dB）
普通嵌板门	无压紧垫	7	12	14	16	22	22	20	—	16
	有橡皮压紧垫	12	18	19	23	30	33	32	—	24
光平的夹板门（厚40 mm；门扇的骨架用木板条粘成，门扇的表面用4 mm厚的胶合板或硬质木纤维板）	紧压无垫	17	22	23	24	24	24	23	—	22
	有橡皮压紧垫	22	27	27	32	35	34	35	—	30
层板门（其中填有玻璃棉）	无压紧垫	17	25	26	30	31	28	29	—	26
	有橡皮压紧垫	23	28	30	33	36	32	30	—	30
层板门（其中填有矿棉毡）	无压紧垫	—	24	24	28	27	25	24	—	25
	有橡皮压紧垫	—	28	28	32	34	32	32	—	31
轻型、单层隔声门		14	18	30	39	42	45	42	45	34
轻型、双层隔声门（空气层≥200 mm）		16	25	42	55	58	60	60	60	47
重型、单层隔声门		22	24	36	45	51	50	49	56	42
重型、双层隔声门（空气层≥500 mm）		23	34	46	60	65	65	65	65	53
重型、双层隔声门（门斗内有吸声饰面）		30	45	58	65	70	70	70	70	60

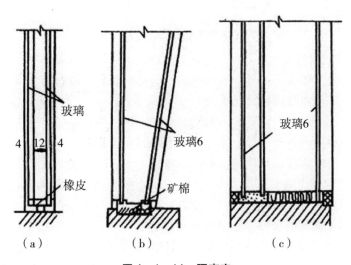

图 4 - 1 - 14　隔声室

表 4-1-2　有机玻璃窗的隔声量 R（dB）

构造	窗扇周围的	f（Hz）								$\overline{R}$（dB）
类型	接合条件	63	125	250	500	1000	2000	4000	8000	
有机玻璃 + 空气层 + 有机玻璃（mm）										
36 + 100 + 10	周围密封	22	31	41	50	60	62	70	70	51
36 + 200 + 10	周围密封	22	32	43	53	61	64	70	70	32

表 4-1-3　普通玻璃窗的隔声量 R（dB）

序号	构造	f（Hz）						$\overline{R}$（dB）
		125	250	500	1000	2000	4000	
1	单层固定窗：玻璃厚 3～6 mm	20.7	20	23.5	26.4	22.9	—	22.7
2	单层固定窗：玻璃厚 6.5 mm，四周用橡皮密封	17	27	30	34	38	32	29.7
3	单层固定窗：玻璃厚 1.5 mm，四周用腻子密封	25	28	32	37	40	50	35.3
4	双层固定窗如图 4-1-14（a）所示	20	17	22	35	41	38	28.8
5	有一层倾斜玻璃双层窗如图 4-1-14（b）所示	28	31	29	41	47	40	35.5
6	三层固定窗如图 4-1-14（c）所示	37	45	42	43	47	56	45

3. 隔声罩的设计

隔声罩是将发生噪声的整个机器或机组的某一部分予以封闭，以便使工作场所的噪声下降。其优点是措施简单、用料少、费用低。工厂工作场所中诸如发电机、风机、球磨机、空压机等设备一般都采取此种方法。

隔声罩的材料为：金属板、木板、纤维板等轻质材料。

设计隔声罩时应注意解决以下六个问题：

（1）为减少噪声辐射面积，去掉不必要的金属板面或在金属板上加筋。

（2）为克服共振可在薄金属板上粘贴或喷涂一层黏弹性材料，常见的是软橡胶、软木、沥青或其他涂料。

（3）将声源与隔声的金属板或地基的刚性连接断开或垫以软的弹性材料，以减弱振动的传递。例如，风机与风管可用帆布或波形胶管连接，管道与隔声罩壳间用橡皮等软材料卡紧。另外，可在罩壳与地面之间用气胎或软材料连接起来。

（4）在设计隔声罩时应慎重决定壁体的形状和尺寸，并正确选择其壁体的单位面积质量和刚度。

（5）隔声罩应拆卸维修方便。应妥善处理罩上观察窗、管道或机器轴孔，如图4-1-15所示。检修门应卡紧，缝隙处要严密。

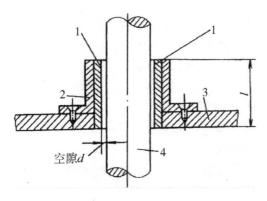

1-吸声材；2-支承圈；3-隔声罩；4-轴

图4-1-15 机械轴穿过隔声罩时的封严装置

（6）对于电动机、通风机或其他在运动中散发热量的设备，还应留有通风换气孔，换气孔也应考虑降噪措施。一般把通风换气道做成开缝式消声器。缝宽20～40 mm（缝两侧做吸声饰面）或10～20 mm（在开缝一侧做吸声饰面），如图4-1-16所示。

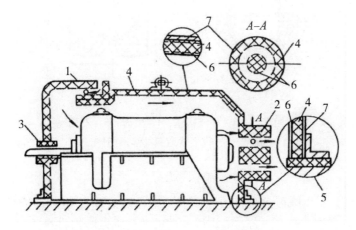

1、2-空气循环用的孔口消声器；3-传动装置用的孔口消声器；
4-吸声饰面；5-橡皮垫；6-穿孔板或钢丝网；7-铜板

图4-1-16 隔声罩设计实例

吸声材料一般厚为 50 mm。进气口一般为矩形开缝式消声器，设在隔声罩一端，排气孔的孔口应在另一端面，用吸声材料做成狭窄的同心环式消声器。另外，也可用强迫通风来进行罩内外换气。

（7）隔声罩内表面应设置吸声材料，且吸声系数应不低于 0.5，使用纤维状材料应在吸声材料外罩以玻璃布或麻袋布，再用铁丝网或穿孔率为大于 20% 的穿孔钢板加以覆盖，最后用金属压条或铅丝固定在罩壁上。

（8）隔声罩实际隔声量可用下式计算：

$$R_实 = R + 10\lg\overline{\alpha} \quad (\text{dB}) \tag{5-27}$$

式中，$\overline{\alpha}$——隔声罩内表面的平均吸声系数；

R——隔声构件的隔声值，dB。

4. 送风管道的隔声措施

通风机、鼓风机等管道送风设备的噪声主要来自气流对管道的冲击、摩擦及机壳振动，一般采用管道外包扎法，即在管壁外表面敷涂一层防振阻尼浆（沥青、毛毡、橡胶等阻尼材料），然后紧附一层吸声材料如玻璃棉、矿渣棉、珍珠岩等，最后再用一层钢丝网水泥保护层做隔声层。如图 4-1-17 所示，其隔声值为 10 ～ 20 dB。

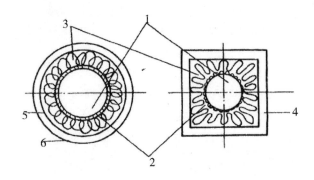

1-风管；2-沥青阻尼浆；3-矿渣棉毡；4-红砖；5-石棉绳；6-水泥砂浆

图 4-1-17 管道包扎隔声措施

5. 隔声屏

隔声屏就是利用障板等构件放在声源与操作者之间阻挡声音传播到操作工人处。这种措施简单、经济。若在隔声屏朝向声波处饰以吸声材料，效果更佳。

隔声屏适用于屋顶高、声源距墙远、较大的工作场所；在墙壁上进行吸声处理不适宜时；受天车往复移动限制；可能出现无法建立隔声间或隔声罩等情况。这时设置隔声屏（或吸声屏）可达到一定减噪效果。应注意的是隔声屏的隔声效果与噪声频率和屏尺寸有关，而且对高频声的隔声效果好，对低频声的隔声效果差。

（三）消声措施

消声器是一种能允许气流通过而同时使噪声减弱的装置，用以装设在空气动力设备的气流通道上控制和降低空气功力性噪声。消声器在通风机、鼓风机、压缩机的进、排气管上，以及高压锅炉和各种高压容器的排放管道上广泛应用。

1. 消声原理

阻性消声器消声是借助于装置在管道上的吸声材料的吸声作用，使噪声随着沿管道传播的距离增加而衰减。抗性消声器消声是借助于管道截面的突然扩张或设置扩张室或旁接共振腔，使沿管道传播的噪声被吸收和反射而衰减。

2. 消声器的分类

根据消声原理，消声器主要分为两种基本类型：阻性消声器和抗性消声器。前者主要吸收中、高频噪声，后者主要吸收低、中频噪声。实际应用中多是两者结合的阻抗复合式消声器。另外，近年又研制出了新型消声器，如微穿孔消声器、多级扩容减压式消声器、小孔喷注消声器、陶瓷消声器、L型螺旋消声器、油浴式消声器、盘式消声器等。

对于风机一类噪声可采用阻性的或以阻性为主的复合消声器；对于空压机可采用抗性的或以抗性为主的消声器；对于高温、高速条件下的噪声可用微穿孔板、小孔消声、多级扩容减压消声器等。

3. 设计要求

一个性能优良的消声器应当消声量大，对气流阻力小，结构简单，坚固耐用寿命长，便于安装，加工成本低。消声器中气流通过的速度应合理选择，否则流速过大会增加阻力损失，还会引起二次噪声。空调系统流速宜取 6～10 m/s，对于工业鼓风机或其他气动设备配用的消声器可取 10～20 m/s，对于高压排气放空消声器可取大于 20 m/s。

（胡伟江　李天正　朱嘉伟）

第二节　减振技术

流行病学和动物实验研究均表明，机体接触手传振动早期主要出现外周微循环小血管和神经损伤，随着累积接触剂量的逐步增加，可能会发展为手臂振动病（handarm vibration disease，HAVD），典型症状是振动性白指，严重者可出现手臂功能完全丧失。手传振动（handarm vibration，HAV）是生产过程中使用振动工具或接触受振动工件时，直接作用或传递到人手臂的机械振动或冲击，广泛存在于职业活动中，如林业、机械、铁路、矿山、航空、水电、冶金、建筑、造船以及金属制品等10多个行业，是企业生产工艺流程中必不可少的环节，具有职业接触人群众多、职业病危害风险高等特点。因此，对工作场所手传振动危害进行科学有效防控，避免或降低作业工人接触手传振动危害显得尤为重要。

手传振动职业危害的工程防控措施主要包括：优化产品设计、改进生产工艺、选用低振动设备或工具、使用减振装置以及采取技术措施五大方面。

（一）优化产品设计

企业可从总体上评估产品的不同设计方案，并通过优化产品设计减少生产过程中产生的手传振动危害，同时符合人体工效学的要求，保障生产工人职业健康与安全。通过优化产品设计减少振动危害，典型应用技术案例如下：

（1）使用粘接和螺栓连接或焊接代替铆接制造产品，避免或减少铆钉机的使用。

（2）选择磨光面层作为建筑表面，从而避免使用粗琢工具进行装饰加工作业。

（3）最大限度使用工地外的预制构件，采用机械化方法生产高质量的构件，减少在现场安装时的切割及修补。

（4）精心设计金属铸造件（包括最合适的材料选择），减少手工修磨或清理的作业量。

（二）改进生产工艺

企业对存在手传振动高危害的生产工艺进行改进，可考虑采用低振动生产工艺代替原来的高振动生产工艺。当取消或代替原有工艺在现有条件不可行时，可考虑重新设计生产工艺，以实现最大限度的机械化或自动化工艺，消除有振动危害的人工作业，同时应注意在消除一种危害因素时避免引入另一种更为严重的危害因素。

1. 生产工艺替代的案例

（1）采用无振动工艺代替手持砂轮机和气铲类手持式工具进行磨削或切削金属的加工工艺。

（2）采用电弧及其他火焰切割或挖槽取代气铲或手持砂轮机进行铸件清理及类似加工。

（3）采用液压拉铆或压铆代替气动、冲击式铆接工艺。

2. 重新设计生产工艺的案例

（1）在进行电缆、输水管道铺设、管线维修及类似工作中采用移动式道路切割机或挖沟机，尽量避免使用手持式道路破碎机。

（2）在一些钢筋混凝土结构的拆除中，通过使用液压破碎机或切割技术，避免或减少手持式道路破碎机的使用。

（3）采用包括管道内侧刮除和更换衬里在内的修复技术，代替挖开、更换修复传统方法中的手持式气动工具的作业。

（4）通过铸件生产工艺改进，提高铸件精度，减少手工清砂及修整作业工作量。

（5）钢板焊接中采用气铲和手持式砂轮机加工坡口及修磨焊缝，通过提高钢板切割精度，减少焊接作业过程中气铲及砂轮机的使用。

（6）在抛光机、磨光机及类似机器上进行电镀件的抛光，通过预先的化学抛光来减少手握持工件的打磨抛光作业。

（7）采用机械手或遥控悬挂机械，使操作者的手不直接接触振源进行工件的加工（如采用机械臂代替人体手臂对高尔夫球头进行抛光打磨）。

（三）选用低振动设备或工具

企业在选用低振动设备或工具时需考虑以下基本条件：一是振动参数及可达到的最低振动参数是否可以满足要求；二是生产厂家提供的使用说明书是否已包含了关于振动的信息或保证；三是使用后在所在工作场所可能造成的振动危害。以下是通过正确选择设备或工具减少振动危害的实例：

（1）同一类型和规格的机械（如气动砂轮机、磨光机及气钻）之间振动水平差别较大，同一规格的链锯、气锤、破碎机的振动水平相差很大，有的甚至可达数倍以上。企业可根据生产需要科学合理地选择低振动机械或工具，从源头减少振动危害。此外，正确选择砂轮机和磨光机的砂轮，可将砂轮不平衡带来的振动水平降至最小。

（2）在装配作业中选择电动螺丝刀、扳手和扭矩扳手时，首选回转式并尽可能避免使用冲击式工具可一定程度减少冲击振动。

（3）手持工件打磨作业时，通过增大磨光机台的质量、调整胶轮的不平衡度以及控制合理转速，来有效降低磨光机台的振动水平。

（四）使用减振装置

采用配备减振器的台架或类似的辅助装置，避免手部与振源表面直接接触，防止振动传向操作者的手－臂系统。对于产生低频振动的设备或工具，在采用悬浮隔振装置后，其共振频率应至少比振源的最低振动频率低140%，可以有效防止共振的产生。

1. 防振手柄的使用

对于手持式设备或工具上已装有的防振手柄或使用者另行安装的防振手柄，要确保在人体手－臂系统的敏感频率范围内不使振动放大。应同时确保操作者在使用防振手柄时对机械的有效控制，还要防止手柄故障对操作者造成伤害。因此，选择防振手柄时，应兼顾隔振效果及对机械的控制能力和安全性。

2. 弹性材料的使用

将橡胶或专门开发的弹性材料包覆在振动的手柄或其他振动表面，可降低传递到手的振动（一般在频率200 Hz以上会有较好的减振效果），并保证在人体手－臂系统的敏感频率范围内不使振动放大。

3. 减振工装的使用

减振工装的使用常见于手持工件打磨抛光作业（如手持高尔夫球头、纽扣、餐具等金属工件抛光作业），作业时将工件固定在相匹配的工装上，作业工人握持工装，避免直接接触工件而降低传导的手传振动。同时，要注意兼顾限制支承工具或工件的重量、方便控制以及保持较高工作效率等方面。

（五）采取技术措施

控制振动的技术与噪声防控技术类似，目前已形成不同的振动控制分类方法，但相对更复杂。对振动源进行消振、隔振、吸振、阻振以及修改结构等工程干预，是普遍认可且广泛采用的振动控制技术。如图4－2－1所示。

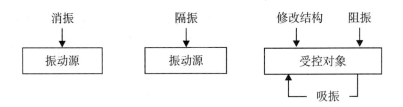

图4－2－1 振动控制方法示意

1. 消振

消振即控制振动源的振动，消除或减弱振源，这是最彻底和最有效的办法。因为受控对象的响应是由振源激励引起的，外因消除或减弱，响应自然也消除或减弱（如改善机器的平衡性能、改变扰动力的作用方向、增加机组的质量、在机器上装设动力吸振器等）。随着动力装置功率的增加、转速升高，结构轻型、高速轻型强载柴油机和动力装置的振动、噪声问题越来越引起人们的重视。在动力装置设计时不仅要考虑防止产生结构共振，还要考虑如何降低设备引起的振动通过基座及管系传递，从而控制由船体振动产生的辐射噪声。对这部分振动的传递通常采用被动隔振技术，主要包括双层隔振技术、浮筏隔振技术和阻尼减振技术等。

（1）双层隔振技术，是指单台动力设备弹性地安装在中间筏体上，中间筏体弹性地安装在基座上。从减振效果来说，中间筏体质量越大效果越好，但受到设备重量的限制，中间筏体质量又不宜过大。一般来说，中间筏体与机组质量比取

0.5～0.8。普遍来说，多采用聚合物混凝土与钢结构组成中间筏体，聚合物混凝土的阻尼损耗因子 η 比钢高几十倍，隔振效果可达40～50 dB，在模拟机基座采用聚合物混凝土处理后，可以提高隔振效果约9 dB。

（2）浮筏隔振技术，浮筏是一种同时隔离2台以上的机械设备的隔振装置，避开共振是筏架设计的首要原则，主要特点如下：一是由于设备与筏架可以互为质量，对于被隔离的某台设备来说，筏架与其他设备可以一起作为中间质量，根据牛顿第二定律 $F = ma$，有利于振动的衰减。二是多台设备振动传递到筏架上，振动能量在筏架中相互传递，在某些频段的振动能量会相互抵消一些，使传递到基座的振动能量得到明显降低。三是筏架与设备的质量比较低，一般为0.25～0.35。四是浮筏装置组合、布置灵活多样。此外，目前已出现应用于设备隔振的大型浮筏。

（3）阻尼减振技术，黏弹性阻尼减振技术是振动噪声控制的有效措施之一，利用阻尼材料变形时把动能转变为热能的原理，抑制和减弱结构共振响应，降低结构噪声，提高结构的疲劳寿命。阻尼处理根据材料是否受拉伸和剪切变形可分为两种，分别为自由阻尼处理和约束阻尼处理，主要特性如下：一是在相同重量情况下，约束阻尼处理比自由阻尼处理效果更好。采用结构阻尼处理时，应根据材料的诺模图选用温域宽、较宽频率范围内损耗因子高、阻燃、无毒、附着力好、施工方便的阻尼材料。二是根据模态分析得到的结构优势模态和费效比确定阻尼处理的部位与面积。三是根据减振指标要求，选择单层或多层约束阻尼处理，基座底板结构响应比处理前可下降6.0～9.9 dB。

2. 隔振

隔振的主要原理是使振动传导不出去，从而避免造成不良影响。通常是在振源与受控对象之间串联一个子系统来实现隔振，减小受控对象对振源激励的响应，这是一个应用非常广泛的减振技术。主要有以下3种方法实现隔振：

（1）采用大型基础系统，这是最常用和最原始的办法。

（2）防振沟，在机械振动基础的四周开有一定宽度和深度的沟槽，里面填以松软物质（如木屑、沙子等），从而实现隔离振动的传递。

（3）采用隔振元件，通常在振动设备下安装隔振器，如隔振弹簧、橡胶垫等，使设备和基础之间的刚性连接转变成弹性支撑。

3. 吸振

吸振又称动力吸振，是在受控对象上附加一个子系统使得某频率或频段的振动得到有效控制，也就是利用它产生吸振力以减小受控对象对振源激励的响应，这种技术也得到十分广泛有效的应用。

4. 阻振

阻振又称阻尼减振，是在受控对象上附加阻尼器或阻尼元件，通过消耗能量使响应减小，也常用外加阻尼材料的方法来增大阻尼。阻尼可使沿结构传递的振动能量衰减，还可减弱共振频率附近的振动。阻尼材料是具有内损耗、内摩擦的材料，如沥青、软橡胶以及其他高分子涂料等。

5. 修改结构

这是一种比较新的技术手段，目前受到众多学者的重点关注。它实际上是通过修改受控对象的动力学特性参数使振动满足预定的要求，从而不需要附加任何子系统的振动控制方法。所谓动力学特性参数是指影响受控对象质量、刚度与阻尼特性的参数（如惯性元件的质量、转动惯量及其分布等）。

（林瀚生）

第三节　护　听　器

护听器是预防噪声危害的个体防护装备（personal protective equipment，PPE）。所有护听器基于其设计和使用的材料类型都具有降低噪声的特性。常见的护听器有各类耳塞和耳罩。耳塞设计是多样化的，其类型包括泡棉耳塞、预成形耳塞、免揉搓型泡棉耳塞、环箍式（耳机型）耳塞以及其他类型耳塞（例如，定制型耳塞）。耳罩按佩戴方式可分为环箍式耳罩和装配式耳罩。环箍式耳罩分为头顶式、颈后式、下颏式和多向环箍式。装配式耳罩需要固定在安全帽或面屏等头面部防护用品上组合使用。

有些耳罩和耳塞带有电路。作为护听器，应首先具备基本的降噪功能，而电路的作用是帮助实现沟通。例如，有些护听器可以与对讲机连接，适用于需要在噪声环境中使用对讲机的场合。有些护听器可以还原或放大周边的环境声音（例如，交谈、警报声、叉车等设备的声响），同时对高噪声提供防护，适用于偶发性噪声的场合。

1. 护听器的防护性能

护听器的防护性能指标是其声衰减值，标称在产品包装上。评估方法是按照适用标准，在实验室条件下对不同频率的声音测试一组受试者没有佩戴护听器时的听阈和佩戴护听器后的听阈，两者之差即听阈位移，把这些数据代入公式计算得到护听器的声衰减标称值，单位是分贝（dB）。

目前，国内还没有开展护听器声衰减的检测。在欧美等地区有相关标准和测试，这些标准在测试条件、程序、计算公式等方面均有所不同，依据不同标准获得的标称值不能彼此换算。国内常参考符合 ISO 标准的标称值。欧洲是依据 ISO 标准检测并认证护听器的地区，对应的产品标准为 EN 352 系列标准。表 4-3-1 显示了某耳塞依据欧洲 ISO 标准方法得到的 3 种标称值：SNR，H、M、L 和倍频带。SNR 是单值评定量（single number rating），用一个数值来标称产品的声衰减性能；H、M、L 是标称产品高、中、低频的声衰减；倍频带标称值是标出每个测试频率的声衰减（63 Hz 为可选）。这些标称值来源于同一组测试数据，展示的细节和应用的方法不同，对应使用的噪声接触值也有所不同。国标 GB/T 23466—2009《护听器的选择指南》中介绍了护听器标称值的应用方法建议。

表 4 − 3 − 1　某耳塞的声衰减标称数据示例

频率（Hz）	63	125	250	500	1000	2000	4000	8000
平均声衰减（dB）	34.8	37.0	38.2	40.2	39.9	40.1	41.9	41.1
标准偏差（dB）	5.0	5.7	6.0	4.5	5.0	3.3	3.8	3.7
假设防护值（dB）	29.8	31.3	32.2	35.7	34.9	36.8	38.1	37.4

注：$SNR = 38$ dB，$H = 37$ dB，$M = 36$ dB，$L = 34$ dB 的条件下测得。

2. 护听器的选择

对护听器的选择可参考国家标准 GB/T 23466 中的建议，根据噪声强度、使用者的习惯、喜好、个体适合性、作业需求、与其他装备的兼容性等因素，选择性能相宜的护听器。

（1）根据噪声接触强度选择护听器。目前最常用的是 SNR 方法，需要注意的是，SNR 应与 C 计权的噪声接触值相减，即 C 计权噪声接触值减去 SNR 后应落在 $70 \sim 80$ dB（A）的范围内。

举例：

某作业场所 8 小时等效连续噪声接触值为 98 dB（A）、100 dB（C），计算方法为：

$$L_C - SNR = 70 \sim 80 \text{ dB(A)}$$
$$SNR \text{需求值} = 100 - (70 \sim 80) = 20 \sim 30 \text{ dB}$$

应在 SNR 为 $20 \sim 30$ dB 的范围内选择合适的护听器。

SNR 方法比较简单，但不能精确地反映护听器对不同频率的声音的防护能力，对某些噪声的防护估算可能会存在偏差。GB/T 23466 中的建议是当使用单一护听器防护 A 计权接触值达到 110 dB 的噪声时，要用倍频带法或者 HML 方法进行计算筛选。

倍频带法需要使用倍频带噪声声压级和护听器的倍频带标称值。倍频带法的计算示例如图 4 − 3 − 1 所示。计算过程是用 A 计权的倍频带噪声接触值减去对应倍频带频率下护听器标称的平均声衰减，再扣除每个频率下的标准差，得到倍频带防护后的有效声压级。按照声压级叠加的计算方法，计算噪声的总 A 计权声压级和防护后的总声压级，两者相减得到护听器对于给定噪声的声衰减。应用倍频带法需要测量倍频带噪声接触值，对于移动岗位或者非稳态噪声，应使用倍频带个体噪声计测量得到。这种方法较为精确，充分考虑了噪声的频谱特性和护听器对不同频率声音的衰减能力。如果噪声的频谱发生改变，或者使用不同的护听器，都需要重新计算。这种方法较为复杂，很少在实际中应用。

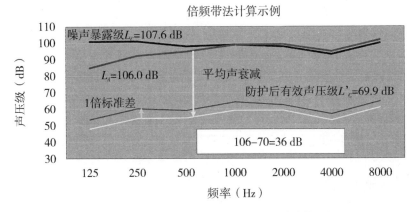

图 4 - 3 - 1　应用护听器倍频带标称值的计算示例

计算筛选的另一种方法是 HML 法。这种方法使用 A 计权和 C 计权的噪声接触值以及护听器的 HML 标称值。基本的计算方法是将 C 计权和 A 计权噪声接触值相减，通过它们的差值来判断噪声是高频为主还是低频为主，然后代入对应的公式中，计算噪声级的降低量预估值 PNR。得出 PNR 以后，用 A 计权噪声接触值减去 PNR，就得到防护后的有效声压级。例如，采用图 4 - 3 - 1 所示的噪声和表 4 - 3 - 1 的护听器声衰减标称值计算，$L_C - L_A \leqslant 2$ dB，采用公式（1）计算得到 PNR 为 36.1 dB，防护后声压级为 70 dB（A）。

当 $L_C - L_A \leqslant 2$ dB 时，应用公式 1，

$$PNR_x = M_x - \frac{H_x - M_x}{4}(L_C - L_A - 2) \qquad (4 - 3 - 1)$$

当 $L_C - L_A > 2$ dB 时，应用公式 2；

$$PNR_x = M_x - \frac{M_x - L_x}{8}(L_C - L_A - 2) \qquad (4 - 3 - 2)$$

如果使用单一护听器不能满足声衰减要求时，可采取双重防护，同时佩戴耳塞和耳罩。双重防护组合声衰减的计算是在声衰减较高的护听器的 SNR 上增加 5 dB。若双重防护依然无法满足要求，应考虑其他途径，例如，缩短噪声接触时间。

护听器的声衰减应与噪声接触强度相称。护听器声衰减要足够高，能提供充分的防护。但是过高的声衰减会使人产生孤立感，觉得难以适应；还会屏蔽很多有用的声音，例如，说话声和报警声，影响必要的沟通，这与使用者的听力状况相关，患有听力损失的使用者感觉更明显。因此，需要依据噪声接触情况并充分听取使用者的反馈，选择声衰减适宜的护听器。

（2）佩戴舒适性。护听器的舒适性与使用者是否愿意正确以及长时间佩戴护听器关系极其紧密，直接影响其实际防护效果。选择舒适的、使用者乐于接受的护

听器是非常重要的。舒适性感受因人而异，GB/T 23466 建议通过个体试戴和评估，提供几种护听器备选或轮换佩戴。在护听器发放使用后，还要注意跟踪员工的反馈，及时修正和改善选型和使用中的问题，保证员工长时间佩戴护听器。

（3）沟通的需要。在噪声环境中沟通，信噪比是非常重要的。护听器会降低噪声和语音的强度，但并不影响其信噪比，听力正常的使用者佩戴护听器后依然可以听到高信噪比的信息。反之，如果语音信息信噪比低，不管是否佩戴护听器都难以听清。在噪声环境中沟通，说话或者使用对讲机应提高音量，这样接收者才能听到语音。企业可以提供具有不同声衰减能力和特点的护听器供使用者体验，改善噪声环境中沟通的效果。如果背景噪声很高，通过提高说话或对讲机音量仍然无法听清楚，应暂时离开现场到较安静的地方沟通。如果需要在高噪声环境中进行关键的语音通信，可使用功能适宜的带电路的护听器辅助沟通，例如，带双向语音通信功能的护听器。

（4）其他因素。使用便利性和与其他物品的匹配性直接影响使用者使用护听器的主观能动性和佩戴时间。应根据作业现场和个体情况选择护听器，例如，耳道有感染者不要使用耳塞；使用者需要佩戴多种 PPE 时，可考虑选择可以组合佩戴的耳罩或者耳塞类产品。

3. 护听器的使用和维护

不同护听器佩戴、维护的方法不同，应按使用说明书的指引使用和维护产品。每次使用前要检查护听器状态是否良好，当存在老化、变形、开裂、脏污等问题时及时清洁、更换配件或整体更换。使用后清洁产品表面并保存在干燥、阴凉、洁净的地方；对于随弃式耳塞，应及时废弃。

4. 护听器的个体适合性检验

大量现场研究已经证明，由于使用者的适合性、佩戴技巧和主观能动性存在差异，虽然有些人能取得有效的防护，但是也有许多人取得的声衰减比产品的标称值低很多，个体之间差异非常大。在我国，研究人员在开展的护听器使用者现场调查中发现，护听器实验室标称值不能反映员工所取得的个人声衰减值（personal attenuation rating，*PAR*），标称值的相对高低与 *PAR* 的相对高低关联性很差；未正确选择和佩戴护听器是导致受访员工基线 *PAR* 呈现巨大个体差异并低于防护需求值和标称值的主要原因。随着技术的发展和对现场防护情况的深入了解，人们已经认识到通过扣减标称值预估现场防护值的做法并不能切实地解决现场个体防护的问题，因为它们都不能根据护听器的适用性、号型、设计等差别进行选用，也无法估计员工生理特点和佩戴技巧等方面的个体化差异对实际防护水平所带来的种种影响。除此以外，扣减标称值的做法还可能会使企业依赖"一刀切"的扣减标称值的方式来选择护听器，一味地追求高标称值，而忽视了个体差异和舒适性的问题，使其结果适得其反，因此这种方法正逐渐被淡化或取代。GB/T 23466 没有提供标称值的扣减建议，而是建议通过实际佩戴和试用验证选择。在一些地区和国家新修订的护听器选择指南性标准中，建议应用护听器个人适合性检验来验证产品对使用者的适用性以及使用者的佩戴效果，例如，加拿大国家标准 CSA Z 94.2—2014 和欧盟标准 EN 458：2016 推荐在选择、使用护听器和培训佩戴护听器时进行个人适合性检验。个体适合性检验着眼于现场和个体，可以甄别出需要干预的员工，实行落实到个体的防护效果验证并及时提供个性化的干预，是解决噪声现场个人防护问题的有效措施。

目前市面上有多种已经商业化的护听器个体适合性检验系统，它们采用的技术是多样化的，方法和设计各不相同。这些系统是借助心理物理学（主观性）和/或使用传感器的物理学（客观性）测试技术，对一个护听器在给定个体的特定佩戴中实现的声衰减进行评估。主观性测试中，护听器使用者要对特定的声音信号做出响应，例如，测量听阈的方法要求判断是否听到声音，或采用响度平衡的方法要对左右耳听到的声音的大小做出判断等。客观性测试不需要人的响应，例如，使用传声器测量声压级，使用压力传感器测量耳塞内的气压变化。有些系统使用未经任何改动的标准护听器，有些系统需要对护听器进行改动或者使用代用护听器。有些系统能测试多个频率下的声衰减、组合频率下的声衰减，或使用不同类型的测试信号。除了基本测试技术上的差异外，适合性检验系统的评估结果的报告方式也有不同。系统可以把使用者的声衰减与目标值对比后报告"通过"或"不通过"；或者会生成 PAR 来量化使用者取得的声衰减。Murphy 对比了 6 个适合性检验系统，发现不同的适合性检验系统并不总能得出可以相互比较的 PAR，不同系统报告的 PAR 结果含义也不一定相同。对于使用者而言，开展个体适合性检验，获得有意义的、可靠的结果，是识别防护不足、需要接受干预的员工的重要依据。适合性检验系统的使用者要通过学习科技文献、相关的国内外标准，了解各种检验系统的特点。选择经由标准化的程序、报告、设计和评估的可靠性好的个体适合性检验系统开展测试，会让人对数据的准确性和质量更有信心。

（刘玉飞　傅绍杰　吴颜卿）

第四节　防振手套

防振手套一般是以棉纱手套和革制手套为基础，在手套掌部设置一定厚度的泡沫塑料、乳胶以及空气夹层合成橡胶或泡沫橡片等减振材料组合成的手套，主要用来吸收和隔离振动。防振效果与振动本身频率有关，当振动频率低于 150 Hz 时，大多数防振手套通常只能微弱地降低手传振动水平。此外，带有减振材料的防振手套能够减弱振动频率高于 150 Hz 的传递到手部的振动，但并不能完全消除暴露于手传振动的健康风险。研究表明，防振手套通常会引起正反两方面的健康影响。积极影响为：可一定程度上减少手指刺痛和麻木感觉，并保持手部的温暖和干燥。负面的影响为：可能增加控制振动机器时所需的握力，从而一定程度上增加手和手臂的疲劳感。此外，使用较厚的减振材料通常可以提高减振效果，但同时可能减低作业工人手指灵活性和舒适性，特别是部分对手指灵活性要求较高的作业，如手持工件打磨岗位。

参考 *Mechanical Vibration and Shock-Hand-arm Vibration-Measurement and Evaluation of the Vibration Transmissibility of Gloves at the Palm of the Hand*（ISO 10819 – 2013）和《机械振动与冲击 手传振动 手套掌部振动传递率的测量与评价》（GB/T 18703 – 2021）标准，防振手套的振动传递率均值应满足：中低频（25 ~ 200 Hz）振动传递率≤0.6、中高频（200 ~ 1600 Hz）振动传递率≤0.9；手套的手掌部分和手指与拇指部分应放置相同减振材料，减振材料应覆盖整个手掌，即应覆盖每个手指的 3 个指骨（拇指为两个指骨），设置在手套手指和拇指部分的减振材料的厚度应等于或大于放置在手套手掌部分的减振材料厚度的 0.55 倍。防振手套手掌部分减振材料的厚度不应大于 8 mm，主要原因是：使用带有嵌入式减振材料的手套通常会降低与抓住机器手柄相关的手握强度，意味着工人需要使用更大的握力来实现对相同设备／工件的操作控制。根据不同材质分类，防振手套主要分为以下 7 种。

（一）橡胶管式

这种类型的防振手套是在手指和手掌的每个关节之间，设置固定的天然橡胶制作的橡胶管，使手套有吸收振动和能够弯曲的优势，且具有良好的隔热性和耐热性。

（二）海绵式

这种类型的防振手套是在手掌部安装海绵，如果海绵足够厚，能提高吸收振动的效果。但若太厚，弯曲部分的抵抗力就会增大，可能会妨碍正常操作。

（三）气眼式

这种类型的防振手套通常质量很小，灵活性很好，但耐用性较差。若因外力作用使减振面损坏，其吸收振动的性能则会大大降低，因此不适合破坏性太大的作业岗位。

（四）气眼与海绵共享式

这种类型的防振手套的气眼在外力的作用下容易损坏，在气眼的基础上加上海绵就能有效地预防这种情况，且吸收振动性能较高，同时提高了耐用性。

（五）空气式

这种类型的防振手套是用专业的气泵向手套内装入空气，其减振性能非常优越。但如果空气太满，会很容易破裂。而且该类手套一般比较笨重，不适用于对灵活性要求比较高的作业岗位，但对于大部分手持工具振动作业岗位是首选的防振手套。

（六）圆形橡胶式

这种类型的防振手套是把像章鱼吸盘一样的橡胶管切短，安装到尼龙手套表面。整体设计与橡胶管式类似，灵活性较好。由于增加了摩擦力，可以有效降低作业工人握持工具／工件时使用的握力，但减振效果一般较差。

（七）麻纱式

这种类型的手套在使用时，即使将两副手套重叠在一起，被有效压缩后，其反弹性依然很小，吸收振动的效果也较差（依据相关标准，通常不能定义为防振手套）。但由于价格低廉，目前被大多数企业购买并配置使用。

总的来说，目前绝大多数防振手套对于中低频振动的减振效果不理想，但对于高频率振动具有较好的减振效果。因此，企业在为工人选择防振手套前，建议了解防振手套说明书的技术参数，或将防振手套送去具有相关资质的测试机构进行手套振动传递率测试，明确防振手套实际减振效果，并结合实际感受与作业需求（如灵活性、安全性、耐用性或其他防护需求等），为接振工人配备合适的防振手套。需要注意的是，在使用防振手套的过程中，若防振手套出现磨断、破损，或漏出防振材料等不良情况，应及时进行更换。

（林瀚生）

第五节 典型案例分析

一、工程防护整改案例

(一) 某石化企业罗茨鼓风机噪声治理

1. 整改目的

某石化企业在职业病危害因素日常检测中发现聚乙烯装置外操岗位每周 40 小时等效声级达到 87.2 dB（A），超过我国职业接触限值要求。经现场调查分析，高压罗茨鼓风机设备是造成外操岗位噪声超标的主要原因。为改善作业场所工作环境与控制噪声危害，企业决定对罗茨鼓风机噪声进行治理。

2. 现状调查

罗茨鼓风机属容积式风机，是利用两个叶形转子在气缸内做相对运动来压缩和输送气体的回转压缩机，广泛应用于污水处理曝气、塑料装置的气力输送以及低压力场合的气体输送和加压系统，属于石油化工装置的典型高噪声设备。本项目涉及的罗茨鼓风机其技术规格为电机功率 90 kW，转速 1550 r/min，排气体积 3655 m³/h，压力入口 0.1 MPa，出口 0.14 MPa。为掌握治理对象噪声特征、产生原因与主要声辐射部位，确定治理技术方案对其进行调查分析。

（1）声源特征分析：本项目拟治理的罗茨鼓风机在满负荷运行时噪声强度最高可达 105 dB（A）。罗茨鼓风机噪声源主要来源于气缸、进出风口管道处、空气过滤器处及电机处。其中，气缸处噪声是由于转子运动压缩空气产生的气动性噪声及振动性机械噪声；进出风口管道及空气过滤器处噪声是由于压力变化较大产生的气动性噪声及振动性机械噪声；电机处噪声主要是由电机运行的电磁噪声、电机风扇转动的气动噪声、皮带转动的机械性噪声组成。在距离设备 30 cm 处四周均匀布点进行检测，显示罗茨鼓风机本体及附近噪声频谱呈现宽频特征，罗茨鼓风机进口过滤器处噪声频谱呈现低频特征，详细结果如表 4-5-1 所示。

表 4-5-1 罗茨鼓风机噪声频谱特征

检测位置	声压级 dB（A）	倍频带声压级 dB（A）							
		63	125	250	500	1000	2000	4000	8000
空压机右前方	97.2	54.9	77.0	83.7	92.2	92.1	91.1	85.6	75.0
空压机右侧中部	100.1	55.5	82.8	88.7	96.4	94.6	91.8	85.0	73.0
空压机右后方	98.8	58.1	80.4	85.8	95.3	93.8	89.9	83.1	70.6

续上表

检测位置	声压级 dB（A）	倍频带声压级 dB（A）							
		63	125	250	500	1000	2000	4000	8000
空压机正后方	97.2	57.4	83.4	88.0	92.2	91.0	91.1	82.1	71.1
空压机左后方	98.1	60.9	79.5	88.1	93.8	91.8	91.9	92.9	75.5
空压机左侧中部	98.5	66.9	85.5	89.5	94.5	91.2	91.2	84.1	75.1
空压机左前方	98.5	59.2	84.2	87.0	95.1	91.4	91.2	85.1	75.4
空压机正前方	99.9	59.5	86.4	85.9	94.9	93.9	94.0	88.4	78.1
空压机出口管道第一弯头	103.9	64.4	84.7	78.4	88.0	96.9	101.2	96.8	84.8
空压机出口管道三通	102.3	63.2	80.7	78.9	88.3	95.6	98.9	96.3	84.1
空压机出口管道阀门	104.0	64.2	77.8	81.2	89.0	100.8	98.7	96.4	83.6
空压机进口过滤器	99.9	70.6	91.0	84.7	91.5	94.2	94.7	80.3	77.3

（2）主要声辐射部位分析：本项目所在生产装置为多层框架结构，治理对象布置在装置的底层，周围遍布其他生产设备设施，现场声场环境复杂，对声源的准确分析构成较大挑战。为提升治理方案的科学性、针对性和经济性，利用声成像仪对罗茨鼓风机主要声辐射部位进行扫描分析。分析结果显示空压机缸体、空压机进风口管道三通处、进风口阀门处为主要声源辐射部位。声成像分析如图 4-5-1 所示。

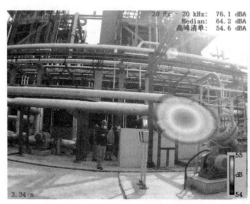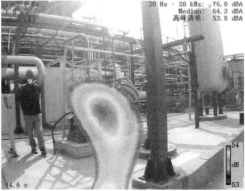

图 4-5-1　罗茨鼓风机声成像分析

（3）原有降噪设施效果分析：对罗茨鼓风机原有隔声罩调查分析发现其在设计和安装过程中存在的诸多问题导致隔声罩降噪效果不佳，表现为：①隔声罩散热口、管道孔洞多且无采取任何消声措施导致漏声多；②无通风散热系统，夏天无法全密闭；③管道系统未做降噪处理；④进气消声器设计不当，消声效果差。罗茨鼓风机噪声治理前情况如图4-5-2所示。

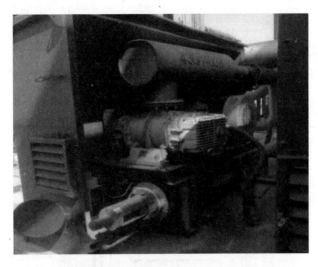

图4-5-2　罗茨鼓风机噪声治理前

3. 整改方案

在充分分析罗茨鼓风机噪声源特征、主要声辐射部位和现有降噪设施存在问题的基础上，综合考虑噪声控制目标、工艺设备运行、巡检和检维修等需求，制订噪声治理技术方案。

1）设备本体降噪方案。考虑到罗茨鼓风机需要定期测温、更换润滑油、更换皮带、机壳吊出内壁粉刷防腐涂料等操作，隔声罩形式选用滑动吊轨式对开隔声罩，内层加装设备随形隔声罩。

用噪声评价数（noise rating，NR）曲线进行噪声评价，将罗茨鼓风机气缸与电机连接处噪声倍频程声压级与罗茨鼓风机目标NR曲线对比，计算噪声源各中心频率降噪量，详见表4-5-2。根据噪声源各中心频率降噪量选择合适材料，设计隔声罩的壁板结构、观察窗和操作门等。罩体壁板结构从内向外组成依次为：镀锌穿孔板0.8 mm—玻璃布—高频吸声结构50 mm—中低频吸声结构50 mm—低频阻尼结构3 mm—镀锌喷塑压型板0.6 mm。隔声观察窗采用双层亚克力板，用于观察设备仪表显示及罩体内设备运行状态，方便工作人员及时掌握罩内情况。罗茨鼓风机隔声罩结构和罩体壁板结构见图4-5-3和图4-5-4。

表 4-5-2　罗茨鼓风机气缸与电机连接处各中心频率降噪量

倍频程（Hz）	LA	63	125	250	500	1000	2000	4000	8000
声源声压级 dB（A）	104.0	90.9	92.6	90.8	91.9	101.3	96.5	94.2	85.6
NR75		94.7	87.2	81.7	77.9	75	72.6	70.8	69.2
超标值		-3.8	5.4	9.1	14	26.3	23.9	23.4	16.4

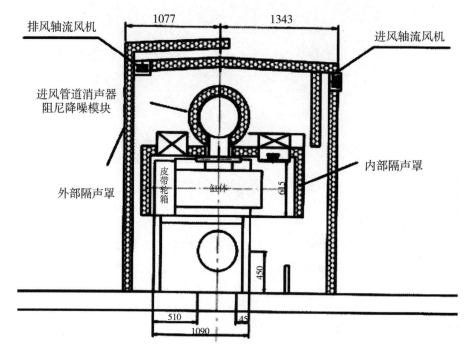

图 4-5-3　罗茨鼓风机隔声罩结构

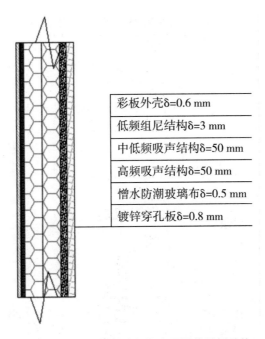

彩板外壳δ=0.6 mm

低频组尼结构δ=3 mm

中低频吸声结构δ=50 mm

高频吸声结构δ=50 mm

憎水防潮玻璃布δ=0.5 mm

镀锌穿孔板δ=0.8 mm

图 4 – 5 – 4 罗茨鼓风机隔声罩罩体壁板结构

运用式（4 – 5 – 1）至式（4 – 5 – 3）分别计算隔声罩理论平均隔声量和插入损失

$$IL = 10\lg\left(\frac{\alpha_1 + \tau_1}{\tau_1}\right) = R_1 + 10\lg(\alpha_1 + \tau_1) \qquad (4 - 5 - 1)$$

（不包括因加隔声罩后罩内声压级 L_{P1} 的增加）

式中，R_1——罩的隔声量（dB）；

α_1——罩内表面的平均吸声系数；

τ_1——罩的透射系数。

隔声罩透声很小时，隔声插入损失近似

$$IL = R_1 + 10\lg(\alpha_1) \qquad (4 - 5 - 2)$$

经验隔声量公式：

$$\begin{cases} \overline{TL} = 13.5\lg m + 14, (m \leqslant 200\ \text{kg/m}^2) \\ \overline{TL} = 16\lg m + 8, (m \leqslant 200\ \text{kg/m}^2) \end{cases} \qquad (4 - 5 - 3)$$

每块隔声板的平均隔声量为 $\overline{TL} = 29.1$ dB。

2）通风散热设计。加装隔声罩后若无良好的散热设计会影响设备的正常散热，严重时可能会引起设备故障，造成非计划停工，散热设计不良往往是限制隔声罩应用效果和范围的重要因素。为此，本项目在对设备主要热源及发热量分析的基础上，通过通风散热量计算和流体仿真优化气流组织设计后形成通风散热方案。

（1）热源分析。通过对隔声罩内部发热设备及发热量的分析，罩内热源主要由以下六部分组成：①罗茨鼓风机机壳表面的热辐射；②齿轮和轴承摩擦产生的摩擦发热；③主电机的发热；④光辐射到隔声罩内部的热量；⑤罩内风管表面的热辐射；⑥通风换气扇（轴流风机）电机的发热。隔声罩内的热源还有噪声透射损失、罩内气体分子对流碰撞损失和设备振动等的发热量，但这部分发热量较小，通常忽略不计。

（2）通风量计算。根据式（4 - 5 - 4）、式（4 - 5 - 5）计算罗茨鼓风机散热所需冷量。消除隔声罩内余热所需的风量可用下式计算：

$$V = \frac{3600Q}{\ell C(t_p - t_0)} \qquad (4 - 5 - 4)$$

式中，Q——发电机、增压机、油站等设备产生的余热量，单位：kW；

通常有：

$$Q = \eta \cdot N \qquad (4 - 5 - 5)$$

η——综合系数，根据不同设备选取，范围常为 $0.1 \sim 0.8$；

N——工作机额定功率，单位 kW，91 kW；

C——空气的质量比热，其值为 1.01 kJ/kg·℃；

ℓ——空气的密度 1.29 kg/m³；

t_p——室内（或罩内）允许气温，取 60 ℃；

t_0——室外（或罩外）空气温度，取 40 ℃。

上式中 t_p、t_0 根据《工业建筑供暖通风与空气调节设计规范》（GB 50019—2012）规定，t_0 按工程所在地区夏季通风室外计算温度选取，t_p 按工程所在地区夏季生产厂房工作地点允许温度选取。因此，设计需要送风冷量 $V = 1257$ m³/h。

（3）气流组织设计与优化。根据现场情况，罗茨鼓风机选择了单侧进风与上部单侧排风的气流组织形式；进风口设置 3 个轴流风机，外部冷空气通过消声迷道从隔声罩的中下部进入隔声罩内；冷空气流经设备主体，在罩内换热后形成热升空气；排气口设置 3 台轴流风机，将热空气排出，排风口设置消声迷道，降低排气噪声；在温度最敏感位置，设置了温度监控探头，并与排风风机连锁。见图 4 - 5 - 5。

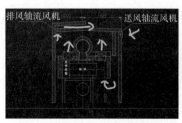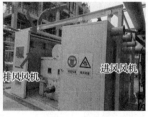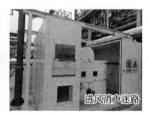

图 4 - 5 - 5　隔声罩气流组织示意

为保证良好的气流组织、提升机械通风系统的效率，利用计算流体力学（computational fluid dynamics，CFD）方法对通风散热方案进行数值模拟，在热源参数一定的情况下对隔声罩内气流的温度分布、速度分布进行模拟，优化技术方案、寻找最佳的解决办法。见图 4-5-6。

a. 模拟夏季极端环境条件：罩外环境温度 40 ℃；

b. 在设计方案下，罩内温度场在 40 ～ 52 ℃ 之间（满足 <70 ℃ 的要求），高温区域主要集中在隔声罩顶部位置，罗茨鼓风机主体高度范围内温度不高于 47 ℃；气流流速在 0.54 ～ 8.6 m/s 之间。

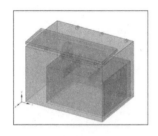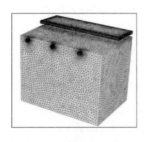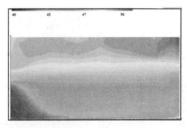

图 4-5-6　隔声内温度场合气流场计算机仿真优化

3）管道降噪措施。对设备顶部进风管道、底部送风管道进行吸隔声包扎。吸隔声包扎结构从内向外组成依次为：低频阻尼结构 5 mm—高频吸声结构 50 mm—中低频吸声结构 50 mm—镀锌喷塑彩钢板 0.6 mm。考虑设备检修及维护要求，管道包扎制作成半柱面模块；安装时直接将两瓣包扎模块贴紧管壁，通过卡扣连接即可。管道阻尼吸隔声包扎的降噪量通常可达到 25 ～ 30 dB。见图 4-5-7。

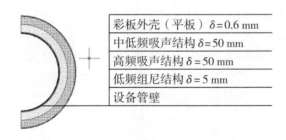

彩板外壳（平板）$\delta=0.6$ mm
中低频吸声结构 $\delta=50$ mm
高频吸声结构 $\delta=50$ mm
低频组尼结构 $\delta=5$ mm
设备管壁

图 4-5-7　管道降噪结构设计

4）进风口消声器的设计。用噪声评价数（NR）曲线进行噪声评价，将罗茨风机进风口空气过滤器处测点噪声倍频程声压级与目标 NR 曲线对比，计算噪声源各中心频率降噪量（表 4-5-3）。

表4-5-3　罗茨风机进风口空气过滤器处各中心频率降噪量

倍频程（Hz）	LA	63	125	250	500	1000	2000	4000	8000
声源声压级 dB（A）	99.9	96.8	107.1	93.3	94.7	94.2	93.5	89.3	78.4
NR75		94.7	87.2	81.7	77.9	75	72.6	70.8	69.2
超标值		2.1	19.9	11.6	16.8	19.2	20.9	18.5	9.2

根据噪声源各中心频率降噪量选择合适的材料，制作进风口空气过滤器消声器。考虑到该罗茨风机进风口空气过滤器所使用过滤棉需要定期更换，消声器选用半固定式卡扣消声器。初步判定需要选用阻性消声器进行消声，消声量计算按照式（4-5-6）。阻性消声器结构见图4-5-8。

$$\Delta L = \varphi(\alpha_0)\frac{P}{S}l \qquad (4-5-6)$$

式中，$\varphi(\alpha_0)$——与材料吸声系数 α_0 有关的消声系数

　　L——消声器的有效长度 1.154 m；

　　P——消声器通道横断面周长 2.9 m；

　　S——消声器通道有效横断面面积 0.135 m²。

根据吸声材料的吸声特性 $\alpha_0 = 0.75$，代入公式计算 $\Delta L = 24$ dB。

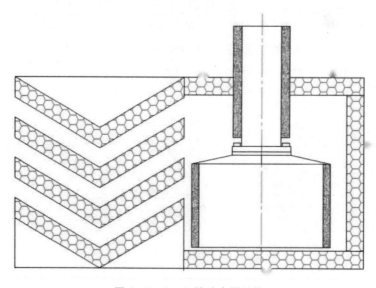

图4-5-8　阻性消声器结构

4. 实施改造与效果验证

按照设计方案，企业对罗茨鼓风机实施了噪声治理改造，包括设备加装隔声罩、进风口空气过滤器增设消声器和管道采取吸隔声包扎。改造完成后对降噪效果

进行了检测与效果评估。罗茨风机本体噪声强度检测结果显示，距离罗茨风机本体10 cm处的噪声由实施前的103.9～104 dB（A）降低为73.4～75.6 dB（A），距离罗茨风机西侧20 m处的空旷处的背景噪声为71.2 dB（A）。距离进风口空气过滤器10 cm处的噪声由实施前的99.9 dB（A）降低为74.1 dB（A），距离罗茨风机西侧20 m处的空旷处的背景噪声为71.2 dB（A）。外操岗位40 h等效声级由治理前的87.2 dB（A）降低为81.4 dB（A）。在最热月份对隔声罩内的温度连续监测显示，隔声罩内温度稳定维持在43.2 ℃以下，通风散热效果良好。见表4-5-4、图4-5-9。

表4-5-4　治理前后噪声强度检测结果对比

测点	外部隔声罩外东侧	风机压力表及缸体处（设备南侧）	管道分叉处	管道阀门处	进风空气过滤器
治理前	90.0 dB（A）	100.7 dB（A）	102.3 dB（A）	104.0 dB（A）	99.9 dB（A）
治理后	74.4 dB（A）	73.4 dB（A）	80.9 dB（A）	77.7 dB（A）	78.8 dB（A）

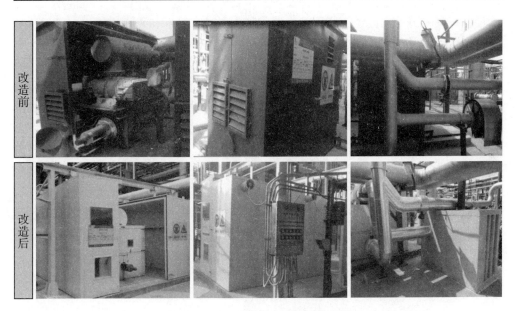

图4-5-9　噪声治理前后现场效果

5. 小结

罗茨风机作为风机中的"声老虎"，是工业企业噪声控制的焦点和难点。在罗茨风机噪声治理过程中，除去噪声治理技术水平问题，导致罗茨风机噪声难治理的原因有：①由于罗茨风机安装前未做好减振施工，特别一些建成年代较早的生产装置，建厂安装风机时未考虑减振施工，如为管道设置落地弹性支撑、为风机设置混凝土减振台座、为风机底座设置金属阻尼减振器等，同时需长期远行的装置不能为风机更换减振基础等作业而随便停车或长期停车，导致罗茨风机等高压风机噪声治理较为困难。②生产装置一年 365 天不间断运转，这为罗茨风机的长周期运行提出了很高的要求，企业因此提高了罗茨风机等高压风机的巡检、维护频率及电机温度可控度，使其一直保持安全的运行状态，因此现有的风机隔声罩均为全密闭式的，并且空间有限，严重影响了风机的巡检测振、测温、更换润滑油、涂刷防腐油漆等巡检与维护作业的开展，更由于通风不良，严重影响了电机散热，导致风机因电机过热停机、烧机事故时有发生。③生产装置一般 4～5 年进行一次全厂大检修，届时罗茨风机等高压风机要从基座上拆除，对各部件进行探伤、校正、保养、更换等作业，现有的全密闭隔声罩就要拆除。很多情况是拆除完发现隔声罩无法安装如初；甚至因拆解过程导致隔声板变形，无法安装回位而缺失，散热、隔声效果大打折扣，导致隔声罩部分因无法安装回位而缺失。

本项目以罗茨风机作为噪声治理研究对象，采用了对开吊轨式隔声罩、模块化隔声等降噪技术充分满足石化企业职工日常巡检、日常维护、大型检修拆除设备时对作业空间足够、推拉轻便等不同要求，做到了隔声效果有保证、电机散热效果能满足、外部隔声罩推拉轻便，内部模块化隔声罩随时可拆；采用进风口空气过滤高效模块化消声器对距离较远的进风口起到了很好的消声作用，同时企业定期更换过滤材料时只需打开卡扣，消声器前后分离，便可更换。本工程实践显示，对开吊轨式隔声罩配合模块化隔声部件及空气过滤器消声器能有效降低罗茨风机噪声，可为企业噪声治理提供有益借鉴。与此同时，笔者在实践过程中发现这种对开吊轨式隔声罩需要空间相对独立，较为适合大型机组的噪声控制，对于装置小型机泵集中布置的情况，这种降噪形式在空间上难以实现。因此，后续还需要继续进行技术开发与设计优化，以期为相关设备提供高适应型的降噪技术和产品。

(二) 某化纤装置高压风机噪声治理

1. 整改目的

某化纤装置风机厂房内布置有一台高压风机，设备运行时噪声强度为 103.1 dB（A），作业人员定期进入风机厂房对风机进行巡检造成岗位噪声超标。为使作业人员噪声暴露水平低于国家职业接触限值，降低听力损失风险，实施高压风机噪声治理。高压风机噪声治理前见图 4-5-10。

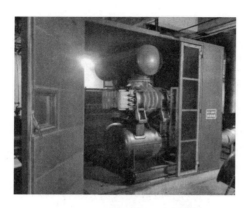

图4-5-10 高压风机噪声治理前

2．现状调查

（1）声源特征分析。本项目高压风机在满负荷运行时噪声强度最高可达103.1 dB（A），噪声源包括设备本体的机械动力性噪声、进出风管和电机散热风扇的空气动力性噪声。距离设备30 cm处检测显示500～1000 Hz范围内噪声强度较高，噪声频谱呈中、低频特征，详细结果见表4-5-5。

高压风机布置在厂房内，室内反射混响严重，利用声成像仪对治理对象扫描分析显示，进风过滤器、设备联轴器和进出风管变径与三通等是主要声辐射部位。

表4-5-5 高压风机各中心频率降噪量

倍频程（Hz）	LA	63	125	250	500	1000	2000	4000	8000
声源声压级 dB（A）	103.1	49.7	60.6	83.3	99.8	93.3	86.6	76.2	65.7

（2）原有降噪设施效果分析。高压风机原有降噪设施存在的主要问题有：①通风换气量不足、气流组织欠佳导致散热效果不好，隔声罩处在敞开状态导致隔声效果大打折扣；②隔声罩壁板选用常规材料对低频噪声控制不佳；③隔声罩直接安装在设备减振的基础上，造成隔声罩本体振动明显，向外辐射噪声。

3．整改方案

本项目高压风机为生产工序中的重要设备，其正常运转对装置的生产至关重要，因此治理方案在满足降噪要求的基础上必须充分考虑设备的稳定运行要求。本项目整改难点包括低频噪声控制、良好的通风散热和设备检修便捷性需求。在对现场充分勘测分析的基础上形成以下治理方案：

（1）降噪方案。本项目采用高压风机加装模块化隔声罩、联轴器安装弧形安全降噪构件、流体管道进行吸隔声包扎的降噪方案。

结合高压风机的外形结构设计全模块化、拼装型隔声罩，既可实现良好的降噪，又可实现快速安装、拆卸，便于设备的检修。隔声罩上设计观察窗、操作门可

175

以尽量减少作业人员进入隔声罩内，降低对噪声的暴露。

　　用噪声评价数（NR）曲线进行噪声评价，计算各中心频率降噪量并选择合适的材料，设计隔声罩的壁板结构、观察窗和操作门等。针对本项目高压风机低频噪声，对隔声罩壁板的结构和材质进行专门设计，由内到外依次为：1 mm 镀锌穿孔板 – 25 mm 玻璃棉（容重 48 k） – 38 mm 吸声超构材料 – 3 mm 阻尼层 – 2 mm 冷轧钢板，各层之间设置龙骨，包括竖龙骨、沿顶龙骨、沿底龙骨及横撑龙骨。相比于传统隔声罩结构及材质构成，本项目为解决低频噪声控制难题，将局域共振型超构材料应用到隔声罩的壁板的设计中。声学超构材料作为一种新型的人工结构材料，理论上，在较薄的尺寸下即可实现对低频噪声的有效控制。高压风机噪声隔声罩结构如图 4 – 5 – 11 所示。

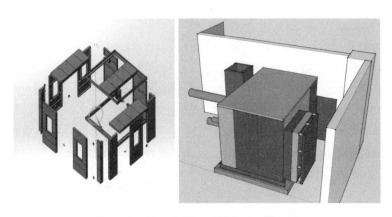

图 4 – 5 – 11　高压风机噪声隔声罩结构

　　高压风机联轴器高速旋转摩擦碰撞产生机械性噪声危害。综合考虑联轴器安全防护与隔声降噪需求，设计半弧形隔声构件。隔声构件的结构与隔声壁板相似，从内到外依次为 1 mm 镀锌穿孔板 – 50 mm 玻璃棉（容重 48 k） – 3 mm 阻尼层 – 2 mm冷轧钢板。针对风机进出风管的三通、变径处采取吸隔声与阻尼包扎，阀门处增加阀门隔声套降低空气动力性噪声。联轴器隔声构件结构如图 4 – 5 – 12 所示。

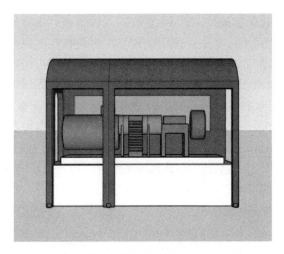

图 4 - 5 - 12　联轴器隔声构件结构

（2）通风散热设计。本项目隔声罩内采用机械进风与机械排风散热方式，气流组织为下送上排，进排风口设计消声器。进风口设置在隔声罩侧壁底部，隔声罩外厂房内的冷空气在混流风机作用下通过消声器迷道进入隔声罩内并正对高压风机散热敏感点处，在温度提升后从隔声罩对侧顶部的排风口管道送至风机厂房外。进排风口的具体位置、开口尺寸和风速等通过流体仿真计算后优化确定。同时，隔声罩内设置温度传感器并与进排风风机连锁，当罩内温度超过 40 ℃时自动运行风机保障隔声罩内的环境温度适宜。通风气流组织仿真优化如图 4 - 5 - 13 所示。

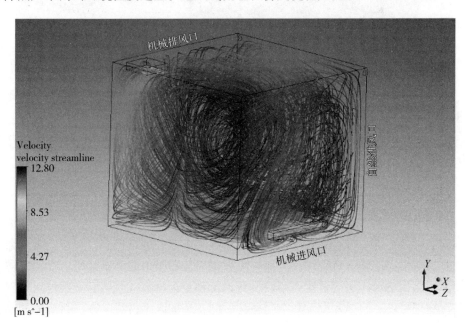

图 4 - 5 - 13　通风气流组织仿真优化

4．实施改造与效果验证

根据设计方案对高压风机噪声进行治理，内容包括高压风机整体加装模块化隔声罩，联轴器安装弧形安全降噪构件，流体管道进行吸隔声包扎。改造完成后对降噪效果进行的检测显示，距离高压风机隔声罩 10 cm 处的噪声由实施前的 98.9 ～ 103.1 dB（A）降低为 79.2 ～ 83.6（A）。外操岗位 40 h 等效声级由治理前 88.7 dB（A）降低为 83.5 dB（A）。在最热月份对隔声罩内的温度连续监测显示，隔声罩内温度稳定维持在 46.3 ℃以下，通风散热效果良好。高压风机噪声治理实施后效果如图 4-5-14 所示。治理前后噪声强度检测结果对比如表 4-5-6 所示。

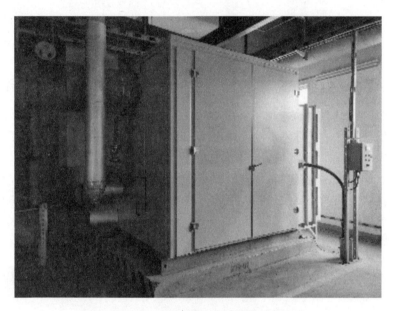

图 4-5-14　高压风机噪声治理实施后效果

表 4-5-6　治理前后噪声强度检测结果对比

测点	高压风机近过滤器处	高压风机近出风管道处	高压风机近进风管道处
治理前	103.1 dB（A）	102.8 dB（A）	98.9 dB（A）
治理后	83.6 dB（A）	83.3 dB（A）	79.2 dB（A）

5．小结

低频噪声穿透力强、递减慢，一直是噪声工程控制的难点。本项目治理对象呈现较典型的中、低频噪声特征，为提高隔声罩对低频噪声的降噪效果，在传统隔声罩板多层结构中加入超构材料。超构材料为特种复合材料或结构，是通过对材料特征进行物理尺度上的单元设计和空间序构后制备出的人工材料。本项目应用的超构材料为共鸣腔阵列型超构吸声平板，经过专门设计后在 250 ～ 1000 Hz 频段具有良好的吸声能力（吸声系数 >0.75）。超构材料应用后经检测显示效果较好，同时兼具灵活自由、质量轻、体积薄、可模块化安装、施工快速方便等优点。针对日常巡检和设备检修需求，采用全模块化拼装型设计，极大地提高了日常作业和检维修拆装的便捷性，避免了暴力拆装造成后续降噪效果的衰减。另外，通过优化进排风口设置和气流组织设计，达到了良好的通风散热效果，满足了设备正常运转的需要。

（三）某企业热电装置磨煤机噪声治理

1. 整改目的

某企业为持续改善作业场所工作环境，对使用的生产装置开展了噪声隐患排查工作，在工作中发现热电装置锅炉车间锅炉零米岗位噪声超标，每周 40 小时等效声级（$L_{EX,W}$）达到了 89.2 dB（A）。岗位噪声超过国家职业接触限值，且 6 台磨煤机布置在装置主要通道附近，影响范围广。为满足相关标准规范要求和保护职工健康，积极进行热电部磨煤机噪声治理工作。

2. 现状调查

本项目共涉及 6 台磨煤机，这些磨煤机布置在热电装置锅炉车间的底层。磨煤机主要由中间转动部筒体、两端进出料斗及轴承部、传动部齿轮等主要部件与电动机、减速机、联轴器等辅助部件组成。电动机通过联轴器带动减速机，再由减速机带动传动部齿轮从而驱动转动部筒体运动，煤块自进料斗进入转动部筒体，经筒体内钢球撞击研磨成粉后，被排粉风机通过气力输送至出料斗。为掌握治理对象噪声特征、产生原因与主要声辐射部位，从而确定治理技术方案，对其进行调查分析。

（1）声源特征分析。磨煤机的噪声来源于以下三个方面：磨煤机筒体在转动的时候，钢球与钢球之间、钢球与物料之间以及钢球与衬板之间的撞击所产生的机械噪声、电动机转动所发出的排风噪声和电磁噪声，齿轮在转动的时候发出的齿轮机械啮合的噪声。有研究者做过实验，将磨煤机内钢球取出，让磨煤机在无负载情况下运行，实测筒体噪声为 88 dB，装上钢球后，噪声为 117 dB。由此可见，磨煤机噪声主要是与筒体噪声，其大小与球的数量、转壁的直径与厚度、转筒的转速和物料的多少等因素有关。通常情况，筒体噪声高达 115 ～ 120 dB，电机和排粉风机噪声为 90 dB 左右，比筒体噪声低 10 ～ 20 dB。与筒体噪声相比，电机和风机噪声可不治或缓治。

对本项目磨煤机噪声强度和频谱特征进行了检测，结果显示：①磨煤机区域各个点位噪声均较高，且经过对磨煤机筒体、各电机处、进出料口等处检测显示，1#炉甲磨筒体噪声最高，为 115 dB（A）；②整个磨煤机区域整体噪声强度均较高，且 85 dB 以上频谱均集中在 250 Hz ～ 8 kHz，峰值频率在 1000 Hz。详细结果见表 4 - 5 - 7。

（2）主要声辐射部位分析。基于设备表面振动信号和检测点频谱特征分析，并采用声成像仪形成可视化声场后，对磨煤机主要声辐射部位进行分析发现磨煤机筒体、大小牙轮、球磨物料进出管线、驱动电机为主要声辐射部位。由于设备布置在一层厂房内，四周壁面和顶棚存在声音反射，室内混响严重。为了进一步确定吸声材料的敷设位置，采用声成像仪对顶棚和壁面的声反射情况进行分析，发现出料口对应壁面和筒体上部的顶棚位置为强反射部位。

表 4-5-7 磨煤机噪声频谱特征

检测位置	声压级 dB（A）	倍频带声压级 dB（A）							
		63	125	250	500	1000	2000	4000	8000
1#磨煤机电机联轴器处	106.0	74.5	85.3	91.6	98.0	100.0	101.0	97.3	89.6
1#磨煤机进料口	106.3	71.8	82.2	90.7	98.0	102.1	101.3	96.9	87.1
2#磨煤机电机联轴器处	102.3	73.7	81.8	93.6	95.8	97.6	95.4	90.7	80.0
2#磨煤机进料口	102.1	69.5	72.8	83.6	95.5	97.1	96.4	92.9	85.6
3#磨煤机电机联轴器处	105.8	69.6	81.7	91.6	99.7	101.0	99.7	96.3	88.8
3#磨煤机筒体中部	101.1	71.4	83.6	92.8	95.8	94.8	94.1	89.8	81.9
3#磨煤机进料口	107.0	69.6	80.2	91.6	99.6	102.4	101.1	98.0	93.8
4#磨煤机电机联轴器处	103.0	72.6	81.2	89.6	96.5	98.8	96.7	92.3	84.0
4#磨煤机筒体中部	106.1	72.1	85.0	94.8	99.4	99.5	100.5	98.2	92.3
4#磨煤机电机出风口	101.2	67.8	79.4	89.4	95.2	95.5	95.3	92.0	83.9
5#磨煤机筒体中部	99.5	69.5	78.3	80.5	85.3	92.2	81.4	76.8	70.3
6#磨煤机筒体中部	100.9	89.1	92.6	100.8	93.1	88.8	81	76.9	64.6

（3）治理难点分析。本项目磨煤机区域噪声治理存在以下难点：①磨煤机噪声强度高、强声辐射部位多、辐射面大，造成整个底层区域噪声强度普遍很高，要满足岗位噪声达标需进行全面治理；②筒体、大小牙轮和驱动电机属于运动部件、需要长期连续运转，增加了治理的难度；③驱动电机、轴承、大小牙轮等散热要求高，散热设计不好会导致设备故障损毁和异常停工；④筒体、物料进出管道、大小牙轮等设备检修维护频繁，降噪处理不能影响设备的正常检维修；⑤两台磨煤机主要煤种为褐煤，研磨后的细煤粉易自燃且发生泄漏后存在安全风险。上述问题的存在导致磨煤机一直是噪声治理的难点。

3. 整改方案

由于钢球与衬板之间的撞击引起的筒体噪声是磨煤机的主要噪声源，因此有研究者通过改进衬板结构及其材质达到降噪的目的，如衬板采用螺旋线形布置，对衬板进行优化设计，采用截面形状不对称和制作材料不相同的复合衬板，筒体内壁与衬板间加装多功能衬垫，采用组合自固式无螺栓衬板、橡胶衬板或磁性衬板等。上述降噪措施对于待制造的钢球磨煤机有一定指导作用，但已投入运行的钢球磨煤机则由于对衬板的改造需要投入大量资金，并且在一般情况下单一的结构改进措施的降噪量有限。因此，目前国内外火电厂在钢球磨煤机噪声治理方面绝大多数仍然采用从噪声传播途径上对噪声加以控制的无源控制技术。

1）降噪方案。根据本项目各磨煤机的煤种、设备布置及周边空间情况、检维修需求采取了不同的治理方案。

（1）整体隔声房。针对不存在煤粉自燃风险的 4 台磨煤机及其排粉风机，将磨煤机、排粉风机整体考虑，借助厂房建筑加装整体隔声房。考虑热磨煤机按照一炉两磨配置，整体隔声室是将 1 台炉的两台磨煤机和排粉风机封闭在隔声房内，隔声室内分为 4 个隔声间。其中每台磨煤机 1 个隔声间，2 台排风风机 1 个隔声间，另外 1 个为通风门厅隔声间。内部隔声间的分开布置有利于将不同强度的声源隔开，避免声源叠加造成噪声强度进一步增加；同时有利于根据筒体和排风风机对于散热的不同要求减少通风散热的能耗。隔声房结构如图 4 – 5 – 15 所示。

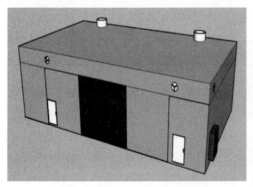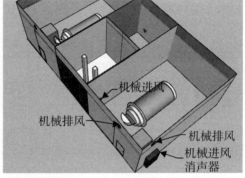

图 4 – 5 – 15　隔声房结构示意

隔声房由隔声罩板、板式吸声体、大型隔声推拉门、隔声检修平开门、双层隔声窗、进风消声器、带消声器的排热轴流风机等组成。

隔声罩结构设计与材料选择：选取治理前噪声值最高点位 1#炉甲磨排风机侧筒体的 115 dB（A），为磨煤机治理值，治理目标值为隔声罩外 1 m 处降至 90 dB（A），该目标值对应的 NR 数为 NR – 85。磨煤机噪声频谱与 NR – 85 曲线见图 4 – 5 – 16。

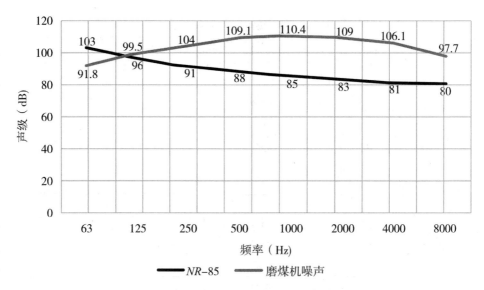

图 4 -5 -16　磨煤机噪声频谱与 NR-85 曲线

根据治理值与目标值之差为 30 dB，确定隔声罩整体实际隔声量不低于 30 dB，见表 4 -5 -8、表 4 -5 -9。

表 4 -5 -8　隔声罩平均隔声量计算

吸隔声部件	S_i 面积		TLi 隔声量	$\sum S_i 10^{-0.1TL_1}$	TL 平均隔声量
门	S_1	175.96	29.5	0.197430367	
窗	S_2	12.24	28	0.019399093	32.19104691
消声器	S_3	39.605	25	0.125242007	
屏体	S_4	711.195	35	0.224899606	
汇总		939	—	—	—
公式：			$\overline{TL} = \lg \dfrac{\sum S_i}{\sum S_i 10^{-0.1TL_i}}$		

根据确定的隔声构件理论隔声量及噪声频谱，设计各构件参数，其中隔声门板与隔声门需用材质及组分相同，均由穿孔板及玻璃丝网护面层、容重 120 kg/m³ 的玻璃棉吸声层、纤维水泥板、高性能阻尼层和外钢板组成，其中阻尼层为宽温域高阻尼材料。

表4-5-9 隔声罩实际隔声量计算

隔声罩设计——插入损失确定及计算	
TL：平均隔声量	32.19104691
A：隔声房内表面总吸声量	711.195
S：隔声房内表面总面积	939
IL：插入损失（即实际隔声量）	30.98427793
公式：$IL = \overline{TL} + 10\lg\dfrac{A}{S}$	

　　隔声罩内吸声体为双面穿孔吸声体，由穿孔板及玻璃丝网护面层＋容重120 kg/m³的玻璃棉吸声层＋阻尼层＋内钢板＋阻尼层＋容重120 kg/m³的玻璃棉吸声层＋穿孔板及玻璃丝网护面层组成（表4-5-10）。该吸声体罩内整体降噪量为6～16 dB，主要布置在墙面、磨煤机与排粉风机之间，有效降低了隔声罩内整体噪声，同时有效降低了岗位噪声。隔声罩及消声器设计具体见表4-5-8和表4-5-11。隔声板结构如图4-5-17所示。

表4-5-10 隔声罩材料选择

材料		密度（kg/m³）	厚度（mm）	面密度（kg/m²）
背板	镀锌钢板	7900	2	15.8
	纤维水泥板	1800	20	36
	阻尼层	1800	3	5.4
	玻璃棉	120	100	12
面板	25%镀锌网孔板	5900	1	5.9
面密度合计（kg/m³）				75.1
空气层附加隔声量 $\overline{R}$			无空气层	0
隔声量 $\overline{R}$（dB）		35.5 lg（M1+M2+…+Mn）+14+ΔR		

表4-5-11 隔声罩消声器各参数设计

项目	倍频程中心频率（Hz）					
	125	250	500	1000	2000	4000
降噪前噪声/115 dB	99.5	104	109.1	110.4	109	106.4
$NR-85/90$ dB	96	91	88	85	83	81
消声器应有消声量（25.4 dB）	3.5	13	21.1	25.4	26	25.4

续上表

项目	倍频程中心频率（Hz）					
	125	250	500	1000	2000	4000
单通道内长（m）	1					
单通道内宽（m）	1					
消声器周长与截面比 P/S	22					
材料吸声系数 α_0	0.33	0.66	0.95	0.93	0.94	0.97
消声系数 $\varphi(\alpha_0)$	0.433072	1	1.42	1.35	1.42	1.5
消声器所需长度（m）	—	—	0.74	0.94	0.92	0.85
消声器设计长度（m）	1.26					
高频失效 f（Hz）	3459.50					
高频失效修值（dB）	—	—	—	—	—	16.93

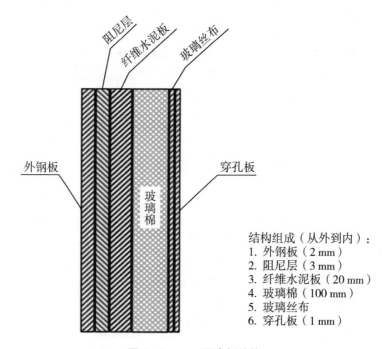

结构组成（从外到内）：
1. 外钢板（2 mm）
2. 阻尼层（3 mm）
3. 纤维水泥板（20 mm）
4. 玻璃棉（100 mm）
5. 玻璃丝布
6. 穿孔板（1 mm）

图 4 - 5 - 17　隔声板结构

（2）局部降噪处理方案。针对 2 台以褐煤为主要原料的磨煤机，由于存在自燃和煤粉泄漏的风险，不适合采取整体隔声房的方法，因此采取针对各个主要噪声辐射部位局部降噪的方案，包括筒体随型隔声罩、大牙轮处隔声处理、电机与减速箱隔声消声装置。

筒体隔声罩：围绕筒体加装筒体隔声罩，筒体隔声罩采用模块化结构，顶部为弧形吸隔声罩板，侧面加装检修巡检隔声门。在需要检修观察的部位加装隔声窗，顶部设置无焰泄爆装置满足防爆要求。

螺栓隔声套：磨煤机内衬板用螺栓固定于筒体，螺栓和螺帽明露于筒体外侧，成为筒体固体传声的"声桥"。为解决螺栓固体传声问题，设计螺栓隔声套。螺栓隔声套由多层吸隔声结构复合而成，内部填装吸声材料，外部加装处于常闭状态的磁吸小门。磁吸小门方便检查和更换损坏的螺栓。

大牙轮隔声：为减少大牙轮传动部分向外辐射噪声，设计"冂"型隔声套。隔声套板厚 100 mm，外径 4200 mm，宽 360 mm，固定于大牙轮护板外侧。

电机与减速箱隔声：在电机和减速箱外侧加装可拆式隔声罩，隔声罩上再安装进排风消声器，以降低电机和减速箱温升。

管道吸隔声与阻尼包扎：对物料进出管线进行阻尼与吸隔声包扎降噪处理。

2）通风散热。4 台球磨就整体加装隔声室后需重点考虑隔声室内电机、传动设备和排风风机电机等的散热降温。气流组织形式为"下进上排"。具体为针对前轴瓦和传动轴电机处，采用两进两排，排粉风机房采用两进两排，底部为进风口，顶部设置排风口。同时，每个隔声间设置有自然补风，室外常温气流流经空压机热源，换热后由强排风排出厂房内。另外，为保证轴瓦和驱动轴承等的散热效果，通过风机取隔声房外冷空气以高风速实现对其敏感部位的降温，气流速度以及冷风覆盖面通过仿真计算后确定。

4．实施改造与效果验证

按照既定治理方案对 6 台磨煤机实施了噪声治理改造，降噪效果检测显示采用隔声房治理的 4 台磨煤机噪声由治理前的 103.6～115.0 dB（A）降低至治理后的 81.5～85.3 dB（A）。隔声罩内东侧墙面铺装板式吸声体、磨煤机与排粉风机之间铺设板式吸声体墙面，对隔声罩内噪声强度的降低起到了一定作用，最高点 1# 炉甲磨排粉机侧筒体噪声由治理前 115 dB（A）降低至 99.3 dB（A），罩内噪声降低 6～16 dB（A）。岗位每周 40 小时等效声级由治理前的 89.2 dB（A）降低为 83.6 dB（A）。采用局部降噪处理的 2 台磨煤机噪声由治理前的 99.5～100.9 dB（A）降低至治理后的 87.7～89.6 dB（A）。使用 GLFore（格雷弗）G100 声学成像仪分别对设备声源进行定位、对隔声房漏声情况进行诊断评估，隔声房推拉门底部轮轨处经隔声密封后，噪声漏出小于 70 dB，无 70 dB 以上无噪声漏出，密封效果良好。磨煤机降噪治理后效果如图 4-5-18 所示。磨煤机隔声防漏声检测如图 4-5-19 所示。磨煤机噪声治理前后对比如表 4-5-12 所示。

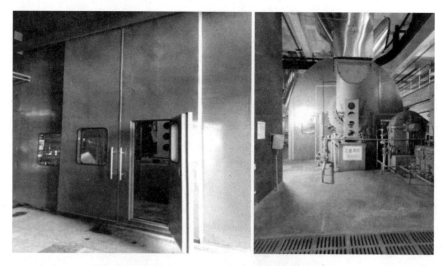

图 4 −5 −18　磨煤机降噪治理后效果

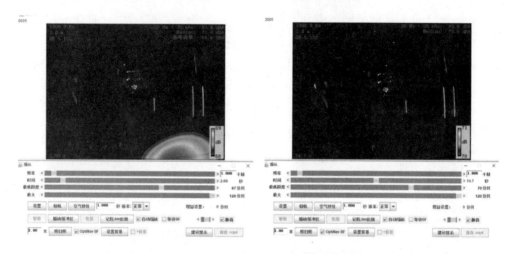

图 4 −5 −19　磨煤机隔声房漏声检测

表 4 −5 −12　磨煤机噪声治理前后对比

检测点	治理前 dB（A）	治理后 dB（A）
1#甲磨西侧进料口	109.6	82.2
1#炉甲磨排粉机侧筒体	115.0	83.6
1#炉甲磨东侧出料口	112.3	84.9
1#炉乙磨电机	111.6	81.5
1#炉排粉机电机处	111.9	82.8

续上表

检测点	治理前 dB（A）	治理后 dB（A）
1#炉甲磨煤机	103.6	83.0
2#炉甲磨煤机	105.9	85.3
5#磨煤机筒体中部	99.5	87.7
6#磨煤机筒体中部	100.9	89.6

5. 小结

本项目针对磨煤机采取了两种不同的降噪处理措施，两种技术路线对比下，全密闭隔声房由于阻断了所有声源的传播路径，在隔声房外距离设备相同位置处的降噪效果明显优于局部降噪处理方案。局部降噪处理方案虽针对磨煤机主要声辐射部位进行了治理，但受限于磨煤机正常运行需求无法对所有部位进行处理，存在漏声区域而影响了降噪效果。本项目以降低岗位噪声为目标，因作业人员需进入全密闭隔声房，无法完全杜绝作业人员暴露而有一定的争议。本项目实践证明，通过在全密闭隔声房内铺装板式吸声体后隔声房内各点噪声强度与治理前相比均降低 6 ～ 16 dB（A），对原有厂房内的混响起到了明显的抑制作用。另外，通过在全密闭隔声房增加相应的观察窗、操作口和加装视频监控，大大降低了作业人员进入全密闭隔声房的频次，降低了作业人员的暴露。同时，因全密闭隔声房良好的隔声性能，在隔声房外作业人员的噪声暴露水平也大大降低。因此，相对于局部降噪处理方案，在降噪效果方面全密闭隔声房是磨煤机噪声治理的更优解。磨煤机的电机、轴承和轴瓦等散热需求高，体积大、热源散热量大的特点使全密闭隔声罩的散热成为焦点。通过全面机械通风来完全解决敏感位置的温度控制要求会造成整个隔声房全面通风换气量过大和气流组织设计难度增大，既造成能耗过高也会产生散热风机的二次噪声危害。本项目通过对散热敏感位置冷风直吹，既保证了良好的散热效果，也降低了全面通风换气的运行成本。

（四）某大型空分装置噪声治理

空分装置是用来把空气中的各组分气体分离的工业设备装置，属于石油石化、钢铁、新型煤化工、化肥生产工业领域常见的公用工程与辅助装置。空分装置空气分离方法有低温精馏法、膜分离法、变压吸附法（pressure swing adsorption，PSA）和真空变压吸附法（vacuum pressure swing adsorption，VPSA）。根据不同的分离方法，生产装置的工艺设备、操作存在差异，导致噪声危害的特征也有所不同。本项目以应用较为广泛的低温精馏法工艺为例，介绍空分装置的噪声危害控制。

1. 整改目的

某企业空分装置存在多个高噪声设备和作业场所，在职业病危害现状评价过程

187

中发现空分装置操作工岗位每周 40 小时等效声级达到 89.1 dB（A），超过职业接触限值要求。同时，该装置职业健康检查中连续 3 年出现平均高频听力损失大于 40 dB（A），并伴有语频损失的人员。为降低噪声健康危害风险、改善作业场所工作环境以满足噪声职业卫生接触限值要求，企业对空分装置进行了噪声治理。

2. 现状调查

空分装置主要由空气过滤压缩系统、预冷系统、空气净化系统、制冷系统（增压膨胀）、精馏系统、产品输送与储运系统组成。本项目空分装置除进风过滤器外，其他主要设备均布置在单层厂房内，其中压缩机电机功率 750 kW，转速 1500 r/min。为掌握治理对象噪声特征、产生原因与主要声辐射部位，从而确定治理技术方案，对其进行调查分析。

（1）声源特征分析：空分装置的噪声类型主要为机械性噪声和空气动力性噪声，主要的噪声源有机械的摩擦、振动、撞击或高速运转产生的机械噪声，如空压机、氧压机、氮压机、增压机、膨胀机、汽轮机、凝结水泵、预冷水泵等；有气体在管道中高速流动、冲击产生的空气动力性噪声，如空气流经过滤器，压缩空气在预冷系统中的流动，蒸气在抽气器中的流动，气流流经管道变径、阀门处；气体压力突变产生的气流噪声，如压缩空气、氧气、氮气、蒸气放空，设备管道投用前或检修期间的加温吹扫等。各声源强度在各检测点噪声强度为 90 ～ 120 dB（A），噪声频谱具有宽频特征，且多数以中高频为主。见表 4 - 5 - 13、图 4 - 5 - 20 至图 4 - 5 - 24。

表 4 - 5 - 13　噪声源分析

声源部位	类型	产生原因	频谱特征
空气过滤器	空气动力性噪声	空气流经过滤器摩擦、冲击产生的噪声及引起过滤器隔板和壁板振动产生的声音	宽频特征，35 ～ 70 Hz、700 ～ 900 Hz 频段存在峰值，噪声强度平均在 85 ～ 95 dB
压缩系统（含空压机、汽轮机和增压机）	机械性噪声	（1）机械的摩擦、振动、撞击或高速运转产生的机械噪声；（2）设备安装时，地面不平，固定不牢，以及机组本身的动平衡性能差、安装不对、基础及支撑设计不当均会引起机组振动，带动管系振动	频带很宽，压缩机机体噪声强度平均在 90 ～ 110 dB

续上表

声源部位	类型	产生原因	频谱特征
各含水气体排放口（如分子筛导淋口、空压机冷凝液排放口等）	空气动力性噪声	高速含水气体流经排放口处的节流阀、管口等产生空气动力性噪声	明显的高频噪声，噪声强度极高，可达 100～116 dB
管道和各放空口	空气动力性噪声	高速气体流经变径、弯头、阀门、放空口等处产生空气动力性噪声	宽频特征，高频噪声较明显，噪声强度平均在 85～110 dB，弯头、变径和阀门处噪声强度最高

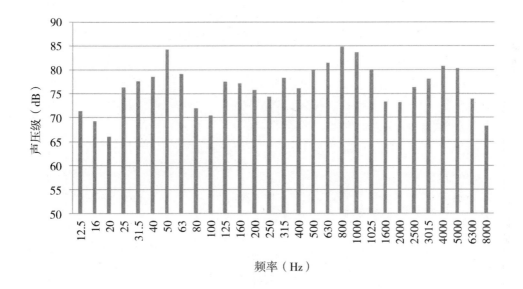

图 4-5-20　空分装置空气过滤器噪声频谱特征

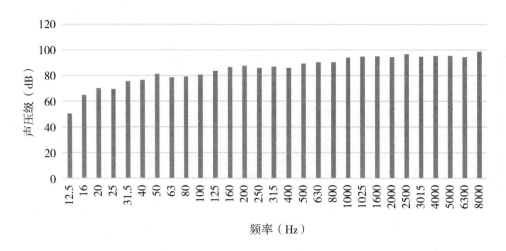

图4-5-21　空压机噪声频谱特征

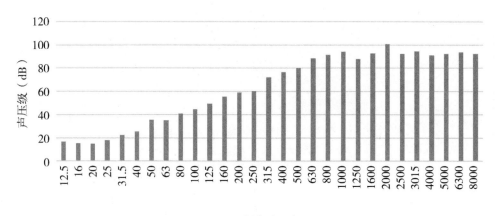

图4-5-22　分子筛导淋口噪声频谱特征

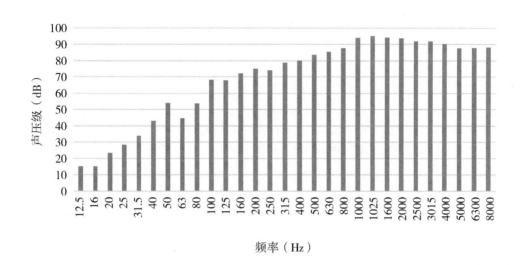

图 4 -5 -23 压缩机排液口噪声频谱特征

辐射噪声的部位分为：压缩机机体噪声源、电动机噪声源、进气噪声源、排气和储气罐噪声源。

影响因素：压缩机的性能、制造安装质量和减振降噪设施效果。

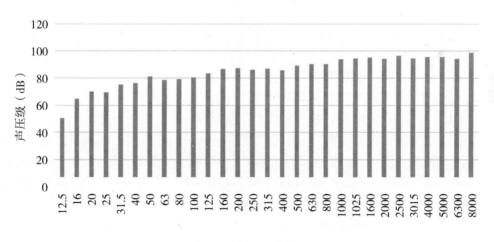

图 4 -5 -24 空压机进气管线测噪声频谱特征

（2）主要声辐射部位。由于本项目空分装置主要设备及其管线布置在单层厂房内，室内混响严重，为主要声辐射部位的判断带来困难。利用声级计、振动测量仪和声成像仪等设备对主要声辐射部位进行分析发现，主要的声辐射部位为：进风过滤器、空压机进出管线、空压机电机和缸体，以及干燥罐导淋口等。

3. 整改方案

1）进风过滤器降噪措施。针对空气过滤器处的进气噪声，常规采取的治理措施有设置隔声屏障（隔声天井）或加装进气消声器，具体的措施根据空气过滤器现场情况进行选择。对于大型空气过滤器，特别是室外布置的多面进风的空气过滤器采取增加隔声屏障（隔声天井）；对于单面或双面进风空气过滤器可采取进风面加装进风消声器、非进风面更换为复合吸隔声罩板或贴附阻尼减振降噪材料、隔声毡。

本项目室外过滤器尺寸为长 5500 mm × 宽 5500 mm × 高 8000 mm，根据现场分析若采取加装进风消声器会增加空压机的进风阻力，影响工艺生产，同时不方便滤筒的更换。同时，如果加装采用纤维或泡沫塑料等疏松材料做吸声材料的阻性消声器方案，纤维材料的护面层在空压机进气脉动气流的作用下很容易损坏，使纤维逸出；泡沫塑料老化后成为粉状，逸出的纤维或粉末状材料进入空气压缩机的气缸，容易损坏设备。因此，本项目为给进风过滤器设计了隔声天井。隔声天井宜采取四面封闭围挡加顶部防雨棚设计。四面封闭围挡采用复合吸隔声罩板，其中护面层、吸声和隔声材料选用憎水材料，防止腐烂；顶部防雨棚内衬选用憎水吸声材料，一面壁板设置检修隔声门。隔声天井的高度根据空气过滤器的高度经计算确定，确保适宜的隔声量。隔声天井具备不增加进气阻力、对生产工艺影响小、安装实施简单等优点，隔声量可达 15～25 dB。另外，根据现场调查发现过滤器的非进风面应板存在振动，采用贴附阻尼材料来抑制或降低壁板的振动。

2）空压机和增压机设备本体降噪措施。空压机和氧压机作为动力设备本身声辐射部位多且分散，难以通过局部处理达到良好的整体降噪效果，因此采用对设备本体加装通风散热隔声罩（或隔声室）或半密闭式的吸隔声结构。

（1）空压机全密闭通风散热隔声罩。综合考虑岗位噪声治理目标和空压机设备情况，对空压机采取加装全密闭通风散热隔声罩的治理措施。隔声罩由罩体、隔声门、观察窗、排风扇、进排风消声器以及照明系统等部分组成，设计为模块化拼装结构，以实现快速便捷拆装。罩体所用罩板为多层复合吸隔声结构，从内向外依次为 0.8 mm 镀锌穿孔板—玻璃布—50 mm 高频吸声结构—50 mm 中低频吸声结构—3 mm 低频阻尼结构—2 mm 镀锌喷塑压型板。隔声罩板的材料选择很关键，其中阻尼材料需选用宽温域、宽频带高分子阻尼材料，不宜采用沥青基阻尼材料，以满足中、高温使用环境下的性能要求。隔声罩设置隔声观察窗，采用双层亚克力板材料，用于观察设备仪表显示及罩体内设备运行状态，方便工作人员及时掌握罩内情况。

全密闭隔声罩的通风散热设计尤为重要。降噪工程首先要求围护结构的密闭性，严格阻隔声音的传播途径，但这同时也将热气的散发途径予以隔绝。而空压机在对介质进行压缩时会产生大量的热量，压力越高产生的热量也越高，因此需安装强制通风散热系统。散热换气量、气流组织形式、进排风口位置布置和消声设计是通风散热系统能否保证机组稳定运行的关键。对机组的热源分析是基础，综合考虑设备机壳表面的热辐射、齿轮和轴承摩擦产生的摩擦发热、主电机的发热、光辐射到隔声罩内部的热量、罩内风管表面的热辐射、通风换气扇（轴流风机）电机的发热等。本项目空压机组散热量大、机组对环境温度要求高，采用机械进风与机械排风的方式进行通风散热，对温控有特殊要求的设备局部采用"局部送风"；散热系统进排风口加装进排风消声器或消声迷道防止漏声。气流组织采用下送上排通风散热系统，进风采用厂房外的环境空气以提高换热效率。通过引入外部冷量，以高速气流（10 m/s 以上风速）及大风面（直径 0.7 m 以上）状态传递给电机散热风扇处，对其形成一个持续的冷量包裹，有效降温，保证夏季最热月时罩内环境温度不会引起设备温控报警。隔声罩内设置 2 个温控探头（风机启动温度值 40 ℃），温控信号引入 DCS 观察，就地控制，与风机连锁。当温控探头测温高于 40 ℃时，对应风机运转；当温度降低至 40 ℃以下时，风机停止运转。重复上述过程，从而达到温控目的。通风散热气流组织和排风消声如图 4 – 5 – 25 所示。

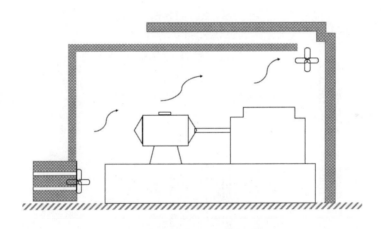

图 4 – 5 – 25　通风散热气流组织和进排风消声

（2）非全密闭通风散热吸隔声结构。本项目增压机现场空间狭窄、机组散热量极大，采用通风散热吸隔声结构设计。其主要由可移动隔声屏和通风散热吸声吊顶组成。可移动隔声屏设有骨架，中间为吸隔声罩板，其结构和材质与隔声罩相似，底部安装有万向行走轮，便于移动。在机组仪表部位的隔声构件上，设置有双层玻璃观察窗。可移动隔声屏环绕封闭机组，切断噪声的传播途径。另外，在机组的顶部安装通风散热吸声吊顶。吊顶置于可移动隔声结构上，与其组成半密封结构。通风散热吸声吊顶由若干个通风吸声元件、框架和铁丝网、吊钩等组成。通风吸声元件可用吸声材料制作成管状。通风散热吸声吊顶可用滑轮吊架悬挂，当机组需要检修时可用滑轮轻轻推开，维修完毕后复位。可移动隔声屏如图 4 – 5 – 26 所示。通风散热吸隔声结构消声进气口如图 4 – 5 – 27 所示。

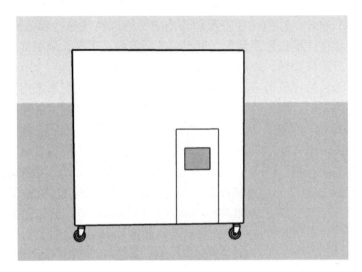

图 4 – 5 – 26　可移动隔声屏

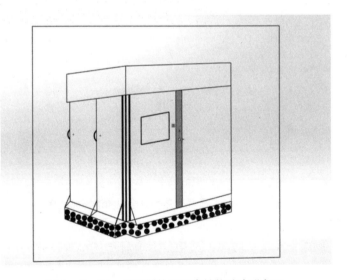

图 4 – 5 – 27　通风散热吸隔声结构消声进气口

　　为降低吸隔声结构内的温度，在底部设置一圈环绕着的消声进气口，利用内外温度差实现空气的自然循环。冷空气由最低处的消声进气口补充进入隔声结构内，将机组辐射的热量从吸声吊顶元件带出。通风散热吸隔声结构为组合式，重量轻，便于拆装和维修。通风散热吸声吊顶外形如图 4 – 5 – 28 所示。

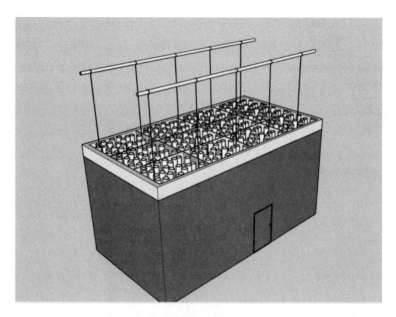

图 4 - 5 - 28　通风散热吸声吊顶外形

（3）分子筛导淋口、空压机冷凝液排放口等降噪措施。针对分子筛导淋口、空压机冷凝液排放口等处的含水气体排放是本项目需要重点治理的噪声源，对其噪声治理的常用方法有加装专用疏水器。经实践发现，对于含废渣的含水气体排放口加装的疏水器经长周期运行后容易出现堵塞而影响设备安全运行。为此，本项目借助设备周围的排水槽，将排放口利用软管引至排水槽内。排水槽覆盖吸隔声罩板，排放口的罩板远端设置通气消声格栅。这种隔声设计操作简单，节省费用，接受度高。如图 4 - 5 - 29 所示。

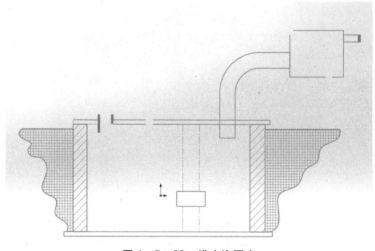

图 4 - 5 - 29　排水沟隔声

3）管道流体噪声降噪措施。空分装置气管道内的高压气流产生气动噪声，气动噪声经过设备及管线表面向外辐射形成辐射噪声。对于此类噪声，根据噪声的频率属性，采用对管道进行隔声阻尼包扎处理的治理方法。管道隔声阻尼包扎主要适用于降低管道表面的辐射噪声，由内向外组成依次为：5 mm 低频阻尼结构、50 mm 高频吸声结构、50 mm 中低频吸声结构、0.6 mm 镀锌喷塑彩钢板，包扎重点部位为三通、调节阀和弯头等处，考虑设备检修及维护要求，管道包扎制作成半柱面模块。

4. 实施改造与效果验证

按照设计方案对于空分装置的噪声进行了治理，主要内容包括：进风过滤器加装隔声天井（图 4 - 5 - 30），并对非进风面采取阻尼贴敷抑制振动；空压机加装全密闭通风散热隔声罩（图 4 - 5 - 31）；增压机加装非全密闭通风散热吸隔声结构；管道进行阻尼与吸隔声包扎；分子筛导淋口、空压机冷凝液排放口采用隔声处理等。治理后空气过滤器噪声强度由 93.9 dB（A）降为 65.8 dB（A）；空压机现场噪声强度由 99.5 dB（A）降为 81.7～84.2 dB（A），通风散热效果良好；分子筛导淋口、空压机冷凝液排放口等噪声强度由 109.6 dB（A）降为 80.4 dB（A）。空分装置操作工岗位每周 40 小时等效声级由 89.1 dB（A）降低为 81.2 dB（A）。

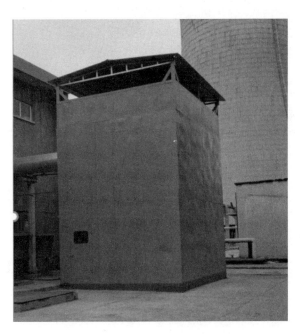

图 4 - 5 - 30　空气过滤器隔声天井

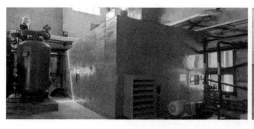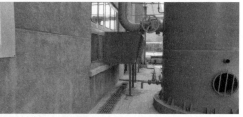

图4-5-31　全密闭通风散热隔声罩

5. 小结

空分装置是工业企业常见的公辅设施，噪声问题普遍存在。各国对于空分装置噪声治理做了很多探索。在对空压机声源进行分析时，通常认为进风过滤器、空压机本体、进排气管线、干燥罐和导淋口是主要的声源，并采取相应的降噪措施。针对干燥罐通常采用表面吸隔声包扎的方式，但此种降噪处理因会造成干燥罐内温度的升高，影响工艺生产而不得不拆除，造成投资的浪费。本项目通过声成像方法准确地对干燥罐进行辨别分析，避免了盲目的降噪治理，表明声成像技术结合声压级检测是复杂声场环境下进行声源识别分析的有效方法。针对空气过滤器，常规的降噪方法还可考虑加装进风消声器并对过滤器壳体进行阻尼减振降噪。本研究采用的隔声屏障与之相比具有不增加进风阻力、设计简单、施工方便、便于维护检修等优点，同时可避免消声器吸声材料老化、逸出纤维或粉末状材料进入空气压缩机的气缸，影响设备稳定运行的风险。空压机本体声辐射部位多且分散，很难通过局部处理达到理想的降噪效果。若仅仅采取厂房内吸声处理，无法对直达声进行处理，很难达到保护作业人员的目的。隔声罩是处理空压机本体噪声的有效办法，但需要解决高温环境下阻尼材料损耗因子衰减、设备通风散热和检维护的需求。对于大型空压机，电机和空压机缸体及附属管线均辐射较大热量，需要在通风换气量和气流组织方面进行良好的通风散热设计。本项目通过对空压机各种辐射热量的计算，利用数值仿真模拟方法优化气流组织设计，对重点散热部位采取冷量包裹的方法，既大大降低了通风换气量，又保障了重点温控部位的散热效果，具备能耗低、散热效果好的优点。本项目在声源识别分析、通风散热设计和复合吸隔声构件中宽温域阻尼材料的应用中解决了大功率空压机噪声治理的工程难题，为工业企业空分装置噪声治理提供了有益借鉴。

（五）某火炬气压缩机噪声治理

1. 整改目的

某烯烃厂裂解车间火炬气压缩机噪声强度大，日常监测结果为92 dB（A），且火炬气压缩机靠近装置入口，高强度噪声，对装置影响十分明显。见图4-5-32。

因此，拟针对火炬气压缩机 750C 噪声开展对应治理，以达到改善工作环境、使噪声污染达标排放、保护员工健康等目的。

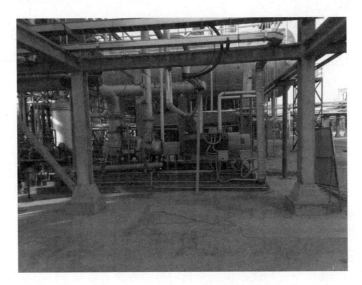

图 4 - 5 - 32 火炬气压缩机治理前

2. 现状调查

（1）声源特征分析。火炬气压缩机在满负荷运行时噪声强度最高可达 94.2 dB（A）。利用声成像仪对治理对象扫描分析显示压缩机缸体、设备联轴器和附属管线等是主要声辐射部位，噪声类型有设备本体的机械动力性噪声、管道和阀门的空气动力性噪声。距离设备 30 cm 处检测显示 2000 Hz 的噪声强度呈现峰值，噪声频谱呈高频特征。如表 4 - 5 - 14、图 4 - 5 - 33 所示。

表 4 - 5 - 14 火炬气压缩机各中心频率降噪量

倍频程（Hz）	LA	16.5	31.5	63	125	250	500	1000	2000
声源声压级 dB（A）	93.4	29.2	36.6	50.6	61.5	80.4	85.7	83.4	91.4

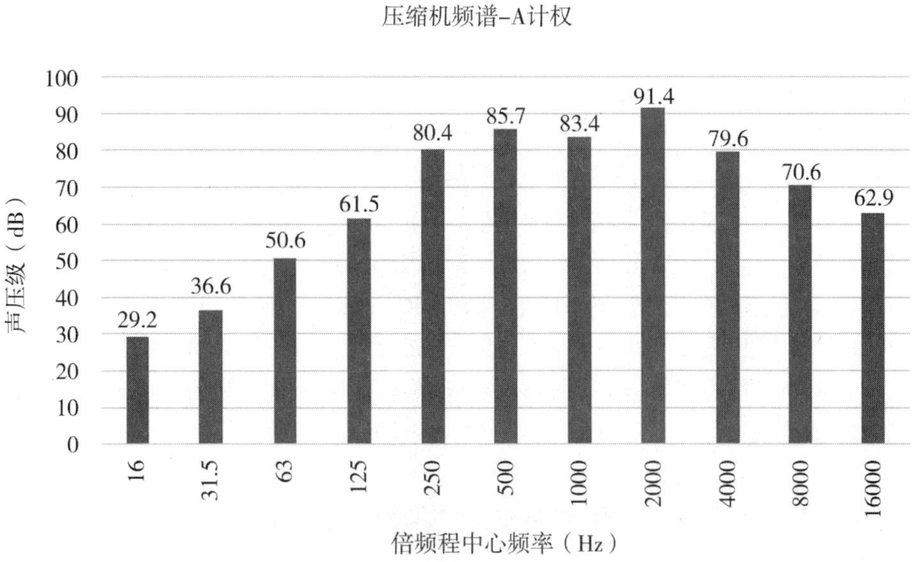

压缩机频谱-A计权

（声压级 dB）

100
90
80
70
60
50
40
30
20
10
0

29.2　36.6　50.6　61.5　80.4　85.7　83.4　91.4　79.6　70.6　62.9

16　31.5　63　125　250　500　1000　2000　4000　8000　16000

倍频程中心频率（Hz）

图 4－5－33　火炬气压缩机声压级倍频程结果

（2）治理难点分析。火炬气压缩机噪声治理过程中存在以下难点：①压缩机进出气体中含易燃易爆介质，对其采取吸隔声围护结构隔声处理时必须考虑安全风险；②设备结构复杂，主要声辐射部位含运动部件，存在检修、维护和散热需求，难以采取局部降噪措施。见图 4－5－34。

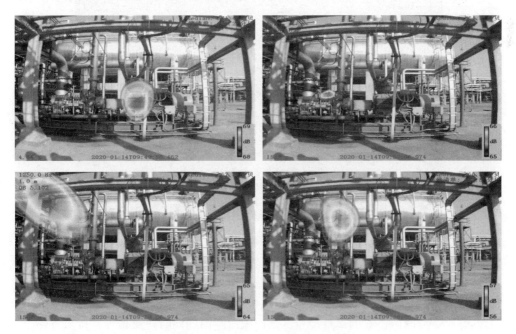

图 4－5－34　火炬气压缩机声成像

3. 整改方案

基于压缩机声源特征、主要辐射部位和设备固有特征分析，本项目采取沿现有框架位置设置半敞开式隔声罩的降噪方案，具体如下：

（1）降噪方案。沿现有框架内侧设置顶部内折弯模块化隔声罩，尺寸为长 10000 mm × 宽 5500 mm × 高 5000 mm。隔声罩板材料：多孔板、玻璃丝布、吸音棉、隔音棉、阻尼层、阻尼板（玻钛防火板）、钢板（图 4－5－35）。为避免易燃易爆介质聚集风险，隔声罩顶部不设顶板。在隔声罩南侧和北侧墙体下部安装进风消声通道及机械进风。风机下缘距地面 H = 300 mm。单台电机功率 2.2 kW，风量 15000 m³/h，风叶尺寸 φ650，转速 1450 r/min，重量 50 kg，本方案设计 6 台轴流风机排风。隔声罩的东面及西面各设 800 mm × 2100 mm 的检修门，方便人员出入。隔声罩内设置防爆灯 4 台，安装位置南北两侧墙体各两台。设置视频监控摄像头及温感探头各 2 套，对角安装，可燃气报警器 1 套，位于压缩机南侧。隔声罩板固定在由 150 mm × 150 mm × 3 mm 的国标方管组成的框架上，安全可靠。隔声罩下部用砖砌墙做 20 mm 高防水墙，防止雨水或清理卫生用水时将隔声罩淋湿造成腐蚀、生锈。

对于管道噪声采用阻尼与吸隔声包扎，包扎构件的结构由内向外依次为：5 mm 低频阻尼结构、50 mm 高频吸声结构、50 mm 中低频吸声结构、0.6 mm 镀锌喷塑彩钢板，包扎重点部位为三通、调节阀和弯头等处。

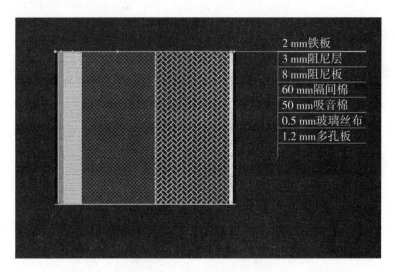

2 mm 铁板
3 mm 阻尼层
8 mm 阻尼板
60 mm 隔间棉
50 mm 吸音棉
0.5 mm 玻璃丝布
1.2 mm 多孔板

图 4－5－35　隔声罩罩板结构

（2）通风散热方案。本项目隔声罩为无顶设计，热空气主要从隔声罩顶部排出，隔声罩南北侧底部各设置 3 台轴流风机进风，每台 15000 m³/h，通过机械进风最大可送入 90000 m³/h 的罩外冷量，给压缩机降温的同时还可稀释并排出可燃气，防止可燃气泄漏时在隔声罩底部积聚。轴流风机2用1备。同时提高通风散热效率，防止易燃易爆介质积聚引起的燃爆风险，对隔声罩内的气流组织进行仿真模拟计算，优化风机的布局和气流组织。

（3）防火方案。本项目主要用料分别为：①隔声罩，多孔板、玻璃丝布、吸音棉、隔音棉、阻尼层、阻尼板（玻钛防火板）、隔声钢板；②消声通道，多孔板、玻璃丝布、吸音棉、隔音棉、阻尼板（玻钛防火板）、阻尼层、热镀锌钢板。根据物品危险性的分类，以上产品用料物品均为戊类不燃物。

在压缩机南侧设置可燃气报警器1套，安装高度距地坪0.5 m，可燃气报警器信号进入DCS，并与隔声罩轴流风机连锁。隔声罩体积275 m³，单台风机换气次数为55次/小时。

4. 实施改造与效果验证

根据设计方案对火炬气压缩机噪声进行治理，内容包括设备加装顶部内折弯模块化隔声罩和流体管道进行吸隔声包扎。改造完成后对降噪效果进行的检测显示，距离火炬气压缩机隔声罩10 cm处的噪声由实施前的空气过滤器噪声强度93.8～94.2 dB（A）降为66.2～72.7 dB（A）。现场实施效果见图4-5-36。

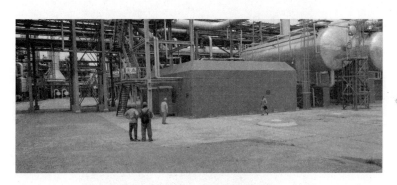

图4-5-36　现场实施效果

5. 小结

在对工业设备进行噪声治理时，安全是用户重点关注的问题之一。特别是对含易燃易爆介质或处在易燃易爆场所的设备进行噪声治理时，全密闭隔声罩等主要维护结构因可能造成易燃易爆介质积聚而存在爆炸风险，其应用受到很大的限制，很多高强度噪声设备未得到治理。本项目采用非全密闭隔声罩设计，辅以数值模拟优化通风换热设计。根据计算流体力学模拟结果，每套隔声罩针对性地设置了强制通排风，并设置测温、可燃气报警器、视频监控系统，确保动设备的通风换热及安全稳定运行要求。同时，根据声源特征详细设计隔声罩壁板结构和高度，顶部采用内折弯设计，保证较好的隔声效果和减少声音的绕射。实施后经现场测试取得了较好的降噪效果。本项目实践证明，对于含易燃易爆介质或处在易燃易爆场所的设备，通过良好的降噪专业设计、安全风险评估和安全附件设计后，既可以取得良好的降噪效果也可以满足安全稳定运行的要求。

（六）某重整装置加热炉燃烧喷嘴噪声治理

1. 整改目的

某石化企业为了提高燃烧炉的效率，对燃烧炉进行工艺改造，在燃烧炉的侧壁加装了数十台燃烧喷嘴。加装燃烧喷嘴后现场的噪声强度明显增高，引起巡检和操作工人员不适。为解决工艺改造后产生的噪声危害问题，改善作业场所工作环境，对重整装置燃烧炉噪声进行治理。见图4-5-37。

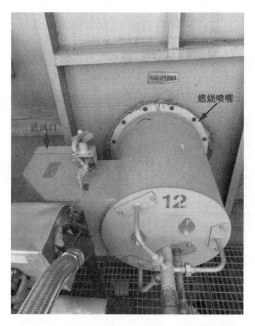

图4-5-37　加热炉燃烧喷嘴噪声治理前

2. 现状调查

（1）声源特征分析。加热炉现场共安装了32台燃烧喷嘴，运行过程中噪声强度最高可达101.2 dB（A），主要为空气流经燃烧喷嘴产生的空气动力性噪声。频谱分析显示250～200 Hz噪声强度呈现峰值，呈宽频特征。见图4-5-38。

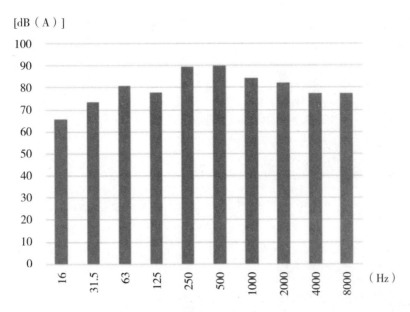

图 4 - 5 - 38　加热炉燃烧喷嘴声压级倍频程结果（A 声级）

（2）治理难点分析。经现场勘测分析加热炉燃烧喷嘴的噪声治理存在以下难点：①进风口尺寸为 0.44 m×0.31 m，进风口距离墙面距离仅为 17 cm 且紧邻安全通道，现场空间局限为消声器的安装留下的空间有限；②燃烧喷嘴与炉膛直接连通，运行过程中会发生回火，燃烧嘴管线表面温度达 80 ℃左右，对消声器的材料提出更高的要求；③为了保证燃烧炉燃烧效率，要求加装的消声器本身阻力系数尽可能小，不能影响喷嘴的通气效率。

3. 整改方案

根据现场声源分析，噪声燃烧路噪声强度较高的主要原因是加装喷嘴后空气流经喷嘴产生的空气动力性噪声。噪声治理方案是设计安装低流阻、耐高温的消声器。在不改变原设备进风口结构的前提下，在进风口的上部加装进风消声器，并与进风口相连。消声器为片式，片内设耐高温阻燃的泡沫陶瓷型吸声材料，孔隙率大于 60%，孔径在 30 ~ 70 μm。消声器通流面积远大于原有进风口面积，因此风量不会有影响。由于进风口离炉壁过近，留给消声器安装的空间极为局促，因而从进风口引出消声器需要设计一个弯头，这样会增加一定的背压。通过流体仿真对消声器的阻力系数进行模拟计算并予以优化，确保其不影响进风风量，满足设备燃烧效率的要求。消声器结构见图 4 - 5 - 39。

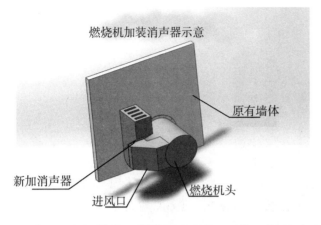
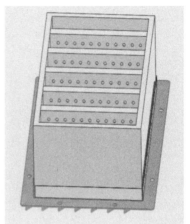

图 4 - 5 - 39　消声器结构

4. 实施改造与效果验证

根据改造方案对加热炉燃烧喷嘴的噪声进行了治理，共安装了 32 台低流阻耐高温的消声器。实施完成后对降噪效果进行的检测显示，距离加热炉燃烧喷嘴 10 cm 处的噪声由实施前的 93.4 ～ 101.2 dB（A）降为 74.3 ～ 78.6 dB（A）；外操岗位每周 40 小时等效声级由治理前的 86.3 dB(A) 降为 82.2 dB(A)。如图 4 - 5 - 40 所示。

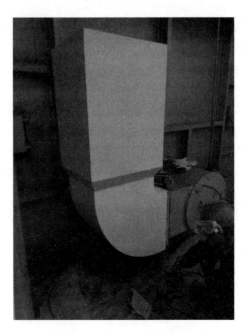

图 4 - 5 - 40　消声器实施效果

5. 小结

消声器是工业企业噪声治理过程中最广泛使用的降噪措施之一，设计优良的消声器可使气流噪声降低 20 ～ 40 dB（A）。消声器按其消声机理和结构大致可分为：阻性消声器、抗性消声器、阻抗复合式消声器、微穿孔板消声器和喷注耗散型消声器等，各自具有不同的消声频谱特性，需根据设备的空气动力性及噪声频谱选用适当的消声器。本项目根据声源特征和现场情况选用片式阻性消声器，适用于消除风机、燃气轮机进气噪声（即气体流速不大的情况），具有中、高频消声性能。本项目消声器设计的关键是良好的消声性能、压力较小和耐火耐高温性能。为此，阻性消声器的吸声材料选择多孔陶瓷材料，其多孔结构具有体积密度小、比表面积大、导热系数低等特性，以及有耐高温、强度高、化学稳定性好等优点。另外，为保证消声器的良好空气动力性能，利用流体仿真对其结构进行优化，在达到预定降噪目标的同时满足了本项目生产工艺的要求，取得了良好的应用效果。

（六）减振整改案例

手传振动作业主要分为使用振动工具作业和接触受振工件作业 2 种类型。据文献研究，目前职业性手臂振动发病病例（hand-arm vibration disease，HAVD）主要以手持工件打磨作业为主。手持工件打磨作业属于接触受振工件作业，是一类重要的手传振动作业，广泛存在于五金制品、运动器材制造和服装制造等劳动密集型行业中，是企业生产工艺流程中必不可少的环节，典型代表是手持高尔夫球头打磨作业。众多研究表明，手持高尔夫球头打磨作业具有严重的 HAVD 危害风险，发病率可高达30％，严重威胁打磨工人的职业健康。

在手持式工件的打磨抛光过程中，作业工人不仅会受到振动的影响，还会受到噪声、灰尘、重金属颗粒、手的意外伤害等潜在的危害。根据英国健康与安全执行局提出的指导意见（HSE，2005），控制振动接触的首选策略是在产品的设计阶段及其制造方法和程序中尽量减少振动。对于大规模生产，可以考虑引进一些先进的自动化技术，如机器人磨削臂，以减少劳动密集型的人手抛光打磨任务。振动接触所涉及的劳动密集型工作，只有在使用其他方法和技术过于昂贵和技术困难时才可使用。在这种情况下，应考虑制定一些管理措施和工程方法，以尽量减少工人的振动接触剂量。在本书中，编者以手持高尔夫球打磨作业作为典型案例，综合了现场经验及相关文献，形成以下减振整改方案。

1. 管理控制

管理控制包括以下七个方面。

（1）告知工人长期和密集接触手传振动对健康的潜在影响。

（2）有些工人为了提高生产率，可能会过于用力地握持和推工件。这可能会增加握力和振动传递，而非提高工作效率。因此，应当为工人（特别是新入职工人）提供技术和人体工效学相关培训，旨在帮助工人了解适当的应用握力、姿势、研磨和检查程序，在保持生产率的同时，不提高振动暴露水平。

（3）通过修改薪酬制度来避免长时间的振动暴露。目前通常采用的计件收入制度变相鼓励了过度的振动接触。应修改这一薪酬制度，以防止过度的振动接触（可参考 ISO 5349 - 1 中定义的公式来控制每个工作日的接触时间或工件数量）。

（4）将振动接触时间划分到整个工作日中，尽量避免长时间持续接振，并要求每个工人定期休息。

（5）充分利用岗位轮换的优势。如果可能，则可以让工厂的其他工人分担研磨任务，尽量减少单个工人的振动接触时间。

（6）保持车间温湿度在舒适的范围内，避免空调直接将冷空气吹到工人手上。必要时可以为打磨工人提供额外的保暖措施。

（7）在工间休息的时候，指导打磨工人做手部健身操和热水泡手等，以促进手部的血液循环。

2. 工程控制

基于振动源的振动特性，结合现有的振动控制知识，编者提出了一套适用于限制打磨工人振动接触水平的工程控制方法。

（1）用低振动、低噪音的机器代替机器。通过使用高质量的电机、轴承和平衡良好的车轮，并通过增加轮轴安装的精准度从而降低机器振动。

（2）通过在磨光机台上安装防振动装置来减少机器振动。将一些用于旋转机器的自动平衡技术用于磨光机台也是有效的（如偏心转子多球自动平衡机构）。

（3）定期监测机床振动（如安装手传振动危害监控管理系统），确保磨光机台处于良好的工作状态，并监控打磨工人的累计振动接触时间。

（4）优化驱动轮 - 磨削带组件的接触不规则性。接触不规则可能是出现高频磨削振动的主要原因。此外，为了提高磨削效率，可能需要某些不平整的地方。因此，应结合现场实验和工人经验，进一步研究探索磨削效率和振动接触之间的平衡。

（5）提高高尔夫球头的有效质量和阻尼性能。许多磨光机台都配有工件基座。可将工件牢牢地固定在阀座上，有效地增加工件的质量，从而减少工件的振动。这样的基座应牢固地支撑在地板上，以避免研磨过程中发生共振。如果可行，可以在研磨过程中在高尔夫球头上临时安装阻尼材料，以提高高尔夫球头的有效质量和阻尼性能。然而，这种方法可能不适用于在磨削过程中需要频繁调整和检查的工件。

（6）尽量避免"机台 - 工件 - 手 - 臂系统"产生共振。系统的固有频率应尽量远离主激励频段（20～40 Hz）。驱动轮的谐振频率与轴承的连接刚度有关，高尔夫球头的谐振频率与磨削接触刚度和手约束刚度有关，工件支撑结构的谐振频率也应当被识别与避免。

（7）结合岗位需要，使用科学合理的电机转速。增加机器运行速度虽然可以提高生产率，但也可能会增加机台的振动。

（8）通过开发工件夹具来隔离振动传递。工件夹持器可以设计成避免用手指或手直接握持工件，还应有效隔离传递到手指和手的振动。工件夹持器还可以使打磨操作更安全，但也可能会降低生产效率，而且对于需要经常调整磨削区域和位置的细磨操作可能不适用。因此，将工件夹持器运用于需要给固定区域磨削作业的粗磨操作可能更科学有效。

（9）使用减振手套将高尔夫球头的振动隔离，衰减传递到磨具或手的振动。佩戴全指手套可以降低手指接触刚度。这可能不会减少传递给手指的中频范围的振动分量或频率计权加速度，但减振手套可以降低非常高频率的振动分量。目前的频率权重可能在很大程度上低估了高频振动对健康的影响。与根据频率加权加速度判断的情况相比，手套实际上可以提供更多的保护，以减少传递到手部的振动，这可能部分解释了为什么手套不能减少频率计权振动加速度，但可以减轻振动性白指（vibration-induced white finger，VWF）的一些症状。此外，选择的手套不一定是ISO 10819（2013）标准认证的防振手套，因为标准化测试只能保证手掌处的振动在前臂方向有效衰减。针对手持高尔夫球头等打磨作业，手套的选择应该尽量避免降低手指的灵巧度或大幅度增加握力。

需要强调的是，对于大多数振动作业，很难使用单一的方法将振动接触水平控制在可接受的范围。工程控制和管理控制的组合方法可能是振动防控的最佳策略，在实际运用中，应根据实施的可行性、成本效益及其对生产效率和工作场所的安全影响进行综合考虑。

（于金宇　孔　飞　孙　迪）

二、个体防护案例

案例1：扩听器配备未充分考虑个体适合性

企业A为所有员工统一配备了一款高降噪泡棉耳塞。近年体检每年都有员工出现听力异常的情况，管理人员在日常监察中发现很多员工没有揉搓泡棉耳塞，无法把耳塞塞入耳道内，于是用一款中等降噪预成型耳塞全面替换泡棉耳塞。

企业B采购了9款护听器，包括各类耳塞和耳罩，对应的 SNR 在25～38 dB范围内。综合考量产品是否容易佩戴以及可清洗重复使用后，各车间的主管统一为该车间的员工领取一款或两款预成型耳塞供日常使用。

在近年的职业健康体检中，这两家企业每年都有员工出现听力异常情况，需要复查并调岗。在现场调查中发现，这两家企业的员工有一半人存在防护不足的问题，有些是因为佩戴方法不正确，有些是因为护听器不适用。在接受一对一的培训后，有员工表示当前企业发放的护听器不舒适，尽管了解正确的佩戴方法，但不愿意长时间正确佩戴，有部分员工自行购买他们感觉舒适的护听器，但是产品的技术参数不确定。

分析：

从现场调查了解到的个体防护状况和体检结果来看，这两家企业均未做到有效地预防听力损失。企业A的做法是选择较易佩戴的护听器以提高防护效果，统一配备一款护听器；企业B提供多种护听器，但实际上车间管理的做法落实到员工时仍然是统一配备护听器。统一配备某款护听器是常见的做法，这样看起来简化了企业的管理工作。但是从结果来看，这样"一刀切"的做法并没有使听力保护工作变得简单，由此引发的听力损失问题和员工的抵触情绪等情况，反而可能导致听力保护的工作更加复杂和困难。

这两家企业在配备护听器时都没有充分地考虑使用者适合性的问题。一款护听器不一定能适合所有人。根据在国内开展的现场调查，在受访的多家企业中，都发现有一定比例的员工由于耳道生理特点的缘故，即使正确佩戴产品也无法取得足够的防护，必须选择其他类型或型号的耳塞。一些耳罩的使用者由于其他物品的干扰难以佩戴密合，需要考虑使用耳塞。不适合的护听器可能无法提供足够的防护，由此导致员工存在听力损失的风险。

这两家企业都试图通过选择"易佩戴"的设计特性解决不正确佩戴的问题。近年在国内开展的现场调查结果显示，没有证据显示"易佩戴"这个特性可以确保使用者在没有接受培训的情况下能更容易地实现有效的防护。"易佩戴"这个特点不保证能解决个体适合性的问题，在保持培训效果的持续性上没有显著的优势，也没有证据显示预成形耳塞的使用者佩戴时间比泡棉耳塞的使用者长。可以认为，仅考虑佩戴便利性的这个因素来选择护听器并不能保证员工取得好的防护效果并且坚持长时间佩戴。

这两家企业配备时仅从"方便管理""容易佩戴""可以清洗"这些方面出发，忽视使用者作业和舒适性的需求，可能降低使用者佩戴护听器的意愿，导致不正确佩戴护听器或者缩短护听器的使用时间。这些问题从员工的反馈已经反映出来，即使学会正确佩戴的方法，他们也不愿意长时间佩戴不舒适的产品。自行购买他们认为舒适的护听器可能带来更多的问题，例如，产品性能是否可靠，个体适合性是否良好，员工是否掌握不同类型护听器的正确佩戴方法，等等，增加管理工作的不确定性和难度。现行的国家标准GB/T 23466—2009《护听器的选择指南》指出，需要依据安全与健康、适用和舒适的原则选择护听器，避免由于使用环境和个体适合性、不正确佩戴等因素降低其防护性能；其中，标准要求提供3种以上不同类型的护听器供员工选择。这个建议对于在现场实践中确保护听器被正确使用具有积极的指导意义，它能鼓励员工参与护听器的选择，提高使用护听器的主观能动性。实践中这些措施需要落实到员工，让员工参与选择或者轮换佩戴，改善员工的佩戴感受；企业还需要加强培训和监督，引导员工克服短期的不适应，逐渐适应、接受长时间佩戴护听器并养成良好的习惯。

案例 2：不正确使用护听器

分析：

不正确使用护听器的情况在各企业现场都普遍存在，这样会严重削弱产品的防护性能。不同护听器的佩戴方法有所不同，使用前应阅读使用说明书。企业在向使用者提供合格的防护用品的同时应提供正确使用产品的培训，开始使用前对个体提供辅导。表 4 - 5 - 15 列出了一些常见的问题示例、问题分析和改善建议。

表 4 - 5 - 15　护听器使用过程中常见的问题示例、问题分析和改善建议

问题示例	问题分析	改善建议
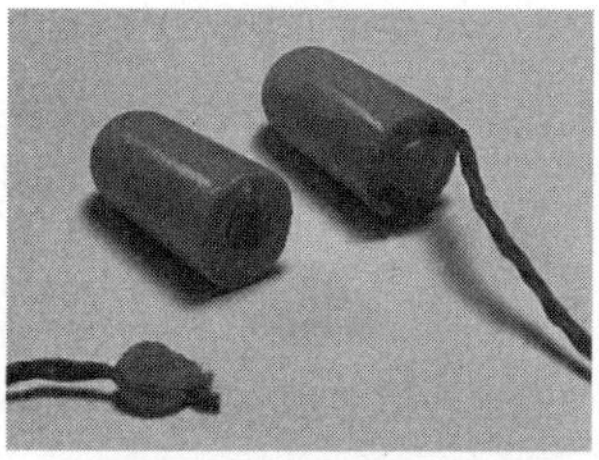	改造护听器，拔掉耳塞绳。 耳塞绳可以传声，会让使用者听到一些声音。有些员工就会拔出粘在泡棉耳塞本体上的连接绳。从左图中左侧的耳塞可以看到，耳塞部分降噪材料随着绳子被拔出，可能影响防护效果	及时了解员工改造耳塞的原因。可以选择同款不带耳塞绳的耳塞供员工选择
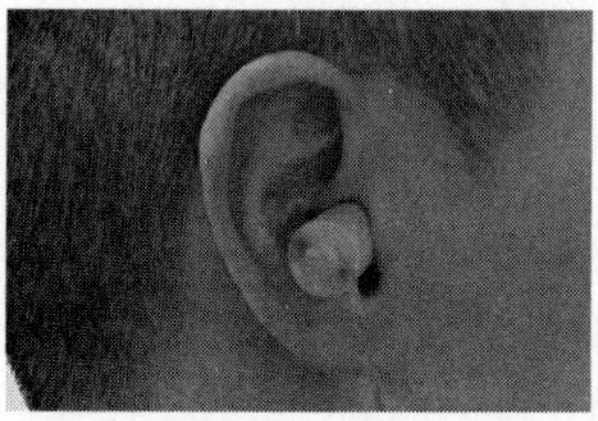	耳塞没有深入地插入到耳道中。图中的泡棉耳塞大部分露出耳屏，显示耳塞佩戴深度不够，明显降低护听器的防护效果 注：对预成型耳塞，由于耳道的生理特性差异，插入深度难以通过旁观判断	耳塞类护听器需要深入地插入到耳道中，取得良好的密封才能实现有效的防护。需要加强员工培训，包括佩戴技巧、佩戴密合性检查的方法

续上表

问题示例	问题分析	改善建议
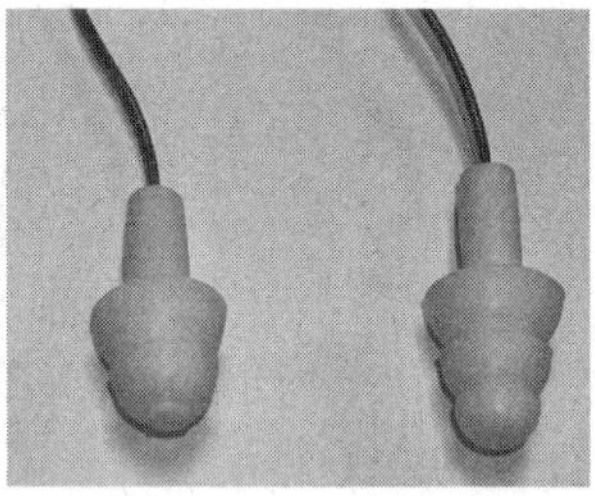	改造耳塞，剪去部分密封结构。 与右侧的完整产品相比，左侧的耳塞被剪去了第一片裙边。图示的预成型耳塞，其前端的裙边是与耳道最狭窄处取得良好密封的关键部分，这样改造会严重影响产品的防护性能	任何时候都不要改造个体防护用品。及时了解员工改造耳塞的原因。可以通过提供几种护听器供员工试戴、选择或轮换佩戴以改善佩戴感受。同时，应加强教育，让员工了解到正确使用防护用品的重要性
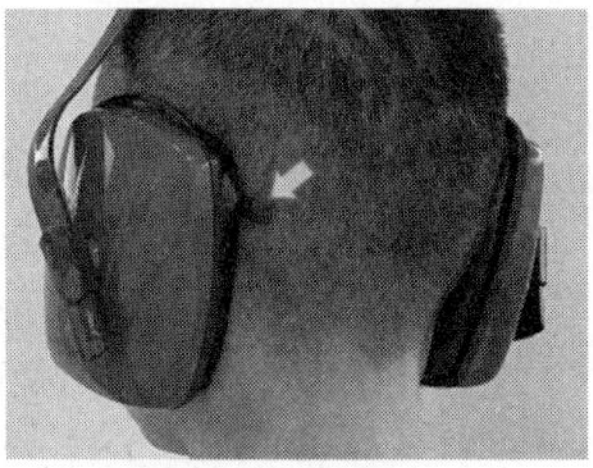	眼镜腿太长影响耳罩的密封。 图中箭头处显示，眼镜腿太长太厚，影响了罩杯垫与头部密封	不同防护用品（物品）组合使用的适配性需要在个体上试配。处方眼镜或安全眼镜的镜腿的长度、厚度等均有不同的设计。要与耳罩组合使用，眼镜腿应尽量薄并且不要太长，能被罩杯包裹
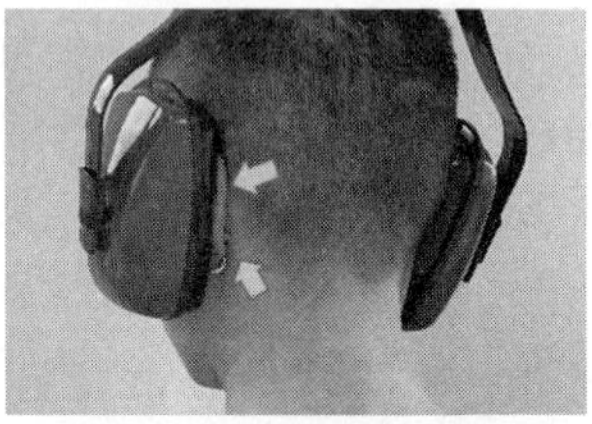	耳罩压住外耳。这样会导致明显的声音泄漏，而且长时间佩戴外耳会感觉疼痛。 佩戴耳罩时未去除外耳上的饰物。这样会影响耳罩的密封，尖锐的饰物部件容易刮伤使用者或者耳罩	佩戴耳罩前应褪去外耳上的饰物或者其他物品。耳罩罩杯应将整个外耳包裹在内。佩戴耳罩后应感觉周围的声音明显降低
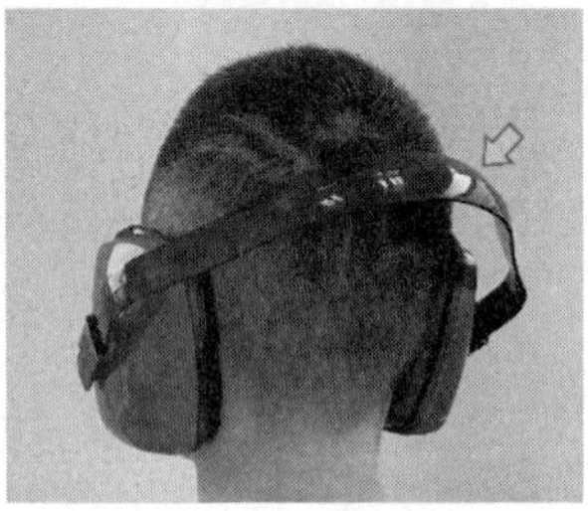	耳罩环箍佩戴位置不正确。 图中箭头处显示，头顶式佩戴的耳罩的环箍未放置在头顶位置并与头部贴合。这样会影响耳罩佩戴的稳定性	应按照使用说明将环箍佩戴在正确的位置，头带和罩杯应稳定地与头部贴合

续上表

问题示例	问题分析	改善建议
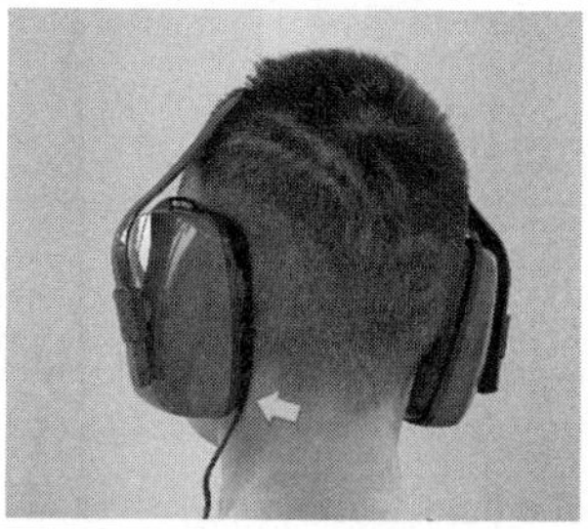	双重防护时使用带连接绳的耳塞。双重防护往往应用于噪声很高、单一护听器无法满足要求的场合。应避免干扰耳塞、耳罩密合的因素，方能获得高防护水平。图中耳塞绳破坏了耳罩与头部的密封	双重防护时，耳塞起主要防护作用。应选择不带连接绳的、高降噪的、相对舒适的耳塞，组合佩戴较为轻便的耳罩
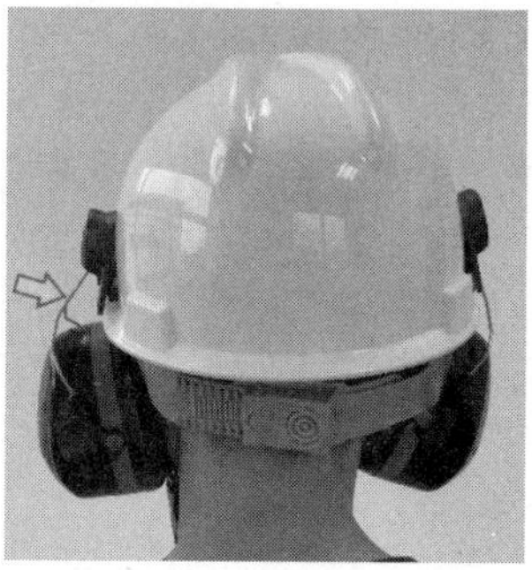	装配式耳罩未正确佩戴。如图中箭头处显示，与右侧状态相比，左侧耳罩的支撑臂未向头部压紧贴合，此时左侧没有防护	应将两侧罩杯的支撑臂向头部推进压紧，直到两侧罩杯完全包裹外耳并与头部紧密贴合。不同护听器的佩戴方法有所不同，使用前应阅读使用说明书。企业在向使用者提供合格的防护用品的同时应提供正确使用产品的培训
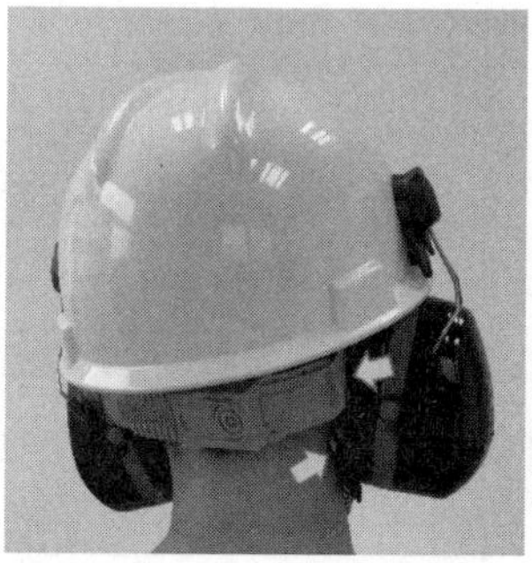	装配式耳罩的密合受到其他物品的干扰。如图中箭头处显示，安全帽的帽箍和下颏带压在罩杯垫下，这样会破坏罩杯垫与头部的密封，产生明显的声音泄漏，降低防护效果。长时间这样佩戴，使用者会感觉局部位置疼痛不适	不同防护用品（物品）组合使用的适配性需要在个体上试配。一开始使用时，需要向使用者提供辅导，指导他们如何避免部件之间的干扰，使多种防护用品都能正确佩戴。对于某些个体，同样组合可能始终无法兼容，应考虑改用耳塞或者配合其他型号的安全帽

案例 3：不正确维护、不及时更换护听器

分析：

个人防护用品不建议共用，需要正确维护并及时更换，确保其状态良好、卫生，并且让员工容易获得。不同护听器的维护、更换方法不同，应阅读使用说明书，并按其指引维护和更换。每次使用前应检查产品是否状态完好，出现脏污、破损、老化、变形、开裂等现象时应及时更换部件或整体更换。见表4-5-16。

表4-5-16　护听器维护、更换中常见的问题示例、问题分析和改善建议

问题示例	问题分析	改善建议
	泡棉耳塞没有得到及时更换。长期反复使用泡棉耳塞可能影响防护性能，最明显的影响是外观脏污（如左侧图所示），这可能影响使用者认真揉搓、深入地插入耳塞的主观能动性，最终影响防护效果	除非制造商特别说明，随弃式泡棉耳塞不建议清洗。当表面出现脏污、破损时应及时更换，一般建议使用不超过3天。如果使用者无法保持佩戴耳塞时手部清洁，应选择佩戴前无须揉搓的耳塞或者使用耳罩
	耳罩罩杯垫开裂。这样会影响耳罩的声学密封，降低防护效果	耳罩的罩杯垫是需要经常更换的部件。开裂时应及时更换新罩杯垫
	耳罩罩杯垫出现不可恢复的折痕。由于人的头部并不是一个规则的光滑表面，长时间使用后，由于压力以及汗液、油脂使材料出现老化和变形，无法恢复到原本的形状。这样会产生声音泄漏，降低防护效果	耳罩的罩杯垫是需要经常更换的部件。老化、变形、褶皱时应及时更换新罩杯垫

（刘玉飞　傅绍杰　吴颜卿）

第五章　电离辐射工程防护和个体防护技术及案例分析

第一节　防电离辐射工程防护技术

随着科学技术的进步，核与辐射技术已经从医学领域逐步扩大到国民经济各大领域。在现今医学领域的疾病诊疗，以及在工业领域的食品保鲜、材料改性、计量控制等方面，核技术都发挥着不可替代的重要作用，极大地促进了社会进步和经济发展。核与辐射技术是一把"双刃剑"，核与辐射技术造福人类的同时，如果没有有效的防护措施和设施的保障，核与辐射技术所伴随的电离辐射对从业人员和公众都会带来一定的健康危害。

核与辐射技术在使用过程中产生的电离辐射根据其作用于人体的方式，分为外照射和内照射。

一、外照射防护技术

外照射是指来自体外的辐射源（所有致电离辐射物质和装置的总称）对人体造成的照射。X 射线、γ 射线、β 射线、中子、α 粒子、质子、碳离子等重带电粒子都有可能造成外照射。但是，通常外照射防护技术更为重视 X 射线、γ 射线、中子等穿透能力较强的贯穿辐射。外照射防护的基本技术有 4 种：时间防护、距离防护、屏蔽防护和控源防护。

（一）时间防护

缩短操作时间或者接触辐射源的时间以减少外照射辐射剂量的防护技术成为时间防护。人体受到的照射累积的剂量与照射时间成正比，照射时间越长，受到的剂量越大。

要有效地控制照射时间，应当预先做好照射计划，或者在进行放射性物质操作实践之前，通过"冷试验"方法对某种操作动作或者操作过程进行预试验，以熟悉操作，节省操作时间，减少外照射剂量。再或者通过安排多人轮值，实现控制单人接触辐射源的时间来达到控制受照剂量的目的。

（二）距离防护

一般在外照射源工作状态稳定的情况下，人员受到的外照射剂量率与其距离辐射源的距离的平方成反比关系（尺寸很小的源或者距离是源尺寸的10倍）。可见，增大人体与源之间的距离对减少外照射影响的效果非常显著。

通过灵活可靠的长柄工具操作放射源，通过远程遥控技术或者机器人技术操作辐射源，都是非常实用的距离防护手段。距离防护是辐射工作场所设置控制区和监督区的重要依据。

（三）屏蔽防护

利用屏蔽体（在机体与辐射源之间设置能减弱辐射强度的实体屏蔽）减少人员接受外照射剂量的防护技术称为屏蔽防护。屏蔽防护是针对外照射防护的最主要的防护技术，特别是在工业辐射、固定式探伤、医疗领域的放射诊断、治疗和核医学、中高能加速器和核电站等均涉及利用屏蔽去减弱辐射强度。

按照屏蔽体的样式，屏蔽体可分为固定式屏蔽体和移动式屏蔽体。固定式屏蔽体包括各类照射室等的屏蔽墙、屏蔽门、屏蔽玻璃窗等。移动式屏蔽体包括储源容器、辐射源运输容器（铅罐）、移动防护屏、移动注射车，以及具有一定铅当量的防护围裙、防护帽铅面罩等。

屏蔽体确定涉及屏蔽材料选择和屏蔽厚度的确定，取决的因素包括辐射的类型、辐射的能量、辐射的强度及机体可接受的辐射剂量率。

1. 屏蔽材料选择原则

屏蔽材料的选择需要根据材料与物质作用的方式，对辐射的减弱能力需结合材料的结构性能、稳定性能以及材料的来源等诸多因素进行综合考量。屏蔽材料选择的一般原则见表5-1-1。

表5-1-1　屏蔽材料选择的一般原则

射线类型	作用方式	材料选择原则	常用屏蔽材料
X、γ	光电效应、康普顿散射、电子对效应	高Z（原子序数）材料	铅、铁、混凝土、钨、实心砖
β	电离、激发、轫致辐射	低Z（原子序数）材料+高Z（原子序数）材料	铝、有机玻璃、混凝土、铅
中子	弹性散射、非弹性散射、吸收	低氢低Z（原子序数）材料、含硼材料	水、石蜡、含硼聚乙烯、混凝土

续上表

射线类型	作用方式	材料选择原则	常用屏蔽材料
α	电离、激发	一般低 Z（原子序数）材料	—

2．X、γ 屏蔽厚度的确定

确定 X、γ 屏蔽厚度的方法很多，如指数减弱公式计算法、查图法、半值厚度或者 1/10 值厚度法等。X 和 γ 射线同为光子源。它们在屏蔽厚度的计算类似。以半值层厚度法来进行屏蔽体厚度的确定。

宽束 γ（X）射线在物质中的衰变规律为：

$$K = 2^{d/HVT} = \frac{D_0}{D} \tag{5-1-1}$$

$$d = HVT \cdot \left(\frac{\log K}{\log 2}\right) \tag{5-1-2}$$

式中，d 为屏蔽厚度，cm；

HVT 为半值层厚度，cm，见表 5-1-4 和表 5-1-5；

K 为减弱倍数；

D 为宽束 γ(X) 射线通过厚度为 d 的屏蔽体后在所考虑的点所要达到的剂量率（μGy/h）；

D_0 为无屏蔽体时在所考虑的那点处的剂量率（μGy/h）。

宽束 γ 源无屏蔽体时在所考虑的那点处的剂量率 D 的计算公式如下：

$$D = F \cdot A/r^2$$

式中，A 为源的活度，GBq；

r 为源距离所考虑点的距离，m；

F 为 γ 因子，即距离 1 GBq γ 源 1 m 处的吸收剂量率，mGy·m²/GBq·h。常见核素的 γ 因子值见表 5-1-2。

表 5-1-2　常见核素 γ 因子值（mGy·m²/GBq·h）

放射性核素	γ 因子
^{60}Co	0.351
^{99m}Tc	0.022
^{131}I	0.058
^{192}Ir	0.130
^{137}Cs	0.081
^{18}F	0.143

X 射线主要来自加速器中电子打靶产生的韧致辐射，X 射线源周围的辐射水平取决于 X 射线的激发电压、阴极与阳极之间的电流，X 射线出口过滤条件及离开源的距离。X 射线无屏蔽体时在所考虑的那点处的剂量率 $\dot{D}_0$ 的计算公式如下：

$$\dot{D}_0 = I \cdot \Delta / r^2 \tag{5-1-3}$$

式中，I 为管电流或者加速器的电子流的平均流强，mA；

Δ 为特定管电压、射线出口处过滤条件下，X 射线源的发射率常数，mGy·m^2/mA·min；常见设备的发射率常数见表 5-1-3。

r 为源距离所考虑点的距离，m。

表 5-1-3 典型设备的发射率常数

管电压（kV）	过滤条件	输出量常数（mGy·m^2/mA·min）
150	2 mm 铝	18.3
	3 mm 铝	5.2
200	2 mm 铝	28.7
	3 mm 铝	8.9
250	0.5 mm 铜	16.5
	3 mm 铝	13.9
300	3 mm 铝	20.9
	3 mm 铜	11.3
400	3 mm 铜	23.5

宽束 X 射线的半值厚度（HVT）和十分之一值厚度（TVT）见表 5-1-4。
常见核素在混凝土和铅中的 HVT 和 TVT 见表 5-1-5。

表 5-1-4 宽束 X 射线的半值厚度（*HVT*）和十分之一值厚度（*TVT*）

X 射线源	半值厚度 *HVT*（cm）		十分之一值厚度 *TVT*（cm）	
	铅	混凝土	铅	混凝土
50 kV	0.005	0.4	0.018	1.3
70 kV	0.01	1	0.0332	3.6
75 kV	0.015	—	0.050	—
100 kV	0.025	1.6	0.084	5.5
125 kV	0.027	1.9	0.09	6.4
150 kV	0.029	2.2	0.096	7.0

续上表

X 射线源	半值厚度 HVT（cm）		十分之一值厚度 TVT（cm）	
	铅	混凝土	铅	混凝土
200 kV	0.042	2.6	0.14	8.6
250 kV	0.086	2.8	0.29	9.00
300 kV	0.17	3	0.57	10.0
400 kV	0.25	3	0.82	10.0
0.5 MV	0.31	3.6	1.03	11.9
1 MV	0.76	4.6	2.52	15.0
2 MV	1.15	6.1	3.90	20.1
3 MV	—	6.9	—	22.6
4 MV	1.48	8.4	4.9	27.4
6 MV	1.54	10.2	5.1	33.8
8 MV	1.62	—	5.4	—
10 MV	1.69	11.7	5.6	38.6
15 MV	1.66	—	5.51	—
20 MV	1.63	13.7	5.4	45.7
25 MV	1.6	—	5.3	—
30 MV	1.57	13.7	5.2	45.7
38 MV	—	13.7	—	45.7
40 MV	1.5	—	4.98	—
50 MV	1.43	—	4.75	—

表 5-1-5　常见核素在混凝土和铅中的 HVT 和 TVT

核素	铅（cm）		混凝土（cm）	
	HVT	TVT	HVT	TVT
^{18}F	0.55	1.66	5.30	17.6
^{99m}Tc	0.02	0.07	3.31	11.0
^{131}I	0.72	2.4	4.7	15.7
^{192}Ir	0.55	1.9	4.3	14.0
^{137}Cs	0.65	2.2	4.9	16.3

续上表

核素	铅（cm）		混凝土（cm）	
	HVT	*TVT*	*HVT*	*TVT*
^{60}Co	1.1	4.0	6.3	20.3

3. 带电粒子屏蔽厚度的确定

重带电粒子如质子、碳离子等由于其与介质物质作用的复杂性，要获取其屏蔽体的相关参数，目前没有非常好的数学公式可以得出比较合理的剂量水平，需要通过蒙特卡罗的方法去模拟带电粒子与介质作用的整个过程获取考虑点的剂量水平，从而解决以上问题。

对于带电粒子只要屏蔽体的厚度不小于带电粒子的最大射程就可以起到很好的防护目的。因此，带电粒子在介质中的最大射程就是其自身在介质中所需屏蔽厚度的最好估计。

能量为 E 的单能电子束，在低 Z 物质中的射程可以通过以下经验公式计算：

$$R = 0.412E^{(1.265-0.0954\ln E)} \quad 0.01 < E < 2.5 \text{ MeV} \quad (5-1-4)$$
$$R = 0.53E - 1.06 \quad 2.5 \leqslant E < 20 \text{ MeV} \quad (5-1-5)$$

能量为 E 的重带电粒子在所用的屏蔽物质中的射程 R，可以用如下公式进行计算：

$$R = \frac{M}{M_p} \cdot \frac{1}{Z^2} \cdot R_p(E_{eq}) \quad (5-1-6)$$

式中，Z 为入射重带电粒子的电荷数；$\dfrac{M}{M_p}$ 是所涉及的重带电粒子治疗与质子质量之比值；$R_p(E_{eq})$ 是能量 $E_{eq}=\left(\dfrac{M_p}{M}\right)E$ 的质子在同一介质中的射程，E_{eq} 称为等效质子能量。表 5-1-6 中给出了不同能量质子在典型物质中的射程 R_p 值。

表 5-1-6　不同能量质子在典型物质中的射程 R_p 值

E（MeV）	R_p						
	Be	石墨	水	Al	Cu	Ag	Pb
1.0E+00	2.3-03	3.9-03	3.9-03	4.2-03	6.1-03	8.0-03	1.16-02
1.2E+00	3.9-03	4.8-03	4.6-03	5.4-03	7.8-03	1.02-02	1.49-02
1.4E+00	4.9-03	5.9-03	5.5-03	6.8-03	9.8-03	1.27-02	1.85-02
1.6E+00	6.1-03	7.0-03	6.5-03	8.2-03	1.19-02	1.54-02	2.24-02
1.8E+00	7.5-03	8.3-03	7.6-03	9.9-03	1.41-02	1.83-02	2.65-02
2.0E+00	8.9-03	9.7-03	8.8-03	1.16-02	1.65-02	2.13-02	3.08-02

续上表

E（MeV）	R_p						
	Be	石墨	水	Al	Cu	Ag	Pb
2.2E+00	1.04−02	1.11−02	1.01−02	1.35−02	1.91−02	2.46−02	3.54−02
2.4E+00	1.12−02	1.27−02	1.14−02	1.55−02	2.18−02	2.80−02	4.02−02
2.6E+00	1.39−02	1.44−02	1.29−02	1.76−02	2.47−02	3.16−02	4.53−02
2.8E+00	1.57−02	1.61−02	1.44−02	1.98−02	2.77−02	3.53−02	5.05−02
3.0E+00	1.77−02	1.80−02	1.60−02	2.22−02	3.08−02	3.92−02	5.60−02
3.2E+00	1.98−02	2.00−02	1.77−02	2.46−02	3.41−02	4.33−02	6.17−02
3.4E+00	2.20−02	2.20−02	1.95−02	2.72−02	3.75−02	4.75−02	6.75−02
3.6E+00	2.43−02	2.42−02	2.13−02	2.99−02	4.11−02	5.19−02	7.36−02
3.8E+00	2.66−02	2.64−02	2.33−02	3.27−02	4.47−02	5.64−02	7.99−02
4.0E+00	2.91−02	2.87−02	2.53−02	3.56−02	4.86−02	6.11−02	8.63−02
4.2E+00	3.17−02	3.12−02	2.74−02	3.86−02	5.25−02	6.59−02	9.29−02
4.4E+00	3.44−02	3.37−02	2.96−02	4.18−02	5.66−02	7.08−02	9.98−02
4.6E+00	3.72−02	3.63−02	3.19−02	4.50−02	6.08−02	7.60−02	1.068−01
4.8E+00	4.01−02	3.90−02	3.42−02	4.83−02	6.51−02	8.12−02	1.139−01
5.0E+00	4.31−02	4.18−02	3.67−02	5.18−02	6.96−02	8.66−02	1.213−01
6.0E+00	5.94−02	5.70−02	4.99−02	7.05−02	9.37−02	1.156−01	1.606−01
7.0E+00	7.81−02	7.44−02	6.50−02	9.18−02	1.208−01	1.481−01	2.042−01
8.0E+00	9.91−02	9.38−02	8.20−02	1.155−01	1.507−01	1.837−01	2.517−01
9.0E+00	1.223−01	1.153−01	1.008−01	1.415−01	1.835−01	2.226−01	3.031−01
1.0E+01	1.478−01	1.388−01	1.213−01	1.699−01	2.190−01	2.645−01	3.583−01
1.1E+01	1.753−01	1.643−01	1.435−01	2.006−01	2.572−01	3.094−01	4.172−01
1.2E+01	2.050−01	1.916−01	1.675−01	2.334−01	2.980−01	3.573−01	4.797−01
1.3E+01	2.368−01	2.209−01	1.931−01	2.685−01	3.414−01	4.081−01	5.457−01
1.4E+01	2.707−01	2.521−01	2.203−01	3.058−01	3.874−01	4.617−01	6.151−01
1.5E+01	3.066−01	2.852−01	2.492−01	3.451−01	4.358−01	5.181−01	6.880−01
1.6E+01	3.445−01	3.200−01	2.798−01	3.866−01	4.867−01	5.773−01	7.642−01
1.7E+01	3.844−01	3.567−01	3.119−01	4.302−01	5.401−01	6.392−01	8.437−01
1.8E+01	4.262−01	3.952−01	3.455−01	4.758−01	5.958−01	7.038−01	9.265−01

续上表

E（MeV）	R_p						
	Be	石墨	水	Al	Cu	Ag	Pb
1.9E+01	4.700-01	4.354-01	3.808-01	5.235-01	6.539-01	7.710-01	1.0125+00
2.0E+01	5.158-01	4.774-01	4.176-01	5.731-01	7.144-01	8.409-01	1.1016+00
2.2E+01	6.130-01	5.666-01	4.957-01	6.784-01	8.423-01	9.884-01	1.2892+00
2.4E+01	7.177-01	6.627-01	5.799-01	7.915-01	9.794-01	1.1460+00	1.4891+00
2.6E+01	8.298-01	7.655-01	6.700-01	9.123-01	1.1253+00	1.3135+00	1.7011+00
2.8E+01	9.492-01	8.749-01	7.660-01	1.0407+00	1.2800+00	1.4909+00	1.9247+00
3.0E+01	1.0758+00	9.908-01	8.677-01	1.1764+00	1.4434+00	1.6778+00	2.1600+00
3.0E+01	1.076+00	9.91-01	8.98-01	1.176+00	1.443+00	1.678+00	2.160+00
3.2E+01	1.209+00	1.113+00	9.75-01	1.320+00	1,615+00	1.874+00	2.407+00
3.4E+01	1.350+00	1.242+00	1.088+00	1.470+00	1.795+00	2.080+00	2.664+00
3.6E+01	1.497+00	1.377+00	1.206+00	1.627+00	1.984+00	2.295+00	2.933+00
3.8E+01	1.652+00	1.518+00	1.330+00	1.792+00	2.180+00	2.518+00	3.213+00
4.0E+01	1,813+00	1.665+00	1.459+00	1.963+00	2.385+00	2.751+00	3.503+00
4.2E+01	1.980+00	1.818+00	1.594+00	2.141+00	2.598+00	2.993+00	3.804+00
4.4E+01	2.154+00	1.977+00	1,734+00	2.326+00	2.818+00	3.243+00	4.115+00
4.6E+01	2.335+00	2.143+00	1.879+00	2518+00	3.046+00	3.501+00	4.436+00
4.8E+01	2.522+00	2.314+00	2.029+00	2.716+00	3.281+00	3.769+00	4.767+00
5.0E+01	2.715+00	2.490+00	2.184+00	2.921+00	3.524+00	4.044+00	5.109+00
5.5E+01	3.266+00	2.957+00	2.594+00	3.461+00	4.165+00	4,769+00	6.005+00
6.0E+01	3.775+00	3.458+00	3.035+00	4.061+00	4.850+00	5.543+00	6.961+00
6.5E+01	4.361+00	3.993+00	3.505+00	4.659+00	5.580+00	6.367+00	7.976+00
7.0E+01	4.984+00	4.561+00	4.005+00	5.314+00	6.352+00	7.238+00	9.046+00
7.5E+01	5.642+00	5.161+00	4.533+00	6.006+00	7.167+00	8.155+00	1.0173+01
8.0E+01	6.334+00	5.793+00	5.089+00	6.733+00	8.022+00	9.117+00	1.1352+01
8.5E+01	7.061+00	6.456+00	5.673+00	7.496+00	8.917+00	1.0124+01	1.2585+01
9.0E+01	7.822+00	7.149+00	6.283+00	8.292+00	9.852+00	1.1174+01	1.3868+01
9.5E+01	8.615+00	7.872+00	6.919+00	9.122+00	1.0825+01	1.2266+01	1.5202+01
1.00E+02	9.440+00	8.624+00	7.581+00	9.985+00	1.1835+01	1.3400+01	1.6585+01

续上表

E（MeV）	R_p						
	Be	石墨	水	Al	Cu	Ag	Pb
1.10E+02	1.1183+01	1.0213+01	8.980+00	1.1806+01	1.3965+01	1.5787+01	1.9494+01
1.20E+02	1.3048+01	1.1911+01	1.0476+01	1.3750+01	1.6236+01	1.8330+01	2.2587+01
1.30E+02	1.5028+01	1.3715+01	1.2065+01	1.5813+01	1.8642+01	2.1022+01	2.5856+01
1.40E+02	1.7120+01	1.5620+01	1.3744+01	1.7990+01	2.1179+01	2.3857+01	2.9295+01
1.50E+02	1.9321+01	1.7623+01	1.5510+01	2.0278+01	2.3841+01	2.6830+01	3.2898+01
1.60E+02	2.1626+01	1.9721+01	1.7359+01	2.2671+01	2.6624+01	2.9936+01	3.6657+01
1.70E+02	2.4032+01	2.1910+01	1.9289+01	2.5167+01	2.9524+01	3.3171+01	4.0568+01
1.80E+02	2.6535+01	2.4187+01	2.1298+01	2.7762+01	3.2537+01	3.6529+01	4.4625+01
1.90E+02	2.9132+01	2.6550+01	2.3381+01	3.0453+01	3,5658+01	4.0007+01	4.8822+01
2.00E+02	3.1820+01	2.8996+01	2.5538+01	3.3236+01	3.8885+01	4.3599+01	5.3155+01
2.10E+02	3.4597+01	3.1521+01	2.7766+01	3.6109+01	4.2213+01	4.7304+01	5.7620+01
2.20E+02	3.7458+01	3.4123+01	3.0062+01	3.9068+01	4.5640+01	5.1116+01	6.2211+01
2.30E+02	4.0403+01	3.6801+01	3.2424+01	4.2111+01	4.9161+01	5.5032+01	6,6925+01
2.40E+02	4.3428+01	3.9551+01	3.4851+01	4.5235+01	5.2775+01	5.9049+01	7.1758+01
2.50E+02	4.6530+01	4.2371+01	3.7340+01	4.8437+01	5.6478+01	6.3163+01	7.6705+01
2.60E+02	4.9708+01	4.5260+01	3.9889+01	5.1716+01	6.0257+01	6.7372+01	8.1763+01
2.70E+02	5.2959+01	4.8215+01	4.2497+01	5.5069+01	6.4139+01	7.1673+01	8.6928+01
2.80E+02	5.6280+01	5.1234+01	4.5162+01	5.8493+01	6.8093+01	7.6062+01	9.2197+01
2.90E+02	5.9671+01	5.4315+01	4.7882+01	6.1987+01	7.2125+01	8.0537+01	9.7567+01
3.00E+02	6.3128+01	5.7457+01	5.0656+01	6.5548+01	7.6234+01	8.5096+01	1.03035+02
3.00E+02	6.313+01	5.746+01	5.066+01	6.555+01	7.623+01	8.510+01	1.0304+02
3.20E+02	7.024+01	6.391+01	5.636+01	7.286+01	8.467+01	9.445+01	1.1425+02
3.40E+02	7.759+01	7.059+01	6.226+01	8.043+01	9.338+01	1.0411+02	1.2582+02
3.60E+02	8.517+01	7.748+01	6.834+01	8.822+01	1.0236+02	1.1406+02	1.3773+02
3.80E+02	9.297+01	8.457+01	7.460+01	9.624+01	1.11159+02	1.2428+02	1.4995+02
4.00E+02	1.0098+02	9.184+01	8.102+01	1.0446+02	1.2104+02	1.3475+02	1.6246+02
4.20E+02	1.0918+02	9.929+01	8.760+01	1.1288+02	1.3072+02	1.4546+02	1.7526+02
4.40E+02	1.1757+02	1.0690+02	9.433+01	1.2148+02	1.4061+02	1.5639+02	1.8832+02

续上表

E（MeV）	R_p						
	Be	石墨	水	Al	Cu	Ag	Pb
4.60E+02	1.2613+02	1.1468+02	1.0120+02	1.3026+02	1.5069+02	1.6755+02	2.0163+02
4.80E+02	1.3486+02	1.2260+02	1.0820+02	1.3921+02	1.6096+02	1.7890+02	2.1517+02
5.00E+02	1.4375+02	1.3067+02	1.1533+02	1.4831+02	1.7141+02	1.9045+02	2.2894+02
5.20E+02	1.5279+02	1.3888+02	1.2258+02	1.5756+02	1.8202+02	2.0218+02	2.4291+02
5.40E+02	1.6197+02	1.4721+02	1.2995+02	1.6695+02	1.9280+02	2.1408+02	2.5709+02
5.60E+02	1.7129+02	1.5566+02	1.3724+02	1.7648+02	2.0372+02	2.2614+02	2.7145+02
5.80E+02	1.8073+02	1.6423+02	1.4500+02	1.8614+02	2.1479+02	2.3836+02	2.8599+02
6.00E+02	1.9030+02	1.7291+02	1.5267+02	1.9592+02	2.2599+02	2.5072+02	3.0070+02
6.20E+02	1.9998+02	1.8170+02	1.6044+02	2.0581+02	2.3732+02	2.6322+02	3.1557+02
6.40E+02	2.0977+02	1.9058+02	1.6830+02	2.1581+02	2.4877+02	2.7585+02	3.3059+02
6.60E+02	2.1967+02	1.9956+02	1.7624+02	2.2592+02	2.6033+02	2.8861+02	3.4576+02
6.80E+02	2.2967+02	2.0863+02	1.8426+02	2.3613+02	2.7201+02	3.0149+02	3.6106+02
7.00E+02	2.3977+02	2.1779+02	1.9236+02	2.4643+02	2.8379+02	3.1448+02	3.7649+02
7.20E+02	2.4995+02	2.2703+02	2.0053+02	2.5682+02	2.9567+02	3.2758+02	3.9204+02
7.40E+02	2.6023+02	2.3635+02	2.0877+02	2.6729+02	3.0765+02	3.4078+02	4.0771+02
7.60E+02	2.7059+02	2.4574+02	2.1708+02	2.7785+02	3.1972+02	3.5407+02	4.2349+02
7.80E+02	2.8102+02	2.5521+02	2.2545+02	2.8849+02	3.3187+02	3.6746+02	4.3937+02
8.00E+02	2.9153+02	2.6474+02	2.3388+02	2.9920+02	3.4410+02	3.8094+02	4.5535+02
8.20E+02	3.0212+02	2.7433+02	2.4238+02	3.0998+02	3.5641+02	3.9450+02	4.7143+02
8.40E+02	3.1277+02	2.8399+02	2.5092+02	3.2088+02	3.6880+02	4.0814+02	4.8760+02
8.60E+02	3.2349+02	2.9371+02	2.5952+02	3.3174+02	3.8125+02	4.2185+02	5.0385+02
8.80E+02	3.3427+02	3.0349+02	2.6817+02	3.4271+02	3.9377+02	4.3563+02	5.2018+02
9.00E+02	3.4512+02	3.1332+02	2.7687+02	3.5374+02	4.0636+02	4.4949+02	5.3659+02
9.20E+02	3.5602+02	3.2320+02	2.8561+02	3.6483+02	4.1901+02	4.6740+02	5.5307+02
9.40E+02	3.6697+02	3.3313+02	2.9440+02	3.7597+02	4.3171+02	4.7738+02	5.6962+02
9.60E+02	3.7798+02	3.4310+02	3.0323+02	3.8716+02	4.4447+02	4.9142+02	5.8624+02
9.80E+02	3.8903+02	3.5313+02	3.1210+02	3.9840+02	4.5728+02	5.0552+02	6.0292+02
1.000E+03	4.0014+02	3.6319+02	3.2101+02	4.0968+02	4.7015+02	5.1966+02	6.1966+02

带电粒子在介质中的射程都是其质量厚度，而在日常生活工作中需要的都是线性厚度，他们的转换关系如下：

$$d = R/\rho \qquad\qquad (5-1-7)$$

式中，d 为屏蔽厚度，cm；R 为射程，g/cm^2；ρ 为材料密度，g/cm^3。带电粒子屏蔽典型物质的密度和有效原子序数见表 5-1-7。

表 5-1-7　屏蔽电子、β 粒子常用材料的密度和有效原子序数

材　料	有效原子序数 Z_e	密度 ρ （g·cm^{-3}）	材　料	有效原子序数 Z_e	密度 ρ （g·cm^{-3}）
空　气	7.36	1.293×10^{-3}	混凝土	14	2.2～2.35
水	6.66	1	砖	14	1.7～1.9
普通玻璃	10.6	2.4～2.6	铜	29	8.9
有机玻璃	5.85	1.18	铁	26	7.1～7.9
铝	13	2.754	铅	82	11.34
塑料		1.4	钨	74	19.3
			铀	92	18.7

β 粒子被自身源物质及周围其他物质阻止时分别产生内、外轫致辐射，在确定 β 粒子的屏蔽厚度时，必须考虑 β 粒子的外轫致辐射。β 粒子轫致辐射屏蔽厚度的确定可以通过如下公式进行：

$$K = 2^{d/HVT} = \frac{\dot{D}_0}{\dot{D}} \qquad\qquad (5-1-8)$$

$$\dot{D}_0 = 4.58 \times 10^{-14} A Z_e \left(\frac{E_b}{r}\right)^2 \cdot (\mu_{en}/\rho) \qquad (5-1-9)$$

式中，$\dot{D}_0$ 为无屏蔽体时在所考虑的那点处的轫致辐射剂量率，Gy/h；$\dot{D}$ 为通过厚度为 d 的屏蔽体后在所考虑的点所要达到的剂量率，Gy/h；K 为减弱倍数；d 为屏蔽体厚度，cm；HVT 为半值层厚度；E_b 为轫致辐射在空气中的平均能量 MeV，$E_b = E_{max}/3$；A 为源活度；Z_e 为吸收 β 粒子的屏蔽材料的有效原子序数，见表 5-1-7；r 为源到所考虑点的距离，m；μ_{en}/ρ 是平均能量 E_b 的轫致辐射在空气中的质量能量吸收系数，m^2·kg^{-1}，其值见表 5-1-8。不同能量下光子的半值层厚度见表 5-1-9。

表 5-1-8　不同能量韧致辐射在不同物质中的吸收系数和质量吸收系数

光子能量 (eV)	干燥空气		水（H_2O）		混凝土		铝（^{13}Al）	
	μ/ρ	μ_{en}/ρ	μ/ρ	μ_{en}/ρ	μ/ρ	μ_{en}/ρ	μ/ρ	μ_{en}/ρ
1.0E+03	3.617+02	3.616+02	4.091+02	4.089+02	3.366+02	3.364+02	1.076+02	1.074+02
1.5E+03	1.202+02	1.201+02	1.390+02	1.388+02	1.214+02	1.211+02	3.683+01	3.663+01
2.0E+03	5.303+01	5.291+01	6.187+01	6.175+01	1.434+02	1.396+02	2.222+02	2.164+02
3.0E+03	1.617+01	1.608+01	1.913+01	1.903+01	4.896+01	4.795+01	7.746+01	7.599+01
4.0E+03	7.751+00	7.597+00	8.174+00	8.094+00	2.381+01	2.321+01	3.545+01	3.487+01
5.0E+03	3.994+00	3.896+00	4.196+00	4.129+00	1.718+01	1.631+01	1.902+01	1.870+01
6.0E+03	2.312+00	2.242+00	2.421+00	2.363+00	1.036+01	9.880+00	1.134+01	1.115+01
8.0E+03	9.721-01	9.246-01	1.018+00	9.726-01	4.935+00	4.645+00	4.953+00	4.849+00
1.0E+04	5.016-01	4.640-01	5.223-01	4.840-01	2.619+00	2.467+00	2.582+00	2.495+00
1.5E+04	1.581-01	1.300-01	1.639-01	1.340-01	8.185-01	7.582-01	7.836-01	7.377-01
2.0E+04	7.643-02	5.255-02	7.958-02	5.367-02	3.605-01	3.217-01	3.392-01	3.056-01
3.0E+04	3.501-02	1.501-02	3.718-02	1.520-02	1.202-01	9.454-02	1.115-01	8.646-02
4.0E+04	2.471-02	6.694-03	2.668-02	6.803-03	6.070-02	3.959-02	5.630-02	3.556-02
5.0E+04	2.073-02	4.031-03	2.262-02	4.155-03	3.918-02	2.048-02	3.655-02	1.816-02
6.0E+04	1.871-02	3.004-03	2.055-02	3.152-03	2.943-02	1.230-02	2.763-02	1.087-02
8.0E+04	1.661-02	2.393-03	1.835-02	2.583-03	2.119-02	6.154-03	2.012-02	5.464-03
1.0E+05	1.541-02	2.318-03	1.707-02	2.539-03	1.781-02	4.180-03	1.701-02	3.773-03
1.5E+05	1.356-02	2.494-03	1.504-02	2.762-03	1.433-02	3.014-03	1.378-02	2.823-03

续上表

光子能量 (eV)	干燥空气 μ/ρ	μ_en/ρ	水 (H₂O) μ/ρ	μ_en/ρ	混凝土 μ/ρ	μ_en/ρ	铝 (¹³Al) μ/ρ	μ_en/ρ
2.0E+05	1.234 − 02	2.672 − 03	1.370 − 02	2.966 − 03	1.270 − 02	2.887 − 03	1.223 − 02	2.745 − 03
3.0E+05	1.068 − 02	2.872 − 03	1.187 − 02	3.192 − 03	1.082 − 02	2.937 − 03	1.042 − 02	2.817 − 03
4.0E+05	9.548 − 03	2.949 − 03	1.061 − 02	3.279 − 03	9.629 − 03	2.980 − 03	9.276 − 03	2.863 − 03
5.0E+05	8.712 − 03	2.966 − 03	9.687 − 03	3.299 − 03	8.767 − 03	2.984 − 03	8.446 − 03	2.870 − 03
6.0E+05	8.056 − 03	2.953 − 03	8.957 − 03	3.284 − 03	8.098 − 03	2.964 − 03	7.801 − 03	2.851 − 03
8.0E+05	7.075 − 03	2.882 − 03	7.866 − 03	3.205 − 03	7.103 − 03	2.887 − 03	6.842 − 03	2.778 − 03
1.0E+06	6.359 − 03	2.787 − 03	7.070 − 03	3.100 − 03	6.381 − 03	2.790 − 03	6.146 − 03	2.684 − 03
1.5E+06	5.176 − 03	2.545 − 03	5.755 − 03	2.831 − 03	5.197 − 03	2.544 − 03	5.007 − 03	2.447 − 03
2.0E+06	4.447 − 03	2.342 − 03	4.940 − 03	2.604 − 03	4.482 − 03	2.348 − 03	4.324 − 03	2.261 − 03
3.0E+06	3.581 − 03	2.054 − 03	3.969 − 03	2.278 − 03	3.654 − 03	2.086 − 03	3.541 − 03	2.018 − 03
4.0E+06	3.079 − 03	1.866 − 03	3.403 − 03	2.063 − 03	3.189 − 03	1.929 − 03	3.107 − 03	1.877 − 03
5.0E+06	2.751 − 03	1,737 − 03	3.031 − 03	1.913 − 03	2.895 − 03	1.828 − 03	2.836 − 03	1.790 − 03
6.0E+06	2.523 − 03	1.644 − 03	2.771 − 03	1.804 − 03	2.696 − 03	1.760 − 03	2.653 − 03	1.735 − 03
8.0E+06	2.225 − 03	1.521 − 03	2.429 − 03	1.657 − 03	2.450 − 03	1.680 − 03	2.437 − 03	1.674 − 03
1.0E+07	2.045 − 03	1.446 − 03	2.219 − 03	1.566 − 03	2.311 − 03	1.639 − 03	2.318 − 03	1.645 − 03
1.5E+07	1.810 − 03	1.340 − 03	1.941 − 03	1.442 − 03	2.153 − 03	1.596 − 03	2.195 − 03	1.626 − 03
2.0E+07	1.705 − 03	1.308 − 03	1.813 − 03	1.386 − 03	2.105 − 03	1.591 − 03	2.168 − 03	1.637 − 03

表 5 - 1 - 9　不同能量下光子的半值层厚度

（单位：cm）

能量/Mev	铅玻璃	铅	铁	混凝土	水
0.5	2.24	0.50	2.66	11.3	26.9
0.662	3.11	0.78	2.94	11.7	26.7
1.0	4.51	1.28	3.36	12.6	27.5
1.25	5.26	1.58	3.60	13.2	28.3
1.5	5.86	1.80	3.80	13.8	29.3
2.0	6.59	2.03	4.08	14.7	31.0
2.5	6.91	2.07	4.20	15.4	32.4
3.0	7.11	2.06	4.29	16.1	34.0

4. 中子屏蔽厚度确定

中子在物质中的衰减规律与光子相同，其屏蔽厚度的确定方法与光子类似。因此只需要确定 D_0 无屏蔽体时在所考虑的那点处的中子辐射剂量率，即可求出减弱倍数 K，最终确定屏蔽体厚度。其计算公式如下：

$$K = 10^{d/TVT} = \frac{D_0}{D} \qquad (5-1-10)$$

$$d = TVT \cdot \log K \qquad (5-1-11)$$

其中，d 为屏蔽厚度，cm；

TVT 为十分之一值厚度，cm；常见类型中子的十分之一值厚度见表 5 - 1 - 11。

K 为减弱倍数；

D 为宽束中子射线通过厚度为 d 的屏蔽体后在所考虑的点所要达到的剂量率（μGy/h）；

D_0 为无屏蔽体时在所考虑的那点处的中子剂量率（μGy/h）。

中子辐射的 D_0 的计算公式如下：

$$\dot{D}_0 = f_k \cdot \varphi_r = \int_{E_1}^{E_2} \varphi_r(E) \cdot 1.6 \times 10^{-13} \cdot \frac{\mu_{(E)tr}}{\rho} \cdot E \cdot dE$$

$$(5-1-12)$$

式中，f_k 为中子的剂量当量率指数因子，$Gy \cdot m^2$；$\dfrac{\mu_{(E)tr}}{\rho}$ 为对应中子能量在相应介质中的质量转移系数，$m^2 \cdot kg^{-1}$；E 表示中子能量，E_1、E_2 为中子能谱的上限和下限，MeV；$\varphi_r(E)$ 为对应中子能量的中子粒子注量率，$m^{-2} \cdot s^{-1}$。

不同能量中子的品质因素、中子剂量当量率指数因子、对应 25 μSv/h 中子注量率见表 5 - 1 - 10。不同中子类型在混凝土中的十倍衰减厚度见表 5 - 1 - 11。

表 5 - 1 - 10　不同能量中子的品质因素、中子剂量当量率指数因子、对应 25 μSv/h 中子注量率

En（MeV）	平均品质因数 Q	剂量当量指数因子 f_k 10^{-15}（Sv·m²）	中子注量率 $\varnothing_L$（cm^{-2}·s^{-1}）
2.5×10^{-8}	2	1.068	650.2
1×10^{-7}	2	1.157	600.2
1×10^{-6}	2	1.263	549.8
1×10^{-5}	2	1.208	574.9
1×10^{-4}	2	1.157	600.2
1×10^{-3}	2	1.029	674.9
1×10^{-2}	2	0.992	700
1×10^{-1}	7.4	5.787	120
5×10^{-1}	11	19.84	35
1	10.6	32.68	21.52
2	9.3	39.68	17.5
5	7.8	40.65	17.08
10	6.8	40.85	17
20	60	42.74	16.25
50	5	45.54	15.25
^{210}Po - B　$En = 2.8$	8	33.1	21
^{210}Po - Be　$En = 4.2$	7.5	35.5	19.6
^{226}Ra - Be　$En = 4.0$	7.3	34.5	20.1
^{239}Pu - Be　$En = 4.1$	7.5	35.2	19.7
^{241}Am - Be　$En = 4.5$	7.4	39.5	17.6
^{152}Cf 源　$En = 2.13$	9.15	33.21	20.91

表 5 - 1 - 11 不同中子类型在混凝土中的十倍衰减厚度

核反应	入射粒子能量（MeV）	靶物质	出射中子与入射粒子束的夹角	混凝土的平衡十倍衰减厚度（$g \cdot cm^{-2}$）
(Y, n)	16	Pt	90°	78
	34	O	55°	71
	55	Be	67.5°	85
	55	Pb	67.5°	86
	65	O	90°	84
	65	Mg	90°	86
	85	Be	67.5°	163
	85	Pb	67.5°	117
(p, n)	8	C	0°	74
	8	Ta	0°	81
	10	Mg	0°	78
	10	S	0°	78
	10	Si	0°	78
	12	Mg	0°	78
	12	S	0°	78
	12	Si	0°	78
	13	C	0°	74
	13	Ta	0°	81
	14	Al	10°	71
	20	Al	10°	71
(d, n)	1.6	Be	0°	74
	8	Ta	10°	74
	14	Ta	10°	74
	16	Be	0°	74
	18	Al	0°	71
	40	Be	0°	86
	54	Be	0°	115
(^{3}He, n)	18	Cu	—	74
(Y, n) + (Y, f)	45	^{233}U	90°	85

（四）控源防护

通过控制射线装置或含源装置用源的类型、活度计约束条件来减少辐射量，旨在不影响正常的照射工作的情况下，有效降低工作人员的受照剂量，以达到辐射防护的目的。工作 γ 探伤中，根据检测工件的特点可选择不同能量的放射源进行探伤。

二、内照射防护技术

内照射系进入人体的放射性核素作为辐射源对人体造成的照射。放射性核素发射的 γ 射线、β 射线、α 射线等都有可能对人体造成内照射，但内照射的防护更为重视的是组织和器官发生严重损伤的 β 射线和 α 射线。

（一）放射性核素进入人体的途径

（1）吸入。放射性气体、放射性气溶胶、含放射性核素的微尘和易升华的放射性核素，均可通过呼吸器官进入人体。

（2）食入。放射性核素污染的水和食物经过口腔直接进入人体或被放射性核素污染的接触后而间接污染食品，再经过口腔进入人体内。

（3）通过皮肤和伤口进入。一般情况下，完好的皮肤可以有效防止大部分放射性核素进入人体内，但是部分蒸气或液态的放射性核素能通过皮肤被组织吸收进而进入体内。当皮肤有伤口或裂口时，放射性核素即可通过皮肤伤口或者裂口直接进入人体内。

（二）内照射防护

放射性核素进入人体的方式多种多样，但是内照射的防护基本原则只有两条，即积极采取各种有效措施，切断放射性核素进入人体的各种途径，减少放射性核素进入人体的一切机会。围绕内照射防护的基本原则，内照射的防护措施大致包括以下四个方面。

（1）隔离促排。隔离可以分为静态隔离和动态隔离，静态隔离是用一个物理屏障（如手套箱）把放射性物质局限在某一空间内操作，使放射性核素无法外溢至室内导致空气污染。动态隔离是利用某些气体动力学系统，如操作放射性核素时在通风橱内进行，防止放射性核素进入工作环境。它是通过在物理屏障内外建立一定的气压差，以保证空气从外部向内部流入污染区来实现。操作放射性物质的场所与洁净的场所通过墙体、防护门等实现物理隔离，两个区分别设置不同的通风系统，保持操作放射性物质的场所的负压，以防止操作放射性物质区域的空气流入洁净区域，是一种动态的隔离。

在实际工作中有些操作是不可能完全可以隔离的，有些放射性物质挥发性强，在常温常压下也会挥发造成工作场所的污染。因此，在工作场所中设置良好的通风系统，加速工作场所中污染空气的排出，增加新鲜空气的流入，能有效地降低工作场所中的放射性核素溶度。医学领域中常用^{131}I治疗甲癌，在铀、钍等放射性伴生矿的采、选、冶等生产工艺过程中都通过设置良好的通风，加速场所中^{131}I、氡等放射性核素的排出。

（2）保持表面清洁。放射性物质的泄漏、溢出，气载放射性物质的沉降，污染了操作工具、用品等，都可以引起人体、工作服、地面或设备等表面的污染。因此，必须采取相应的措施，保持其表面的清洁，防止放射性物质直接经过口腔或经过皮肤转移至体内。在操作放射性物质时，需要加强监测，经常检查工作服及人体裸露部分的污染情况，发现污染及时清洗去污；经常清洗工作台面、地板以及设备等表面。

（3）个人卫生防护。操作放射性核素的人员，应该根据工作的性质正确穿戴相应的个人防护用品。个人防护用品的使用，能防止放射性核素玷污手和体表，阻止放射性核素经由各种途径入侵人体。常用的个人防护用品包括工作服、帽子、口罩、鞋靴等。

为防止放射性核素进入机体，在操作放射性核素的区域需要注意个人卫生，不在场所内吸烟、饮水、进食或存放食物；皮肤暴露部位有伤口时，应采取保护措施，最好暂时不要操作放射性核素；遵照个人卫生制度，不留长发和长指甲等。

（4）安全操作。严格按照操作规程进行放射性核素的操作，能有效降低发生放射性核素跑冒滴漏等情况的可能性，降低发生放射性污染的可能性。工作人员应熟悉所从事的工作流程，在工作前制订详细的工作计划，避免异常情况的发生；同时工作前确保所有的仪器设备工作正常，通风设施运行良好，个人按要求穿戴好防护用品；熟悉意外事故的处理方法和流程，发生事故时能第一时间处置，减少放射性污染的扩散蔓延；不得直接用手和口接触放射性核素。

三、医用电离辐射防护技术

医用电离辐射涉及医学临床的放射诊断、放射治疗、核医学诊断与治疗等方面，是最大的人工辐射类型，涉及面广，受众多。

（一）放射诊断防护技术

（1）应将外照射防护三措施（时间、距离和屏蔽）结合在机房设计中，以优化职业辐射防护和公众辐射防护。较大的房间更适合需要使用推车的患者，便于患者定位、设备和患者移动，在进行手术的情况下，这有助于减少 X 射线的曝光时间。较大的房间也会降低二次辐射水平（散射辐射和泄漏辐射）。每台 X 射线机（不含床旁摄影机与车载式 X 射线机）应设有单独的机房，机房最小有效使用面积、最小单边长度应符合 GBZ 130 的要求。

（2）在机房设计阶段，应考虑使用结构和辅助保护屏障来提供足够的屏蔽，一般常用的不同类型 X 射线设备机房的屏蔽防护满足 GBZ 130 的要求，应合理设置机房的门、窗和管线口位置，机房的门和窗应有与其所在墙壁相同的防护厚度。设于多层建筑中的机房（不含顶层）顶棚、地板（不含下方无建筑物的）应满足相应照射方向的屏蔽厚度要求。

（3）机房设置有相应的安全联锁与警示装置，机房门外应有电离辐射警告标志；机房门上方应有醒目的工作状态指示灯，灯箱上应设置如"射线有害、灯亮勿入"等的可视警示语句；工作状态指示灯能与机房门有效关联。

（4）合理布局机房，分区管理，设备的安装应充分考虑周围空间的辐射安全，防护门、观察窗等处于散射辐射相对较小的位置，机房内设置为控制区，与机房相连的其他场所设置为监督区。

（5）放射诊断与介入放射学设备的放射防护与安全性能，是确保临床应用 X 射线诊断和介入放射学技术时，能取得满意的医疗质量，并保障医学放射工作人员、广大受检者与患者以及有关公众的身体健康与放射安全的基础。还应定期开展设备的放射防护与安全性能检测，确保设备的运行状态。

（二）放射治疗防护技术

（1）合理分区布局，放射治疗工作场所应分为控制区和监督区。治疗机房、迷道应设置为控制区；其他相邻的区域设为监督区。应合理设置有用线束的朝向，直接与治疗机房相连的治疗设备的控制室和其他居留因子较大的用室，尽可能避开被有用线束直接照射。治疗设备控制室应与治疗机房分开设置，治疗设备辅助机械、电器、水冷设备，凡是可以与治疗设备分离的，尽可能设置于治疗机房外。

（2）治疗机房有用线束照射方向的防护屏蔽应满足主射线束的屏蔽要求，其余方向的防护屏蔽应满足漏射线及散射线的屏蔽要求。

（3）完备的辐射防护安全措施，含放射源的放射治疗机房内应安装固定式剂量监测报警装置；放射治疗设备都应安装门机联锁装置或设施，治疗机房应有从室内开启治疗机房门的装置，防护门应有防挤压功能。放射治疗设备控制台上、机房内部、迷道等应设置急停开关；控制室应设有在实施治疗过程中观察患者状态、治疗床和迷道区域情况的视频装置；还应设置对讲交流系统；放射治疗工作场所应在控制区进出口及其他适当位置，设有电离辐射警告标志和工作状态指示灯。

（4）放射治疗设施或装置性能的稳定性，除涉及患者治疗的安全性和有效性，还关系整个场所的辐射安全性。应定期开展设备的性能检测，确保设备的运行状态，特别是设备的输出量的定期检测、校准。

（三）核医学防护技术

不同核医学工作场所用房室内表面及装备结构的基本放射防护要求如表5-1-12所示。

表5-1-12　不同核医学工作场所用房室内表面及装备结构的基本放射防护要求

种类	分类		
	Ⅰ	Ⅱ	Ⅲ
结构屏蔽	需要	需要	不需要
地面	与墙壁接缝无缝隙	与墙壁接缝无缝隙	易清洗
表面	易清洗	易清洗	易清洗
分装柜	需要	需要	不必须
通风	特殊的强制通风	良好通风	一般自然通风
管道	特殊的管道	普通管道	普通管道
盥洗与去污	洗手盆和去污设备	洗手盆和去污设备	洗手盆

ᵃ下水道宜短，大水流管道应有标记以便维修检测；
ᵇ洗手盆应由感应式或脚踏式等手部非接触开关控制。

（1）完善的交通模式布局，通过设计合适的时间空间交通模式来控制辐射源（放射性药物、放射性废物、给药后患者或受检者）的活动，给药后患者或受检者与注射放射性药物前患者或受检者不交叉，给药后患者或受检者与工作人员不交叉，人员与放射性药物通道不交叉。合理设置放射性物质运输通道，便于放射性药物、放射性废物的运送和处理；便于放射性污染的清理、清洗等工作的开展。核医学放射工作场所应划分为控制区和监督区。根据使用放射性药物的种类、形态、特性和活度，确定核医学治疗区（病房）的位置及其放射防护要求，给药室应靠近病房，尽量减少放射性药物和给药后患者或受检者通过非放射性区域。

（2）分类防护措施，核医学的工作场所应按照非密封源工作场所规定进行分级，并采取相应防护措施。

通风系统独立设置，应保持核医学工作场所良好的通风条件，合理设置工作场所的气流组织，遵循自非放射区向监督区再向控制区的流向设计，保持含放射性核素场所负压以防止放射性气体交叉污染，保证工作场所的空气质量。合成和操作放射性药物所用的通风橱应有专用的排风装置，风速应不小于 0.5 m/s。

（3）完备的场所管理措施，核医学场所中相应位置应有明确的患者或受检者导向标识或导向提示。控制区的入口应设置电离辐射警告标志。患者出入口等设置门禁系统，场所设置摄影和语言对讲设施。

（4）辅助防护设施和个人卫生防护，分装药物操作宜采用自动分装方式，^{131}I 给药操作宜采用隔室或遥控给药方式。根据工作内容及实际需要，合理选择使用移动铅屏风、注射器屏蔽套、带有屏蔽的容器、托盘、长柄镊子、分装柜或生物安全柜、屏蔽运输容器或放射性废物桶等辅助用品。工作人员配备合适的防护用品和去污用品。注重工作过程中的个人卫生。

（5）分区设置屏蔽体，核医学工作场所控制区的用房，应根据使用的核素种类、能量和最大使用量，给予足够的屏蔽防护。在核医学控制区外人员可达处，距屏蔽体外表面 0.3 m 处的周围剂量当量率控制目标值应不大于 2.5 μSv/h，控制区内屏蔽体外表面 0.3 m 处的周围剂量当量率控制目标值应不大于 25 μSv/h，宜不大于 2.5 μSv/h；核医学工作场所的分装柜或生物安全柜，应采取一定的屏蔽防护，以保证柜体外表面 5 cm 处的周围剂量当量率控制目标值应不大于 25 μSv/h；同时，在该场所及周围的公众和放射工作人员应满足个人剂量限值要求。

四、工业用电离辐射防护技术

（一）核电厂电离辐射防护技术

（1）控制辐射源项，降低工作场所的辐射水平。

（2）根据辐射水平的大小，对放射性厂房进行分区控制，严格控制进入高辐射区的工作人员和在其内的停留时间。

（3）设置卫生出入口，严格管理进出控制区的人员和物品，降低工作人员所受的剂量，防止放射性污染的扩散。

（4）为降低外照射，设置屏蔽体对辐射源进行屏蔽。

（5）对含有放射性物质的系统、设备、厂房进行合理布置，使工作人员尽量远离高辐射区。

（6）设置通风系统，保证厂房内合理的气流组织和换气次数，降低工作场所空气中的放射性浓度。

（7）进行辐射监测，掌握工作场所的辐射水平和工作人员受照剂量情况。

（8）配备个人防护用品。

（二）辐照装置防护技术

（1）辐照工作场所分区设置，控制区是以辐照室出、入口为界辐照室以内的区域，监督区是辐照室迷道出、入口以外及与辐照室直接相连与辐照装置相关的房间，主要包括控制室、源控制装置间、风机房、水处理设备间等。

（2）完备的屏蔽防护设施，辐照室的屏蔽防护的设计应确保在最大装源活度或最大加速器输出参数下进行，除考虑辐照室的屏蔽外，还应考虑储源水井、穿墙管道等的屏蔽防护。

（3）辐照场所设置多重且独立的安全联锁设施，在辐照室内需要设置紧急停机按钮/拉绳、巡更设施、声光报警装置，辐照室的出入口设置多重联锁，比如门机联锁、红外激光感应、门联锁钥匙等。

（4）完备的放射源管理，储源水井水质的监测，退役源处置制度。

（三）工业探伤防护技术

（1）现场探伤工作场所合理分区，并在相应的边界设置警示标识：将作业时被检物体周围的空气比释动能率在 15 μGy/h 以上的范围内划为控制区，在其边界上必须悬挂清晰可见的"禁止进入 X 射线区"警告牌，无损探伤工作人员应在控制区边界外进行操作，否则应采取专门的防护措施、穿戴个人防护用品；在控制区边界外将作业时空气比释动能率在 2.5 μGy/h 以上的范围划定为监督区，并在其边界上悬挂清晰可见的"无关人员禁止入内"警告牌，必要时设专人警戒。

（2）现场探伤严格控制控制区的范围，采用局部屏蔽，边界尽可能设置实体屏障，包括利用现有结构（如墙体）、临时屏障或拉起临时警戒线（绳）等，探伤室按照使用的探伤装置类型，按照源强进行屏蔽设计。

（3）探伤室探伤应充分考虑周围辐射安全，实行分区管理，探伤室与探伤操作间分开设置。

（4）探伤室设置多重且独立的安全联锁设施，有显示"预备"和"照射"状态的指示灯和声音提示装置，控制台、迷道和无损探伤室内及出入口处安装紧急停止按钮、损探伤室防护门－机联锁装置等。

（5）开展辐射监测和巡查工作，探伤室定期开展探伤室外周围区域的辐射水平监测，现场探伤期间、场所控制区和监督区范围调整、探伤结束后，对探伤作业场所进行巡查和辐射监测工作。

（6）做好完备的探伤准备工作，探伤作业前对探伤对象、探伤作业环境进行评估，选择合适的探伤时间、探伤设备，发布探伤公告等。

（7）源容器和射线装置球管屏蔽体合理，X射线装置在额定工作条件下，距X射线管焦点1 m处的漏射线空气比释动能率应满足以下要求：管电压小于150 kV时，漏射线空气比释动能率小于1 mGy/h。

管电压在150～200 kV之间时，漏射线空气比释动能率小于2.5 mGy/h；管电压大于200 kV时，漏射线空气比释动能率小于5 mGy/h。装有最大额度源活度的放射源时，源容器周围空气比释动能率水平应满足以下要求。见表5-1-13。

表5-1-13 探伤机源容器周围空气比释动能率水平要求

探伤机类别	距离容器表面不同距离处空气比释动能率控制值（mGy/h）		
	0 cm	5 cm	100 cm
手提式	2	0.5	0.02
移动式	2	1	0.05
固定式	2	1	0.1

（四）集装箱安全检查系统辐射防护技术

应用电子直线加速器产生的高能X射线和^{60}Co放射源发射的γ射线源的集装箱快速无损检测系统，可以实现无须开箱对箱体内货物的快速、精准检测。目前，应用于集装箱的检测系统包括加速器集装箱检测系统和同位素集装箱检测系统，以加速器集装箱检测系统为主。其防护措施主要包括四方面：

（1）建立控制区和监督区。检查系统应按照规定设置控制区和监督区并进行严格管理。检查通道为控制区，禁止人员通行和进入。监督区边界设置明显的隔离，并设置电离辐射警告标志。设置实时监控摄像系统，对相关场所进行实时监控。

（2）符合要求的屏蔽体和区域范围。无建筑物屏蔽的移动检查系统中的加速器源箱，泄漏率应小于2×10^{-5}，其他情况应小于2×10^{-3}。固定式检查系统γ源箱表面5 cm和100 cm的剂量率控制值为1 mSv/h和0.1 mSv/h，移动式检查系统γ源箱表面5 cm和100 cm的剂量率控制值为0.5 mSv/h和0.02 mSv/h。各类型检查系统分区范围要求如下：①对无司机驾驶的货运车辆或货物的检查系统，应将辐射源室及周围剂量当量率大于40 MSv/h的区域划定为控制区。控制区以外的周围剂量当量率大于2.5 pSv/h的区域划定为监督区。②对有司机驾驶的货运车辆的检查系统，应将辐射源室及有用线束区两侧距中心轴不小于1 m的区域划定为控制区。控制区以外的周围剂量当量率大于2.5 μSv/h的区域划定为监督区。③对有司机驾驶的货运列车的检查系统，应将辐射源室及有用线束区两侧距中心轴不小于

10 m 的区域划定为控制区。控制区以外的周围剂量当量率大于 2.5 μSv/h 的区域划定为监督区。④与辐射源安装在同一辆车上的系统控制室划定为监督区。

（3）设置辐射安全联锁装置。在检查系统操作台设置出束控制开关，操作台、辐射源箱体等的紧急停机按钮，以及声光报警装置、语音报警系统。

（4）辐射监测系统。配置个人剂量报警仪和剂量率巡测仪，定期对工作场所进行剂量巡测；检查系统出束口设置实时剂量监测仪表，确保辐射输出的稳定性；γ 射线检测系统辐射源箱配备剂量报警装置。

（四）同位素仪表防护技术

工业同位素仪表是同位素和辐射探测技术在工业领域应用中最重要的组成部分，利用射线与物质的相互作用进行测量，从而确定被测物体的位置、密度、厚度、水分、浓度、流量等。在工业生产、加工、计量、检测等各个环节，它可使工业生产实现连续化、自动化，还可提高产品质量、减少原材料消耗、节省能源和时间，提高工作效率、减轻劳动强度。

（1）合理分区管理。根据场所的剂量水平和场所情况建立分区管理措施，对于无法控制人员的区域，实行分区管理，控制区边界周围剂量当量率控制值为 2.5 μSv/h。在装有密封源仪表及所在位置附近和控制区边界设置醒目的电离辐射警示标志。对于不同场所，边界剂量率要求见表 5 – 1 – 14。

表 5 – 1 – 14　同位素仪表对场所和边界剂量率要求

检测仪表使用场所	下列不同距离的周围剂量当量率 H 控制值（μSv/h）	
	5 cm	100 cm
对人员的活动范围不限制	$H < 2.5$	$H < 0.25$
在距源容器外表面 1 m 的区域内很少有人停留	$2.5 \leqslant H < 25$	$0.25 \leqslant H < 2.5$
在距源容器外表面 3 m 的区域内不可能有人进入或放射工作场所设置了监督区	$25 \leqslant H < 250$	$2.5 \leqslant H < 25$
只能在特定的放射工作场所使用，并按控制区、监督区分区管理	$250 \leqslant H < 1000$	$25 \leqslant H < 100$

（2）注重特殊作业的防护。当探测器发生故障需进行较长时间的维修时，放射源应连同屏蔽容器一起拆卸并存放到符合辐射防护要求的、安全的房间内，并上锁；放射源的安装、拆卸、检修，须由专业技术人员进行操作；装卸、检修放射源工作人员工作时应穿戴好防护用品；装卸、检修放射源工作人员应戴个人剂量计和

个人剂量报警仪；装卸、检修放射源应快速进行，装卸、检修放射源工作人员事先应经过多次模拟演习。每个操作人员操作时间不宜过长，若装卸、检修放射源整个操作过程时间过长，应安排多人轮流操作。

（许志强　苏世标　吴　霞）

第二节　电离辐射个体防护技术

我国职业病防治法中明确规定，用人单位必须为劳动者提供符合防治职业病要求的防护用品，并指导劳动者正确使用职业病防护用品，确保其有效防护。

个人放射防护用品是指工作人员或受检者为防御电离辐射伤害所穿戴、配备和使用的防护用品的总称。主要用于防护低能的 X 射线、γ 射线和 β 射线等，它们与物质主要发生光电效应、康普顿效应而被吸收，其中和高原子序数物质（$Z >$ 45）发生上述作用的概率很大，因此常用如含铅（Z 为 82）材料等制作个人放射防护用品。如果用低原子序数物质材料进行防护则需要很大厚度，在实际操作中难以实现。n、p、重离子等个人放射防护用品少见。

在放射防护体系中，个人放射防护用品虽然只起到辅助防护的作用，但产品本身的质量优劣、有没有正确使用和维护等，都直接关系使用者的防护安全。用人单位应为从业人员或受检者配备一定数量的适用的、合格的个人放射防护用品，并做好使用与维护工作。

一、个人放射防护用品选购要求

1. 鉴别供货商的资质

鉴别供货商的资质包括：①对于集专业研发、生产和经营的公司，必须是依法设立，并同时具有与经营范围相适应的营业执照和由检测机构出具的国家卫生行政部门统一印制的该产品的检测报告单；②对于单纯的产品经销商，应同时具有销售营业执照和由检测机构出具的国家卫生行政部门统一印制的该产品的检测报告单。

2. 鉴别个人放射防护用品的标识

内容包括：①合格的个人放射防护用品应同时附有产品的使用说明书和产品标签，进口产品则应当使用中文说明书和中文标签。②使用说明书应当同时载明防护性能、适用对象、使用方法和注意事项等。进口的个人放射防护用品还应当标明生产国家（地区）的名称、国内代理商的名称和地址。③产品标签应当标明产品名称、规格、型号、电压值、铅当量、执行标准、生产批号、生产企业名称及其地址、检测单位名称及检测日期等内容。

二、个人放射防护用品选择、配备和使用

(一) 外照射与个人防护

电离辐射以外照射和内照射方式作用于人体。外照射是指放射源（X射线或γ射线）处于机体或生物体外部所产生的照射，其特点是只有机体或生物体处于辐射场中才接受照射，离开辐射场后即不再接受照射。

在外照射职业活动中，个人放射防护用品适用于管电压小于或等于150 keV的X射线机（或等同能量的γ射线），分为含铅和非含铅两类。在选择使用时应考虑以下五项原则：①防护性能可靠；②价格低廉、使用方便；③便于清洗和消毒处理，耐潮湿，最好具有耐高温、抗腐蚀性能；④有效衰减材料分布均匀，稳定性能良好，长期使用衰减性能不应有改变；⑤不选择有铅外露或无覆盖保护层的产品。

1. 含铅的个人放射防护用品

该类防护用品一般采用填充氧化铅（PbO）的铅橡胶制成帽、颈套、防护服、围裙、手套等形式，分别用于防护头部、甲状腺、躯干、性腺、手部等辐射敏感部位，铅眼镜则是用铅玻璃制成的，用于防护眼晶体。用于防护β射线的防护眼镜则是用有机玻璃制成的。含铅的个人放射防护用品种类见表5-2-1。该类防护用品的特点包括：①防护效果好，对于能量500 kV或0.5 MeV以下的X、γ射线，具有良好的防护效果，尤其以对于150 kV以下诊断能量的X射线效果为佳；②不能用于放射治疗等高能X、γ射线的防护，因为对于高能射线，防护材料需要厚达数十厘米材料才有防护效果，无法实现；③厚、重，易产生裂纹，不能折叠，长时间穿戴有压迫感、舒适度差，戴铅手套不方便进行精细操作；④一般用等效铅当量表示防护能力，手套可低至0.025 mmPb，铅帽子、铅颈套、铅眼镜、铅防护服一般为0.25～0.50 mmPb，铅围裙、铅三角巾不小于0.50 mmPb，一般在120 kV X射线条件下测得，使用时应注意测试条件不应低于放射设备产生的X射线能量。

表5-2-1　含铅的个人放射防护用品种类

名称	型号与规格	用途
铅橡胶帽子	成人型 0.25/0.35/0.5 mmPb；儿童型 0.5 mmPb	头部射线防护
铅橡胶颈套（铅围脖）	普通型、大领型、儿童型 0.5 mmPb 以上	甲状腺射线防护
铅防护眼镜	普通型 0.35/0.5 mmPb；高铅型 0.75/1.0 mmPb	眼晶状体射线防护
铅橡胶背心（无袖铅衣或铅马甲）	正、反穿型 0.25/0.35/0.5 mmPb	胸部射线防护
铅橡胶围裙（方巾）	成人型、儿童型 0.5 mmPb	腹部和性腺防护

续上表

名称	型号与规格	用途
铅橡胶三角巾	成人型、儿童型 0.5 mmPb	腹部和性腺防护
铅橡胶防护服（有袖铅衣）	连体型、分体型成人 0.25 ~ 0.5 mmPb；儿童 0.5 mmPb	躯干射线防护
铅橡胶床单	长×宽大于 1 m×0.5 m，0.25/0.35/0.5 mmPb	卧位躯干射线防护
铅橡胶手套	连指型、分指型、介入型，大号、中号、小号，0.025 ~ 0.25 mmPb	手部防护

（1）适用范围。在该类防护用品中，铅防护眼镜（平光）适用于操作低能 X 和 γ 射线的工作人员，尤其是进行医用 X 射线诊断的工作人员；铅橡胶背心、铅橡胶围裙适用于进行常规摄片及胃肠检查的工作人员；铅防护服适用于进行心导管造影及各种特殊造影检查的工作人员；夹克式铅防护服适用于工业探伤及各种 X 射线检查的工作人员；风衣式铅防护服适用于进行野外辐射勘测和工业探伤的工作人员；铅手套适用于进行 X 射线诊断和介入放射学治疗等的工作人员。

适用于受检者的个人放射防护用品包括铅橡胶手套、铅橡胶床单、铅橡胶围裙、铅橡胶三角巾、性腺防护裙、阴囊或卵巢屏蔽器具、阴影屏蔽器具等。

（2）X 射线设备工作场所个人放射防护用品配置要求。X 射线设备（含车载式）工作场所，每台 X 射线设备根据工作内容，现场应为工作人员、受检者配备个人使用的放射防护用品，其配置要求见表 5 – 2 – 2。其数量应满足开展工作需要，对陪检者应至少配备铅橡胶防护衣。

表 5 – 2 – 2　X 射线设备工作场所个人放射防护用品配置要求

放射检查类型	工作人员	患者和受检者
放射诊断学用 X 射线设备隔室透视、摄影	—	铅橡胶性腺防护围裙（方形）或方巾、铅橡胶颈套 选配：铅橡胶帽子
放射诊断学用 X 射线设备同室透视、摄影	铅橡胶围裙 选配：铅橡胶帽子、铅橡胶颈套、铅橡胶手套、铅防护眼镜	铅橡胶性腺防护围裙（方形）或方巾、铅橡胶颈套 选配：铅橡胶帽子
口内牙片摄影	—	大领铅橡胶颈套
牙科全景体层摄影、口腔 CT（口腔 CBCT）	—	大领铅橡胶颈套 选配：铅橡胶帽子

续上表

放射检查类型	工作人员	患者和受检者
CT 体层扫描（隔室）	—	铅橡胶性腺防护围裙（方形）或方巾、铅橡胶颈套 选配：铅橡胶帽子
床旁摄影	铅橡胶围裙 选配：铅橡胶帽子、铅橡胶颈套	铅橡胶性腺防护围裙（方形）或方巾、铅橡胶颈套 选配：铅橡胶帽子
骨科复位等设备旁操作	铅橡胶围裙 选配：铅橡胶帽子、铅橡胶颈套、铅橡胶手套、铅防护眼镜	铅橡胶性腺防护围裙（方形）或方巾、铅橡胶颈套 选配：铅橡胶帽子
介入放射学操作	铅橡胶围裙、铅橡胶颈套、铅橡胶手套、铅防护眼镜 选配：铅橡胶帽子	铅橡胶性腺防护围裙（方形）或方巾、铅橡胶颈套 选配：铅橡胶帽子

（3）核医学工作场所个人放射防护用品配置要求。开展核医学工作的医疗机构应根据工作内容，为工作人员配备合适的防护用品和去污用品（表 5 - 2 - 3），其数量应满足开展工作需要。对陪检者应至少配备铅橡胶防护衣。当使用的^{99}Tc^{m}活度大于 800 MBq 时，防护用品的铅当量应不小于 0.5 mmPb；对操作^{68}Ga、^{18}F 等正电子放射性药物和^{131}I 的场所，此时应考虑其他的防护措施，如穿戴放射性污染防护服、熟练操作技能、缩短工作时间、使用注射器防护套和先留置注射器留置针等措施。

表 5 - 2 - 3　核医学工作场所个人放射防护用品配置要求

核医学工作场所	工作人员	患者和受检者
普通核医学和 SPECT 场所	铅橡胶衣、铅橡胶围裙和放射性污染防护服、铅橡胶围脖 选配：铅橡胶帽、铅玻璃眼镜	—
正电子放射性药物和^{131}I 的场所	放射性污染防护服	—
敷贴治疗	宜使用远距离操作工具 选配：有机玻璃眼镜或面罩	不小于 3 mm 厚的橡皮泥或橡胶板等

续上表

核医学工作场所	工作人员	患者和受检者
粒籽源植入	铅橡胶衣、铅玻璃眼镜、铅橡胶围裙或三角裤 选配：铅橡胶手套、铅橡胶围脖、0.25 mm铅当量防护的三角裤或三角巾	植入部位对应的体表进行适当的辐射屏蔽

2. 辅助防护设施

用于职业照射和医疗照射使用的辅助性防护设施，有移动可调式、固定式等多种，在放射诊断、核医学等工作场所广泛使用，可部分代替个人防护用品。

（1）X射线设备工作场所辅助防护设施配置要求。X射线设备根据工作内容，现场应为工作人员、受检者配置辅助防护设施，配备要求见表5-2-4。放射诊断立位防护屏和铅防护屏，铅当量分别不小于1 mmPb和2 mmPb。对于移动式X射线设备使用频繁的场所（如重症监护、危重患者救治、骨科复位等场所），应配备足够数量的移动铅防护屏风。

表5-2-4 X射线设备工作场所辅助防护设施配置要求

放射检查类型	工作人员	患者和受检者
放射诊断学用X射线设备隔室透视、摄影	—	可调节防护窗口的立位防护屏； 选配：固定特殊受检者体位的各种设备
放射诊断学用X射线设备同室透视、摄影	铅防护屏风	可调节防护窗口的立位防护屏；选配：固定特殊受检者体位的各种设备
床旁摄影	—	移动铅防护屏风（主要用于保护周围病床不易移动的受检者）
骨科复位等设备旁操作	移动铅防护屏风	—
介入放射学操作	铅悬挂防护屏/铅防护吊帘、床侧防护帘/床侧防护屏 选配：移动铅防护屏风	—

（2）核医学工作场所辅助防护设施配置要求。根据工作内容及实际需要，合理选择使用移动铅屏风、注射器屏蔽套、带有屏蔽的容器、托盘、长柄镊子、屏蔽分装柜或生物安全柜、屏蔽运输容器/放射性废物桶等辅助防护设施。

3. 不含铅的个人放射防护用品

该类产品是近几年来新型的个人放射防护用品，它采用了以三氧化钨、硫酸钡粉、氧化稀土粉等作为填充物或者以聚丙烯等高分子材料聚合的高性能耐辐射高分子基材制成，不含重金属铅等元素，避免了这些有害物质在加工、使用及废弃物处置过程中对人体和环境造成危害，用该材料可制成厚度很薄的防护背心、防护衣裤、靴子、手套、防护帽等，同样具有良好的 X 或 γ 射线屏蔽防护能力。

与含铅的个人放射防护用品相比，该类产品存在防护性能略低、价格昂贵的缺点，重量轻、穿戴方便和舒适是其优点。

（二）内照射与个人防护

内照射是指放射性物质经呼吸道、消化道或皮肤（完好的或伤口）或注射途径进入体内，从而造成放射性核素的体内污染。其特点是：在体内长期停留，持续照射；按衰变规律不断放出射线，只有全部衰变（或经 10 个半衰期以上的蜕变）或排出后，机体的照射作用才会停止。

无论是从技术方面考虑，还是从经济方面考虑，在操作非密封源过程中期望完全彻底地包容放射源是不实际的。因此，还需要采取辅助性防护措施加以补充，这就是拟订安全操作规则和穿戴个人放射防护用品保护工作人员。

1. 拟订安全操作规则

拟订安全操作规则应当包括下述基本内容：①严禁在非密封源工作场所进食、饮水、吸烟和在冰箱内存放食物；②养成离开工作场所之前洗手或淋浴以去除污染和接受污染检测的习惯；③不可以把个人防护衣具带到清洁区使用，擅自将污染区内的物品拿到清洁区使用也不妥；④进入污染区视察或参观的人员必须穿戴个人防护用具和外照射直读式个人剂量计；⑤每天湿式清洁污染区或实验室，清洁工具应专用，不应当带到清洁区使用；⑥应当在通风柜内移取含放射性物质的溶液，并采用移液器移取；⑦操作能发射贯穿辐射的核素时，应当在配有可移动防护屏蔽的通风柜内进行；⑧放射性物质开瓶分装，含放射性物质的液体物料或样品，或能产生放射性气体、气溶胶的物料或样品的蒸发、烘干，都应当在负压气体流速不小于 1 m/s 的通风柜内操作；⑨为了使操作熟练、精确、稳妥，在操作放射性物质之前应当进行几次"冷"试验（不含放射性物质的试验）；⑩未经部门负责人批准，非职业照射人员不可以随意进入污染区逗留，或做与放射性工作无关的事。

2. 穿戴个人放射防护用品

个人放射防护用品分为基本的个人放射防护用品和附加的个人放射防护用品两类。可以根据实际需要，合理组合使用这两类个人放射防护用品。

（1）基本个人放射防护用品，是指通常情况下选择和配备的工作帽、防护口罩、工作服、工作鞋和防护手套等。①工作帽：常以棉织品或纸质薄膜制作。留长发的工作人员应当把头发全部罩在工作帽内。②防护口罩：常用的是纱布或纸质口罩，或超细纤维滤膜口罩。这些口罩对放射性气体核素没有过滤效果，仅对放射性气溶胶粒子有过滤效果。对气溶胶粒子的过滤效率比较好的口罩是超细纤维滤膜口罩，过滤效率达 99% 以上，见表 5-2-5。为了减少口罩侧漏率，可以在口罩与鼻翼两侧贴一条医用胶布条，能使口罩的侧漏率减少到原来的1/2。对防护口罩的卫生学要求是：对气溶胶粒子的过滤效率不小于99%，呼吸阻力小于29 Pa，对视野的缩小不超过10%，无侧漏，质量轻，无毒，无特殊气味，对皮肤无刺激效应，佩戴方便。③工作手套：常用的是乳胶手套。戴手套之前应当仔细检查手套质量，漏气或破损的手套不能使用。戴脱手套的注意事项正好与外科医生戴脱手套相反，即因手套表面是受污染面，手套内表面是清洁面，所以不能使手套的内面受污染。切勿戴着受污染的手套到清洁区打电话，或取拿、传递开门钥匙。④工作服：常以白色棉织品或以特定染色的棉织品制作。丙级工作场所的工作服以白色为常见。甲、乙级工作场所的工作服则以上、下身分离的工作服为常见。切勿穿着受污染的工作服和工作鞋进入清洁区办事。

表5－2－5　国产过氯乙烯超细纤维滤膜的主要性能

滤膜性能	1 号滤膜 （LXGL－15－1）	2 号滤膜 （LXGL－15－2）	3 号滤膜 （LXGL－15－3）
呼吸阻力（Pa）	<16.7	<8.8	<5.9
阻尘率（%）	>99.9	>99	>97
断裂强度［g/(15 mm×200 mm)］	>100	>50	>40
断裂延伸率（%）	>30	—	—
质量厚度（g/m²）	30～50	20～30	15～20
纤维平均直径（μm）	1.5	1.5	1.5

（2）附加的个人放射防护用品，是指在某些特殊情况下需要补充采用的某些个人防护衣具。例如，气衣、个人呼吸器、塑料套袖、塑料围裙、橡胶铅围裙、橡胶手套、纸质鞋套和防护眼镜等。几种防护手套对不同β射线的屏蔽效果见表5－2－6和表5－2－7。

表5－2－6　几种防护手套对不同β射线的屏蔽效果

手套类型	厚度 （mg·cm⁻²）	不同β辐射体的减弱系数				
		^{147}Pm	^{45}Ca	^{204}Ti	$^{90}Sr + ^{90}Y$	^{32}P
医用手套（毛面）	21.3	68	19	2.3	1.7	1.34
软胶工业手套	42.5		51	3.4	2.5	1.68
红色耐酸手套	62.5			5.9	3.2	2.1
黑色工业耐酸手套	169			281	7.1	5.1

表5-2-7　氚在几种材料中的相对渗透率（%）

材料类别	氚的形态	
	HT	HTO
丁腈橡胶	8.4	9.0
丁基橡胶	1.0	1.0
含铅橡胶	0.45	1.6
聚乙烯 30/100	12.6	8.1
尼龙加强的聚乙烯	4.8	18.6
聚氯乙烯 30/100	2.05	5.8
聚氯乙烯 24/100	2.7	1.4
尼龙表面处理	0.2	0.4
尼龙丁基橡胶	0.2	0.4
涂铅氯丁橡胶	0.067	2.8

（三）放射敏感性与个人防护

放射敏感性是指生物系统对辐射作用的反应性或灵敏性。放射敏感性随个体发育过程而逐渐降低，植入前期的胚胎对射线最敏感，胚胎的器官形成期（受孕后35天左右）对射线很敏感，器官形成期以后，个体的放射敏感性逐渐下降。在出生后的个体发育过程中，幼年比成年的放射敏感性要高，但是老年时期的机体由于各种功能的衰退，其耐受辐射（特别是大剂量辐射）能力明显低于成年时期。

严格说来，没有一种组织完全不受辐射的影响，但不同组织和细胞对辐射作用的反应却有很大的差异。人体各种组织的放射敏感性的顺序排列如下：①高度敏感组织。淋巴组织（淋巴细胞和幼稚淋巴细胞），胸腺（胸腺细胞），骨髓（幼稚红、粒和巨核细胞），胃肠上皮（特别是小肠隐窝上皮细胞），性腺（睾丸和卵巢的生殖细胞）和胚胎组织。②中度敏感组织。感觉器官（角膜、晶状体、结膜），内皮细胞（主要是血管、血窦和淋巴细管内皮细胞），皮肤上皮（包括毛囊上皮细胞），唾液腺；肾、肝、肺组织的上皮细胞。③轻度敏感组织。中枢神经系统，内分泌腺（包括性腺内分泌细胞），心脏。④不敏感组织。肌肉组织、软骨和骨组织、结缔组织。

在个人放射防护用品的选择、配备和使用过程中，防护当量有所不同，如儿童防护用品防护当量 ≥0.5 mmPb、性腺防护用品防护当量≥0.5 mmPb、甲状腺防护用品防护当量≥0.5 mmPb、其他防护当量≥0.25 mmPb 和介入手套防护当量 ≥

0.025 mmPb 等。其防护当量要求之所以不同，即与机体、器官或组织的辐射敏感性有关，对射线越敏感，放射防护用品的防护当量越高。

三、个人放射防护用品维护保养

用人单位应按照产品使用说明书的有关内容和要求，指导并监督防护用品使用人员对在用的防护用品进行正确的日常维护和使用前的检查，对必须由专人负责的，应指定受过培训的合格人员负责日常检查和维护。

1．存放要求
应妥善存放，不应折叠放置，以防止断裂。宜用衣架悬挂。

2．应用中的检查
使用的个人放射防护用品每年应至少自行检查 2 次，防止因老化、断裂或损伤而降低防护质量。

3．使用年限要求
常使用年限为 5 年，经检查并符全合防护要求时可延长至 6 年。

4．防护手套的要求
防护手套应至少达到所要求的最小有效衰减当量，在其整个表面上，前面和背面，包括手指和腕部不应存在任何断裂。

5．判废和更换
出现以下情况之一，应给予判废和更换新品：经检验或检查被判定不合格；超过有效期；功能已经失效；使用说明书中规定的其他判废或更换条件。被判废或被更换后的个体防护装备不得再次使用。

（苏世标　李　想　陈剑清）

第三节　典型案例分析

某肿瘤医院质子治疗装置电离辐射危害治理：

1．整改目的
某肿瘤医院质子治疗装置旋转治疗室控制室关注点周围剂量当量率水平 4.70 μSv/h，4 号治疗室南侧主屏蔽墙外关注点周围剂量当量率水平 13.8 μSv/h，超过标准的剂量率限值要求。为控制质子治疗室屏蔽体外的泄漏辐射剂量，需进行整改使其防护设施满足国家相关标准要求，切实保护工作人员和公众健康须进行整改。

2．现状调查
该医院质子治疗系统主体包括回旋加速器、能量选择系统、束流传输系统和旋转治疗终端系统。回旋加速器固定能量 250 MeV、引出束流 1 ～ 300 nA，治疗终端能量 70 ～ 250 MeV，治疗端最大流强 3.0 nA，输出剂量率大于 2 Gy/min，最大射野范围 30 cm×40 cm，治疗深度 4 ～ 30 cm，机架旋转范围 380°（±190°）。

（1）辐射源项分析：质子治疗系统的辐射场是一个中子、γ 混合辐射场，中子（约占 80%），其次是 γ。在中子成分中，主要是高能中子（特别是能量大于 20 MeV 以上的级联中子），也是屏蔽设计主要考虑的对象。本项目质子治疗系统使用的质子能量在 70 ～ 250 MeV 之间，该能区的质子以原子的电离和激发过程为主，同时会穿过原子核的库仑势垒，进入原子核内发生核内级联，通过（p，n）、（p，pn）、（p，2n）、（p，α）、（p，γ）等核反应产生瞬发中子、γ 射线和其他粒子。产生的次级中子中按能量由低到高可分为热中子、蒸发中子和级联中子三部分。在中子总产额中，蒸发中子约占 95%，级联中子约占 5%，但能量较高，其中能量大于 20 MeV 的占级联中子的 50% 以上。在质子治疗终端即质子治疗室，质子束流引发患者原子核的发生核内级联反应，产生大量的中子和 γ 射线，中子和 γ 射线穿透屏蔽体对工作人员和患者带来一定的辐射剂量影响。同时，使患者、治疗室内空气及屏蔽体活化，产生感生放射性，给工作人员带来内照射和浸没外照射影响。

（2）原有防护设施分析：质子治疗系统总体布局如图 5－3－1 所示，质子治疗系统所配备的 4 个治疗终端完全一致，有防护设施的分析以 4 号治疗室为对象进行分析。治疗室的屏蔽体采用普通混凝土结构，混凝土密度为 2.35 g/cm³，4#治疗室屏蔽现状见表 5－3－1 和图5－3－2。治疗室入口门、隧道入口门设置与束流的联锁设施，治疗室内入口门开启情况下加速器束流引出被切断，束流在加速器内加速无法引出，隧道入口门与加速器联锁，门开启时加速器停止运行。

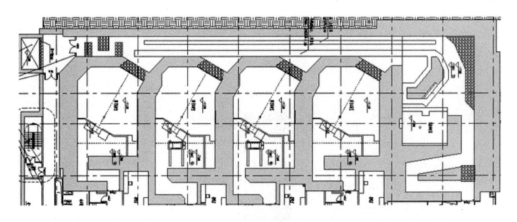

图 5－3－1　质子治疗系统布局

表5-3-1　4号旋转治疗室屏蔽现状

房间	屏蔽现状
旋转治疗室	①治疗室之间的墙壁混凝土为3.0m； ②迷道外墙混凝土为1.5m，迷道内墙混凝土为2.2～2.5m； ③顶部混凝土为2.6m外加覆土1.73m ④与传输隧道墙壁混凝土为1.65m 防护门：普通门

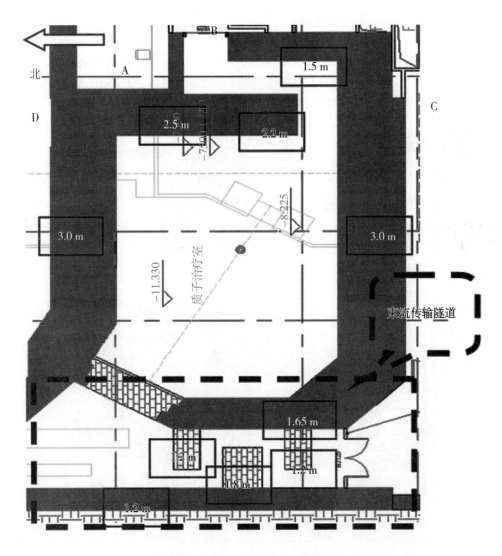

图5-3-2　4#治疗室平面示意

利用 FLUKA 程序建立 4 号治疗室的模型，以水靶代替患者，模拟质子治疗过程。根据建设单位提供的束流损失资料，治疗时质子能量为 240 MeV，束流强度为 3.0 nA（6.75×10^7 proton/s），对于旋转治疗室，选取照射方向垂直向下（0°方向），水平西偏南（90°方向），垂直向上（180°），水平北偏东（270°）4 个方向进行核算，假定所有质子均损失在一点，模体为标准水模。核算时选取 2 号旋转治疗室为模拟对象，治疗时在屏蔽体外选取 A ～ E 共计 5 个关注点，其中 A 点为防护门，B 点为控制室，C 点为南墙外东南角（1 ～ 3 号治疗室西南角为旋转机架位置，4 号治疗室 C 点为西南角束流 90°照射方向），D 点为北墙外东北角（束流270°照射方向）、E 点为机房顶部。

治疗室二维剂量分布情况见图 5 - 3 - 3 至图 5 - 3 - 7。治疗室外各关注点的周围剂量当量率一维分布见图 5 - 3 - 8 至图 5 - 3 - 12，各关注点周围剂量当量最大值见表 5 - 3 - 2。由以上分析可以看出，治疗室控制室关注点的周围剂量当量率和治疗室南墙束流方向关注点周围剂量当量率水平超过国家标准剂量限值。

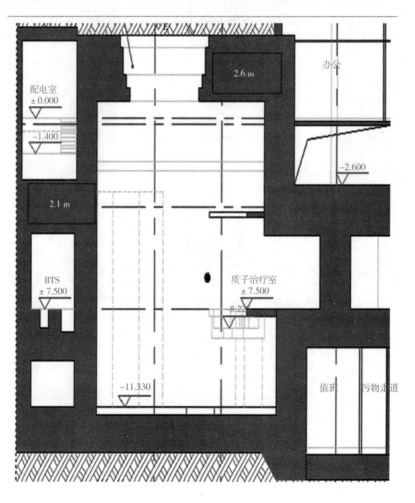

图 5 - 3 - 3　3 号治疗室平面示意

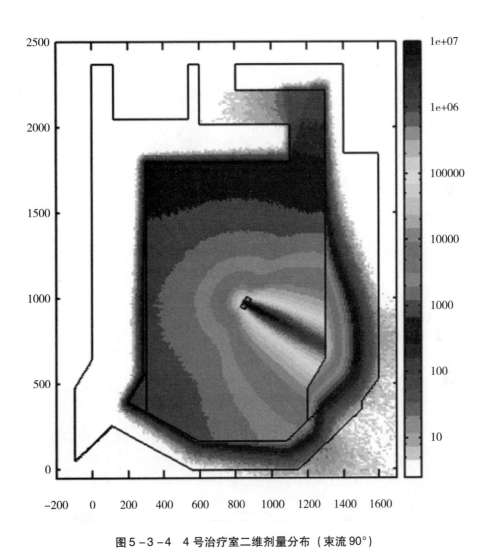

图 5 - 3 - 4　4 号治疗室二维剂量分布（束流 90°）

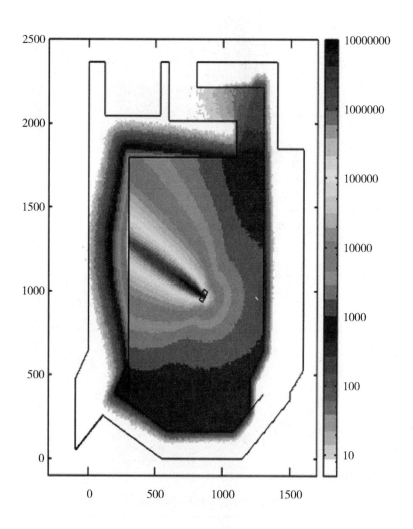

图 5 –3 –5　4 号治疗室二维剂量分布（束流 270°）

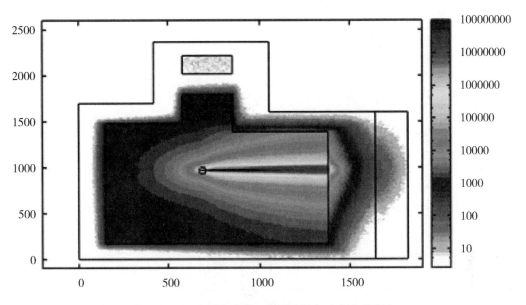

图 5 - 3 - 6　4 号治疗室二维剂量分布（束流 180°）

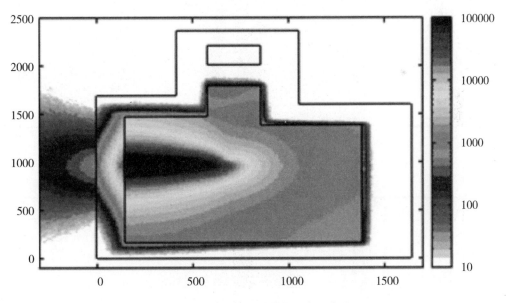

图 5 - 3 - 7　4 号治疗室二维剂量分布（束流 180°）

表5-3-2 各关注点周围剂量当量率最大值与剂量率限值一览

关注点	位　　　置	周围剂量当量率（μSv/h）	标准剂量率限值（μSv/h）
A	束流高度、控制室墙外30 cm处	4.70	2.5
B	束流高度、防护门外30 cm处	2.48	10
C	束流高度、4号治疗室南墙外30 cm处	13.8	10
D	束流高度、北墙（平台段）外30 cm处	8.70	10
E	治疗室顶部30 cm处	4.60	10

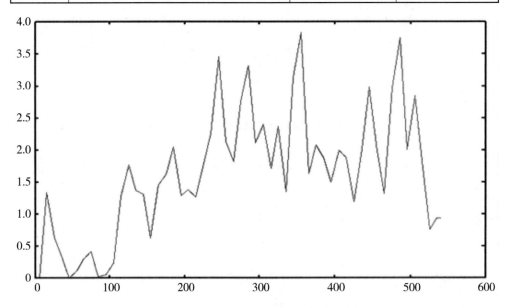

图5-3-8 关注点A周围剂量当量率一维分布

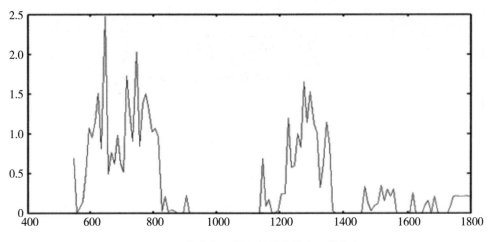

图5-3-9 关注点B周围剂量当量率一维分布

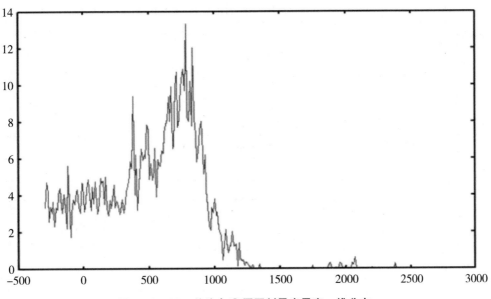

图 5 - 3 - 10　关注点 C 周围剂量当量率一维分布

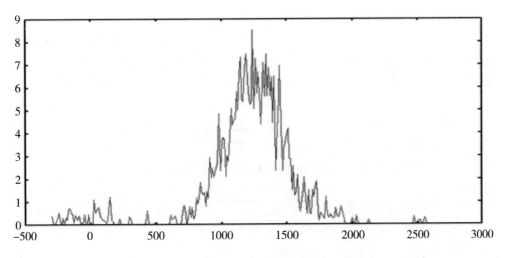

图 5 - 3 - 11　关注点 D 周围剂量当量率一维分布

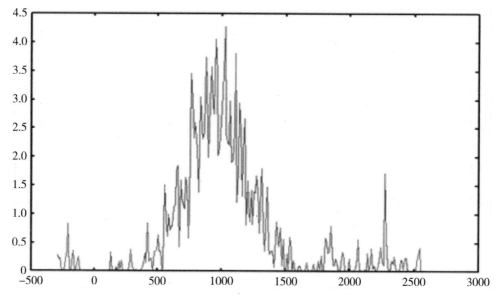

图 5 - 3 - 12　关注点 E 周围剂量当量率一维分布

3. 整改方案

（1）控制室内关注点整改方案。中子辐射屏蔽的原理是将能量在 0 eV ～1 keV 的慢中子吸收，将能量在 1 keV 以上的中能中子、快中子以及高能中子减速。因此，中子的屏蔽分为两个环节，第一个环节是核反应产生的高能中子碰撞慢化剂发生非弹性散射损失能量。再利用含氢的物质通过弹性散射，将中子的能量降低到热能区。第二个环节是慢中子的吸收过程，主要是通过中子吸收材料将热中子吸收。基于以上原理，对治疗室控制室所在位置的屏蔽体进行调整，将原来设计方案的 250 cm 混凝土墙改成 5 cm 钢板（机房侧）＋237 cm 混凝土＋8 cm 聚乙烯（控制室侧）。

（2）南侧墙壁关注点剂量超标整改方案。考虑到南侧墙壁关注点的位置是通道，质子治疗系统中的旋转治疗室的空间无法改变，如果在治疗室内部增加屏蔽会缩小治疗室的内部空间，治疗室的旋转机架无法正常安装。同时治疗室外侧通道空间无法改变，其中一侧墙体已到规划红线范围，通道的宽度已调整至最小，因此在治疗室外侧增加屏蔽的方案也不可行。考虑到外照射防护基本方法，即时间防护、距离防护和屏蔽防护，主要为距离防护和时间防护的经济性和简便性以及现场场所的实际限制。结合图 5 - 3 - 10 的分析结果，将隧道入口联锁门移动至关注点 C 的位置，将关注点 C 中周围剂量当量率水平高于 10 μSv/h 的区域设定为控制区。

4. 整改效果分析

基于距离的考虑，关注点 C 的部分区域划定为控制区，增加了机体与辐射源的距离，保证了人员可达区域的周围剂量当量率水平满足标准的限值要求。对于关注点 A，按照调整的方案进行核算，改变方案后的关注点的周围剂量当量率水平一维分布，如图 5 – 3 – 13 所示，关注点的周围剂量当量率最大值为 1.43 μSv/h，小于标准要求的 2.5 μSv/h，达到整改的预期目标。

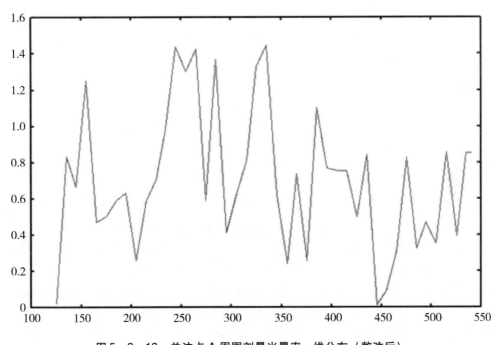

图 5 – 3 – 13　关注点 A 周围剂量当量率一维分布（整改后）

（二）开放性同位素操作电离辐射危害治理

1. 整改目的

某地市级三甲医院核医学科布局不合理，可能增加工作人员受照剂量超标的风险，并存在导致场所放射性污染扩散的可能。经现场调查分析结合医院的实际需求，从防治污染扩散蔓延，减少工作人员受照剂量的角度出发，对该核医学科布局进行调整，增加设置相应的场所的管理措施。

2. 现状调查

该地市级医院核医学科拟引进 PET-CT、SPECT-CT 装置，开展单光子和正电子核素显像诊断工作，同时开展^{131}I 等核素治疗工作。核素诊断和核素治疗的工作原理和流程如下：

1）PET-CT 工作原理。PET 是 positron emission computed tomography（正电子断层显像）的缩写，是目前最先进的放射性核素显像技术。PET 的基本结构由探头

（晶体、光电倍增管、高压电源）、电子学线路、数据处理系统、扫描机架及同步检查床组成。PET 工作的目的是显示正电子核素标记的示踪剂在体内的分布。通过化学方法，将发射正电子的核素与生物学相关的特定分子连接而成的正电子放射性药物注入体内后，正电子放射性药物参加相应的生物活动，同时发出正电子射线，湮灭后形成能量相同（511 keV）、方向相反的两个 γ 光子。在 PET 的探测器接收光子的过程中应用电子准直或符合探测技术，即可得到正电子放射性药物的分布情况，并经计算机图像重建后进一步转化为肉眼可视的图像。在很多情况下，它可提供其他方法所不能提供的重要诊断信息。用于显像的同位素都属于短半衰期的核素，如 ^{11}C、^{18}F 等。

PET-CT 是将 PET 功能图像和高分辨率的 CT 解剖图像结合起来，把两者的定性和定位优势进行有机结合，提高了诊断的准确性。

2）SPECT-CT 工作原理。SPECT-CT 是 single photon emission computerized tomography（单光子发射型计算机断层成像）的缩写。基本结构包括由探头、机架、采集工作站、处理工作站四部分。探头是 SPECT 的核心，用来探测患者体内的射线转换成电信号并生成图像信号；机架用于支持探头在不同方向和角度旋转；采集工作站主要是控制整个扫描过程；患者通常躺在检查床上完成平面和断层的各种检查；处理工作站是对采集得到的图像做进一步的定量和定性分析，并以适当的格式输出和打印。工作原理是利用引入人体内的放射性核素发出的 γ 射线经碘化钠晶体产生荧光，荧光光子再与光电倍增管的光阴极发生相互作用，产生光电效应。光电效应产生的光电子经光电倍增管打拿极倍增放大后在光阳极形成电脉冲，经信号处理后在荧光屏上形成闪烁影像。利用滤波反投影的方法，借助计算机处理系统重建横向断层影像，由横向断层影像的三维信息再经影像重建组合获得矢状、冠状断层或任意斜位方向的断层影像。

3）甲癌治疗原理。^{131}I 是一种带有放射性的碘，摄入体内主要聚集在有甲状腺和其他摄取碘的组织里。由于分化型甲状腺癌细胞分化较好，因此具备部分摄取碘的能力，但通常比甲状腺组织弱很多，当正常甲状腺组织被去除后，分化好的甲状腺癌组织能够摄取一定量的 ^{131}I，利用 ^{131}I 衰变发出的 β 射线破坏肿瘤细胞，达到治疗的目的。

4）放射性核素诊断的一般工作流程见图 5 - 3 - 14。

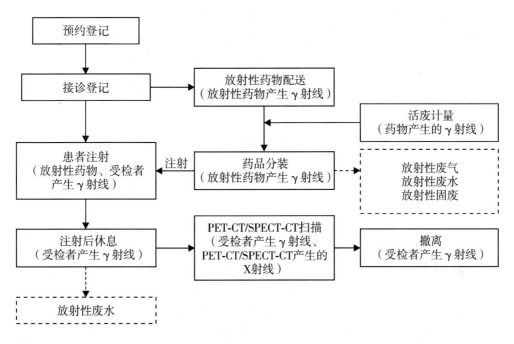

图5-3-14　放射性核素诊断的一般工作流程

（1）按照前一工作日预约登记情况，核医学科负责药物预定人员按照检查的人数和类型向放射性药物生产企业预定放射性药物。

（2）药物生产企业按照预定的要求在检查当天患者到达科室之前将药物送至科室，并与相关负责人完成交接。

（3）药物分装/活度测量。根据正电子检查患者的情况在分装柜中将药物分装至注射器中，并存入药品运输箱。

（4）注射和候诊。

注射：注射时，受检者通过受检者专用通道，到达注射窗口接受注射。注射人员通过工作人员通道进入，在注射窗为受检者注射放射性药物。在对受检者注射前做好静脉留置针。特殊情况下在床旁给药。

注射后候诊：受检者注射后在休息室静卧30～50 min。

（5）检查和留观。

摆位：注射药物的受检者在候诊30～50 min后，由工作人员通过语音通话系统引导，排空膀胱后从受检者专用通道进入机房。工作人员通过语音通话系统进入机房指导受检者摆体位。

检查：摆位结束、关闭防护门后，工作人员在控制室内通过操作台控制完成自动诊断扫描检查程序（操作时间约20 min）。检查过程中，操作人员通过观察窗监控机房情况。

留观：检查完毕后，受检者在留观室留观，经主管医生确认图像质量满意后排空膀胱，受检者由北侧核医学受检者专用通道离开。

（6）诊断。图像重建，出具报告。检查资料原始数据及图像储存。

5）放射性核素治疗的一般工作流程见图5-3-15所示。

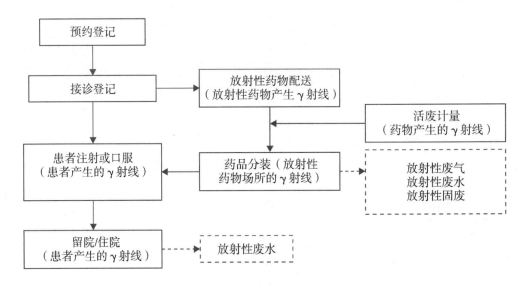

图5-3-15 放射性核素治疗的一般工作流程

（1）按照预约登记情况，核医学科负责药物预定人员按照治疗人数和用量情况向放射性药物生产企业预定放射性药物。

（2）药物生产企业按照预定的药物将药物送至科室，并与相关负责人完成交接。

（3）患者给药：根据患者的治疗处方，按要求分装放射性药物并进行测量，给患者注射或者指导患者口服放射性药物。

（4）留观：给药完成后按照患者的不同，安排患者留观或者专用病房住院治疗。

6）辐射源项分析。核医学科工作人员和公众辐射来源包括射线装置和放射药物。其主要途径包括以下四个方面：

（1）射线装置。在PET-CT、SPECT-CT正常运行情况下，工作人员和公众可能受照的辐射源为PET-CT、SPECT-CT产生的X射线，主要是受屏蔽体外的泄漏辐射的影响。

（2）放射性药物。在核医学科使用放射性药物的过程，工作人员和公众将主要受到放射性药物的内外照射，其源头来自放射性药剂。

（3）注射放射性药物后受检者。核医学科进行PET-CT、SPECT-CT扫描的受检者以及进行核素治疗的患者，需要注射或口服放射性核素。注射放射性核素的受检者，由于体内分布有放射性核素，成为一个相对密闭的密封源，工作人员和公众主要受到外照射。

（4）放射性废物。核医学科的放射性废物包括剩余少量的放射性核素，放射性核素容器，使用过的注射器、棉签，放射性废气，患者的排泄物等。此类放射性废物依据自身的理化性质不同，将对工作人员和公众产生内外照射。

该项目核医学工作人员、公众受照来源、种类和受照途径见表 5-3-3。

表 5-3-3　核医学职业病危害因素（放射性）分析

序号	工作内容	影响人员	照射类型	辐射种类	辐射产生物	辐射来源
1	放射性药品接收	护士	外照射	γ射线	放射性药物	放射性药物在屏蔽容器外表面的泄漏；放射性药接收物测量时在通风橱屏蔽体外的泄漏
2	药物分装、计量	护士	外照射、内照射	γ射线、β射线	放射性药物	放射性药物分装、测量时在通风橱屏蔽体外的泄漏；药物分装过程中产生的放射性固废、废水产生的γ射线、β射线；^{131}I分装产生的废气产生的γ射线、β射线
3	放射性药物注射（服药）	护士	外照射、内照射	γ射线、β射线	放射性药物	放射性药物产生的γ射线对工作人员手部的直接照射；放射性药物产生的γ射线在注射窗外的泄漏；注射（服药）产生的固体放射性废物（注射器、棉签，放射性废气）产生的γ射线、β射线；^{131}I服药时药物挥发产生γ射线、β射线
4	患者扫描	技师	外照射	X、γ射线	SPECT-CT、PET-CT、放射性药物	射线装置（PET-CT、SPECT-CT）产生的X射线和注射后的患者体内的放射性药物产生的γ射线在屏蔽体外的泄漏辐射对操作位技师的照射
5	患者摆位	技师	外照射	γ射线	放射性药物	技师（医师）为患者摆位时近距离接触注射后的患者，患者产生体内放射性药物产生的γ射线

续上表

序号	工作内容	影响人员	照射类型	辐射种类	辐射产生物	辐射来源
6	患者撤离	技师	外照射	γ 射线	放射性药物	技师为患者解除摆位时近距离接触注射后的患者，患者产生体内放射性药物产生的 γ 射线
7	—	公众	外照射、内照射	X 射线、γ 射线、β 射线	放射性药物、SPECT-CT、PET-CT	接触注射后的患者，患者体内的放射性药物产生的 γ 射线；分装、注射后产生的放射性废物在废物容器外泄漏 γ 射线；^{131}I 操作等过程在空气中产生的废气存在 γ 射线、β 射线；患者排泄物产生的 γ 射线；核医学工作场所屏蔽体外的泄漏

7）原有防护设施分析。本项目原有平面布局情况见图 5-3-16。原有场所布局存在问题如下：

（1）场所分区不明确，监督区与控制区界限不清。

（2）工作场所缺少必要的功能用房。

（3）场所的布置不满足非密封源场所的基本要求，不便于工作的开展和污染控制。

（4）工作人员与注射后的患者（移动放射性源）活动路线严重交叉，给工作人员带来增加受照剂量的风险。

（5）缺少必要的场所管理措施，不利于场所中放射源（注射药物后的患者）的管理，带来辐射风险增加的可能性。

（6）防止污染扩散的相关措施，例如通风设施、清洗去污场所等的设置未明确。

3. **整改方案**

根据医院核医学科拟开展的相关诊疗活动，确定开展核医学工作需要的功能用房情况：开展核素诊断需要配套的空间包括注射前的准备、接诊场所，放射性药物的储存、分装和注射场所，患者注射后的休息场所，检查的机房和检查后的留观场所，放射性废物储存场所，卫生通过间和清洗去污场所；开展核素治疗需要的空间则包括患者治疗前的准备、接诊场所、放射性药物储存、分装和给药场所，给药后患者的留观或者住院场所、放射性废物储存场所，卫生通过间和清洗去污场所。考虑到医院诊断和治疗设置在同一区域范围，以上部分场所采取共用方式。

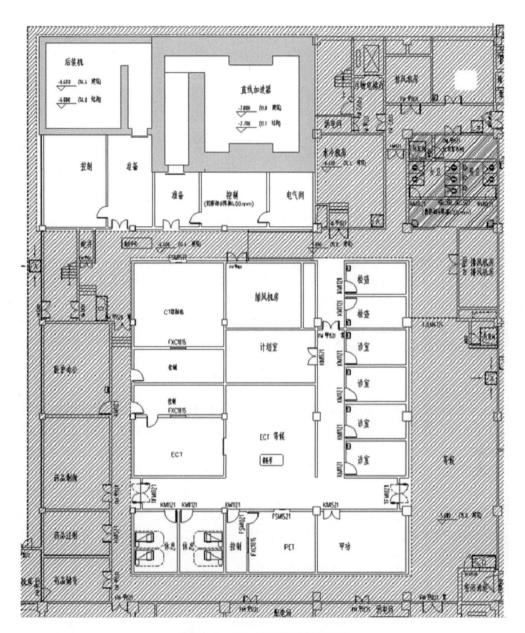

图 5 - 3 - 16　核医学科原有布局

　　根据核医学科周边的情况和工作人员的配套场所需求情况；将核医学科周边场所和人员与跟核素操作相关的场所使用物理隔离分开，明确整个区域的分区，将整个场所分为监督区和控制区。结合工作流程，合理调整各功能用房的位置，减少放射性药物等的移动，使场所的布置更方便工作开展和污染控制。

　　通过设计合适的时间空间交通模式来控制辐射源（放射性药物、放射性废物、给药后患者或受检者）的活动，给药后患者或受检者与注射放射性药物前患者或受检者不交叉，给药后患者或受检者与工作人员不交叉，人员与放射性药物通道不交叉。合理设置放射性物质运输通道，便于放射性药物、放射性废物的运送和处理；便于放射性污染的清理、清洗等工作的开展。实现工作人员与注射后患者的活动通道、工作人员与药物的运送通道完全不交叉。

结合工作流程，将诊断和治疗场所相对分开，通过设置权限门禁的方式，限制给药后患者的活动范围，通过设置地面指示箭头的方式指示患者的活动路线。通过增加摄影装置和对讲装置，实现放射源（给药后患者）远程控制。减少工作人员与放射源（给药后患者）的接触。

在工作人员进出控制区的位置设置卫生通过间，配置必要的清洗和淋浴装置和污染监测装置。场所设置独立的通风设施，保持核医学工作场所良好的通风条件，合理设置工作场所的气流组织，遵循自非放射区向监督区再向控制区的流向设计，保持含放射性核素场所负压以防止放射性气体交叉污染，保证工作场所的空气质量。考虑到治疗场所需要使用^{131}I等高挥发性核素，将治疗场所区域的通风和诊断场所的通风分开设置，减少交叉污染的可能性。

4. 整改效果分析

功能用房完善，满足实际工作需求：如图 5 - 3 - 17 所示，整改后的核医学布局增加了相应的功能用房，从患者注射、注射后休息、检查室、检查后留观室，治疗患者给药室、给药后专用病房、抢救室等，到工作人员操作放射性药物的储源室、分装室、注射室、给药室、污洗室以及缓冲间等，以及工作人员开展日常工作的诊室、护士站、值班室等，工作场所功能用房的配置满足相关标准的要求，也满足实际开展工作的需求。

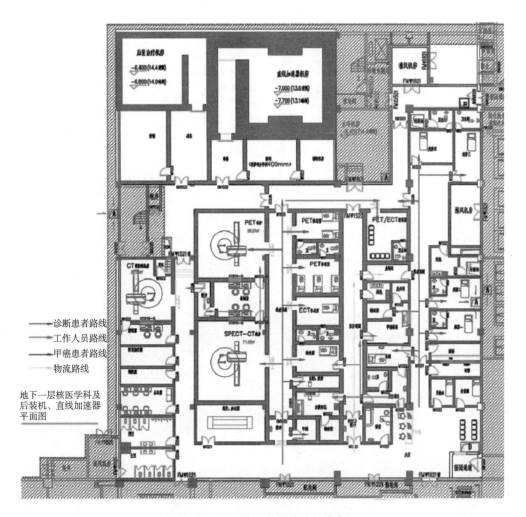

图5-3-17 核医学科整改后的布局

场所合理分区，控制污染蔓延：调整整个核医学的功能分区，将与诊疗相关的场所和工作人员办公场所分开，将跟核素操作相关的场所设定为控制区，核素诊断区与核素治疗区相对分开，详见图5-3-18。其中工作人员出入口和药物出入口分别设置有卫生通过间，能有效控制场所的辐射污染的蔓延。

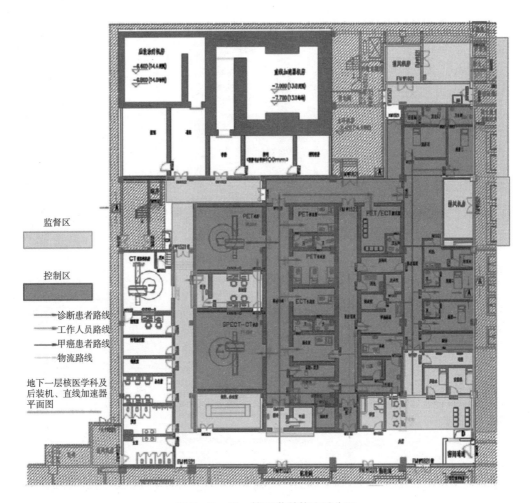

图 5 - 3 - 18　核医学科整改后分区

建立人员和物流交通模式：如图 5 - 3 - 17 中箭头所示，核医学科布局设计了工作人员和患者使用的 3 条不同的行进路线。其中，工作人员按绿色箭头，通过护士站位置的卫生通过间进出核素的操作区域；诊断患者按紫色箭头，通过诊断专用入口进入核医学区域，在对应的注射窗口进行注射后进入相应的注射后休息室休息候诊，检查完成后进入检查后的留观室留观，最终通过专用电梯离开核医学科区域；治疗患者按红色箭头，从治疗区域专用入口进入，在给药窗口处完成服药后，进入对应病房住院留观满足出院要求的从出口乘坐专用电梯离开。药物或者废物则通过专用的物流通道进出核医学科区域。整改后的核医学科在布局上满足给药后患者和工作人员的路线完全不交叉，物流路线与工作人员路线完全不交叉。通过以上交通模式的设置，能有效减少工作人员与给药后患者接触的可能性，在很大程度上减少工作人员的受照剂量。

264

完备的场所管理措施：如图5-3-19至图5-3-21所示，在患者的出入口等位置设置了门禁装置，在注射室、给药室、护士站与病房、护士站与注射后休息室、护士站与留观室、机房控制室与注射后休息室、病房与值班室等设置双向语音对讲装置，能有效指导患者服药、注射、完成患者的住院和留观管理等工作，避免工作人员与给药后患者的接触。在护士站与病房、注射后休息室、留观室、走廊，值班室等设置监控摄影装置，实现患者的远程管理等工作。在场所地面设置相应的指示箭头，用于指导患者的行进，有效减少了患者的回流，同时减少了患者与工作人员之间的不必要的接触机会。以上措施都切实减少了工作人员的受照剂量。

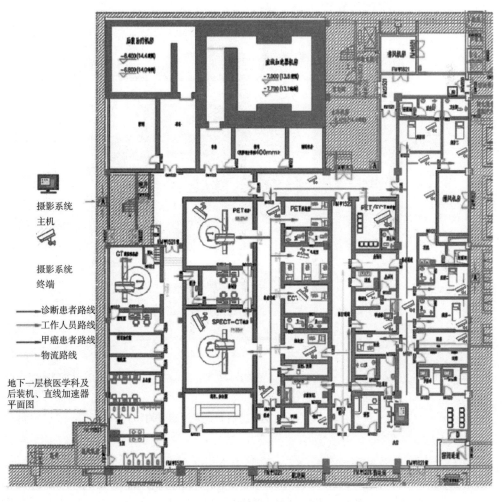

图5-3-19　核医学科整改后管理设施（摄影）

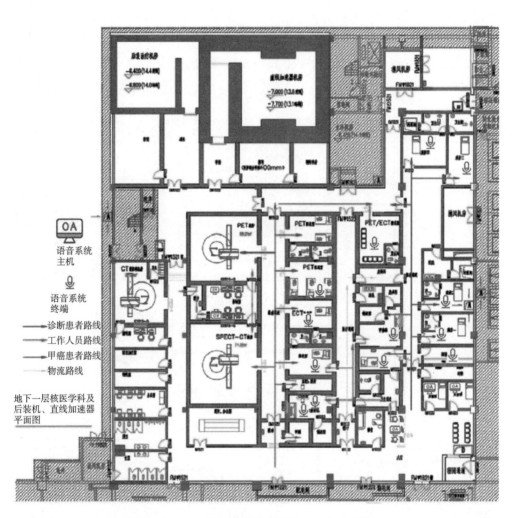

图5-3-20　核医学科整改后管理设施（对讲）

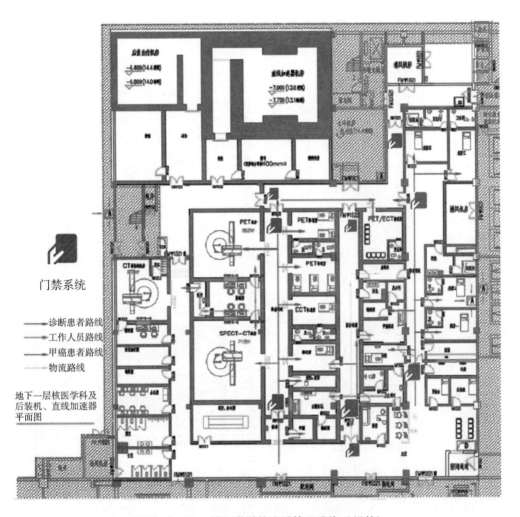

图 5-3-21　核医学科整改后管理设施（门禁）

　　合理的场所通风设施：如图 5-3-22 所示，核医学治疗区域相关场所和诊断场所均设置有独立的排风系统，且与核医学的其他工作场所不共用，如办公室等。且气流组织方向上由放射性活度相对较低的场所向放射性活度较高的场所移动。能保持核医学工作场所良好的通风条件，保持含放射性核素场所负压以防止放射性气体交叉污染，保证工作场所的空气质量。卫生通过间设置有感应式洗手装置等，有效防止污染扩散蔓延。

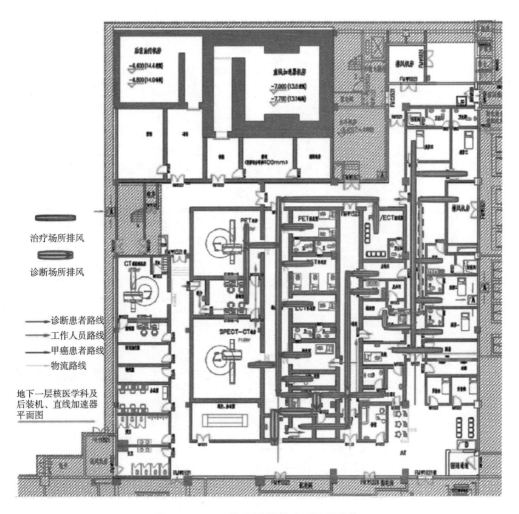

图 5 -3 -22　核医学科整改后通风设施

（三）某矿冶厂密封源仪表电离辐射危害治理

1. 整改目的

某大型铝冶炼联合企业大型罐体部分液位计人员活动范围和场所周围剂量当量率水平不满足标准要求。经现场调查分析，结合现场实际对液位计电离辐射防护措施进行治理。

2. 现状调查

氧化铝生产工艺主要采取拜耳法，利用铝土矿和石灰生产氧化铝。生产工序主要包括原料制备、铝矿高压溶出、赤泥沉降分离及洗涤、赤泥过滤及控制过滤、赤泥输送与堆存、分级分解及种子过滤、成品过滤及洗涤、氢氧化铝焙烧、母液蒸发及循环母液槽调配和排盐苛化等，具体工艺流程如图 5-3-23 所示。其中，缓冲器、闪蒸槽由于其工艺和中间产物的特殊性，对其液位/料位的监测无法通过其他手段实现，因此在缓冲器和闪蒸槽工艺设置了放射性同位素仪表，用于实时监测缓冲器和闪蒸槽的液面。其中，缓冲器包括高低 2 个料位计、闪蒸槽涉及 1 个液位计。

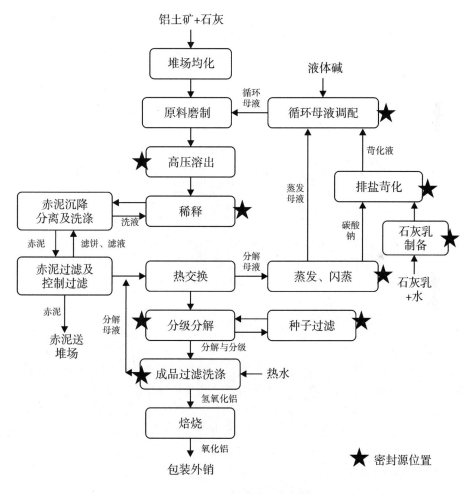

图 5-3-23 氧化铝生产工艺流程

（1）辐射源项分析。本项目料位计使用的放射性源为 γ 同位素源^{137}Cs，其活度为 $7.4 \times 10^8 \sim 1.11 \times 10^9$ Bq，半衰期为 30.17 年，衰变时发射能量为 0.514 MeV 和 1.176 MeV 的 β 射线，其衰变产物为^{137}Ba，^{137}Ba 衰变时产生能量为 0.662 MeV 的 γ 射线，半衰期为 2.55 min。放射源置于密封铅容器内，虽然铅可屏蔽放射源产生

的 γ 射线，但一定厚度的铅不可能将 γ 射线完全屏蔽，在其表面有着合理的符合国家规定的泄漏辐射。射出的 γ 射线经管道、槽等的透射和反射，对工作场所及周围产生散射辐射。

（2）原有防护设施分析。本项目缓冲器出口设置的密封源分布在缓冲罐中部 13 m 平台上，稀释槽泵出口设置的密封源分布在 10 m 平台上，密封源照射方向未设走廊，人员不可达；密封源照射反方向有源容器屏蔽，其储源容器外表面 5 cm 周围剂量当量率值小于 2.5 μSv/h。闪蒸槽设置的密封源分布在 8 m 闪蒸平台上，照射方向位置设有走廊，日常工作中生产线工作人员需要经过走廊或者平台对生产线上的设备等进行操作和巡检。距离料位计探测器和储源容器测 1.0 m 处周围剂量当量率水平分别为 5.22 μSv/h 和 3.81 μSv/h，详见图 5 – 3 – 24。

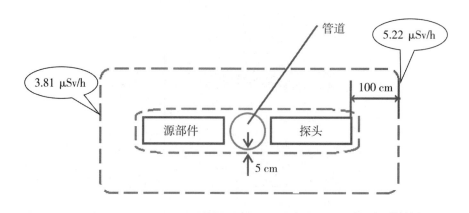

图 5 – 3 – 24　料位计整改前检测结果

3. 整改方案

经充分分析闪蒸槽料位计的位置情况，提出如下整改方案。考虑到闪蒸槽料位计两大重要部件放射源储源器和探测器两侧分别为 8 m 平台和走廊，其中走廊宽度为 1.5 m。结合外照射防护的基本方法和料位计的位置情况，对储源器侧拟采取距离防护的方法，在平台区域划定控制区，在边界安装相应的防护栅栏并增加电离辐射警告标志。对于探测器侧，考虑到距离的原因，拟采用屏蔽防护的方法，在探测外放射源照射范围增加铅屏蔽，详见图 5 – 3 – 25、图 5 – 3 – 26。

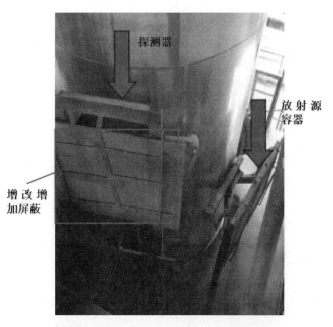

图 5 - 3 - 25　辐射源照射方向整改措施

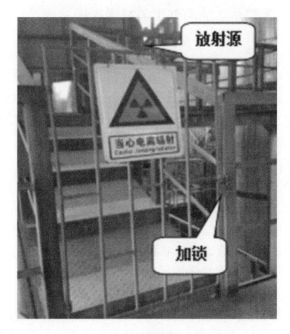

图 5 - 3 - 26　储源容器侧整改措施

4. 整改效果分析

闪蒸槽料位计储源器侧由于距离的增加，其控制区的边界周围剂量当量率水平明显降低，探测器侧由于屏蔽防护的作用，距离探测器 1 m 处的周围剂量当量率也明显降低。经检测，距离料位计探测器和储源容器测 1.0 m 处周围剂量当量率水平分别为 1.35 μSv/h 和 1.52 μSv/h，详见图 5 - 3 - 27。整改后，料位计现场工作场所的周围剂量当量率水平和场所人员活动情况满足《含密封源仪表的放射卫生防护要求》关于料位计的相关要求。

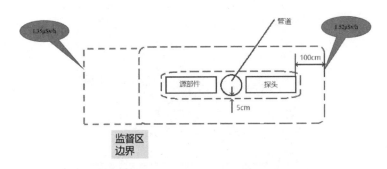

图 5 - 3 - 27　料位计整改后检测结果

（四）某综合医院核医学局部电离辐射危害治理

1. 整改目的

某综合三甲医院核医学分装注射室患者注射区域与工作人员操作区域处于同一空间，注射和分装过程工作人员全身暴露于辐射场中，工作人员相对接触的辐射剂量较大。考虑医院工作量增加可能带来更大的累积受照剂量，从降低工作人员的受照剂量出发，对医院的分装注射室进行整改。

2. 现状调查

医院核医学科于 20 世纪 90 年代初建立，从最早的开展^{131}I 吸碘率、肾图、脏器放射性核素扫描、核素治疗、体外放射免疫分析工作，发展到今天成为功能与设备齐全的综合性核医学科。医院核医学科分三大部分，原有的单光子显像区域和新建的独立的正电子显像和核素治疗区域。本次整改主要涉及的是原有的单光子显像区域工作流程中的放射性药物的分装、测量和患者的注射环节。

（1）辐射源项分析。本项目主要是使用 SPECT-CT 开展单光子核素显像，辐射主要来自放射性药物和射线装置。整改环节包括放射性药物的分装、测量和注射，因此辐射来源主要是放射性核素，使用的放射性核素主要包括^{99m}Tc、^{131}I 和^{201}Tl。以上核素衰变过程会产生 γ 射线和 β 射线，因此，工作人员在操作药物过程中直接接触以上核素，或者接触注射后的患者以及分装注射过程中使用过的棉签、注射器等放射废物，注射后人体及放射性废物中的核素或者药物本身的放射性核素产生

的 γ 射线会对工作人员造成外照射影响，γ 射线最高能量为 0.364 MeV。同时，核素因挥发或者污染台面等可能通过工作人员的手部、皮肤等进入人体，进入人体的核素产生的 β 射线会对工作人员产生内照射影响。

（2）原有防护设施分析。本项目分装注射室的防护设施配置如图 5-3-28、图 5-3-29 所示。分装注射过程均采用移动式"L"型防护屏，分装完成后直接在裸露的活度计中进行测量，完成测量后患者在同一空间进行注射。注射位置在 1110 MBq ^{99m}Tc 条件下进行检测，工作人员胸部、腹部、眼晶体位置周围剂量当量率水平分别为 2.88 μSv/h、4.70 μSv/h 和 8.64 μSv/h，手部位置更高达 720 μSv/h。

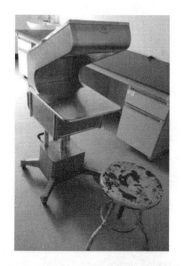 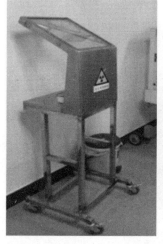 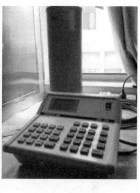

图5-3-28　原有注射防护设施　　　　图5-3-29　原有分装防护设施

3. 整改方案

为了更好地控制工作人员受照剂量、防止污染扩散蔓延。针对本项目分装注射室的整改措施包括以下三个方面：其一，将分装注射区域与患者活动区域分隔，在患者注射位和工作人员间设置墙体，将注射窗安装于墙体上，如图 5-3-30 所示。其二，设置核素分装柜，将核素的分装和测量相对封闭地在分装柜内进行，并在分装柜中增加相应的排风装置，如图 5-3-31 所示。其三，改变原有的药物注射方式，提前建立静脉通道，如图 5-3-32 所示。

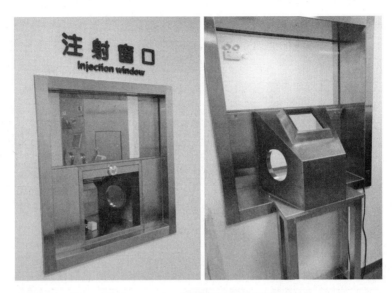

图 5 - 3 - 30　整改后注射防护设施

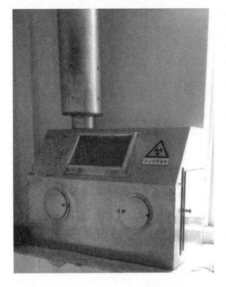

图 5 - 3 - 31　整改后分装防护设施

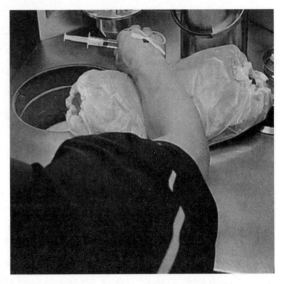

图 5 - 3 - 32　整改后注射方式

4. 整改效果分析

在患者注射位和工作人员之间设置实体墙作为屏蔽，将注射窗安装于墙体上，注射窗和墙体对工作人员机体（除手部外）起到了很好的防护作用。同时，分装柜的设置也对工作人员起到了较好的防护作用，同样用 1110 MBq ^{99m}Tc 对分装柜和注射窗进行检测，检测结果如表 5 - 3 - 4 所示。可以看出，工作人员的受照剂量降低明显。同时，在分装柜中增加相应的排风装置，能使分装柜保持一定的负压，减少放射性核素外溢的可能，对防治污染扩散蔓延起到很好的作用，特别是强挥发性核素^{131}I 的分装。在注射前提前建立静脉通道，医护人员在很大程度上缩短了注射的时间，减少了工作人员的受照剂量，同时能有效地避免放射性药物跑冒滴漏等情况的发生，在防止放射污染和控制人员内照射剂量上起到非常重要的作用。

表 5-3-4　防护设施整改后检测结果

检测场所	测量位置	测量结果（μSv/h）	检测条件
注射窗台	观察窗	0.90	^{99m}Tc：1110 MBq（30mCi）置于注射台台面
	腹部	0.58	
	左操作孔	98	
	右操作孔	102	
	注射台底部	0.26	
分装柜	右手位（关）	0.98	^{99m}Tc：1110 MBq（30mCi）
	左手位（关）	1.03	
	观察窗	0.66	
	胸部	0.35	
	腹部	0.40	
	左侧位	0.32	
	右侧位	0.99	
	柜顶部	0.26	
	右手位（开）	78	
	左手位（开）	81	

（许志强　苏世标　吴　霞）

第六章　非电离辐射工程防护和个体防护技术

第一节　非电离辐射工程防护技术

非电离辐射属于电磁辐射，包括射频辐射（高频电磁场和微波）、红外辐射、紫外辐射、激光、可见光等。其防护的基本原则是对不同类型的辐射源，分别采取有效防治措施，使泄漏量最大限度地减少，尽可能达到消除污染的目的。其根本出发点是减弱或消除人体所在位置的辐射场强度。具体的工程防护技术包括改革工艺、辐射源屏蔽、远距离操作、设备合理布局和改善工作条件及其他。

（一）改革工艺

实现生产技术过程的机械化、自动化、程序化和密闭化，是预防电磁辐射危害的根本措施。

（二）辐射源屏蔽

屏蔽就是利用一切可能的方法，将辐射源限制在规定的空间里，阻止其传播和扩散。屏蔽体是通过对电磁辐射的能量衰减机理来实现屏蔽的，衰减包括反射衰减和吸收衰减。①反射衰减：当电磁波到达屏蔽体表面时，由于屏蔽体与空气交界面上阻抗不连续，对入射波发生反射，未被反射的能量又被屏蔽材料所衰减，从而使电磁能量大大减弱。这种由于反射面造成入射电磁波减弱的现象，被称为反射衰减，这种衰减与材料厚度的关系不是很大，只要求交界面上的材料与空间的阻抗不连续。②吸收衰减：全反射实际上是不可能做到的，仍有部分电磁波进入屏蔽体内，并在屏蔽体内继续向前传播。在此过程中，会有一部分能量转化为热量，导致电磁能损耗。这种现象被称为吸收衰减。③在屏蔽体内未被吸收的电磁波到达屏蔽体的另一面时，又一次遇到屏蔽体与空气阻抗不连续的交界面，除部分电磁波会穿越屏蔽体表面，进入被屏蔽的空间外，余下的大部分会再次在屏蔽体内形成反射，从而再次返回屏蔽体内部。因此，电磁波在穿越屏蔽体的过程中，会有多次来回的反射，逐渐被屏蔽体所吸收，最终只有极少部分能穿透屏蔽体进入被屏蔽的空间。

1. 屏蔽分类
根据屏蔽的工作原理可将屏蔽分为以下三大类。

（1）电场屏蔽。电场屏蔽主要是为了防止电子元器件或设备间的电容耦合，它采用金属屏蔽层包封电子元器件或设备，其屏蔽体采用良导体制作并有良好的接地性能。在实际应用中，屏蔽措施经常需要科学地与接地相互结合才能更好地发挥作用。

（2）磁场屏蔽。磁场屏蔽抑制噪声源和敏感设备之间由于磁场耦合所产生的干扰。屏蔽体使用高导磁率材料，有效防止低频磁场的干扰。其屏蔽效能主要取决于屏蔽材料的导磁系数，材料的磁导率越高，磁阻越小，屏蔽效果越显著。磁场屏蔽又分为低频磁字屏蔽和射频磁屏蔽。

低频磁屏蔽通常采用铁磁性材料，如铁、硅钢片等进行磁场屏蔽。射频磁屏蔽的主要屏蔽材料有铝、铜及铜镀银等。

（3）电磁屏蔽。电磁屏蔽主要用于防止在高频下的电磁感应，利用电磁波在导体表面上的反射和在导体中传播的急剧衰减来隔离时变电磁场的相互耦合，从而防止高频电磁场的干扰。

2. 电磁波屏蔽材料的组成及分类

使用电磁屏蔽材料，可通过外壳屏蔽、电缆屏蔽、窗口屏蔽等形式。目前，电磁波的屏蔽材料主要包括导电涂料、金属敷层屏蔽材料、本征型导电高分子材料和填充复合型屏蔽材料四大类。

3. 电磁波屏蔽建筑材料

目前，国内外开发并推广了很多具有电磁屏蔽功能的建筑材料，如电磁屏蔽混凝土、电磁屏蔽涂料、电磁屏蔽玻璃、电磁屏蔽木基复合材料等。

4. 电磁波吸收材料组成

电磁吸波材料是指能吸收、衰减入射的电磁波，并将其电磁能转换成热能而耗散或使电磁波因干涉而消失的一类材料。吸波材料的主要成分是吸收剂，一般为胶粘剂及各种助剂。常用的微波吸收剂有微、超微磁性金属及合金粉末吸收剂、铁氧体吸收剂和导电高聚物吸收剂等，吸收剂也在向高效、轻量化和复合化方向发展。按材料成型工艺和承载能力，可分为涂覆型吸波材料和结构型吸波材料。

5. 电磁波吸收材料研究现状

工程应用上除要求吸波材料在较宽频带内对电磁波具有高的吸收率外，还要求材料具有质量轻、耐高温、耐湿和抗腐蚀等性能。目前国内外使用和开发的吸波材料都是以强吸收为主要目标的传统吸波材料，存在着一些明显的缺点，应用范围受到一定限制，新型的吸波材料包括铁氧体吸波材料、纳米吸波材料、金属微粉吸波材料、多晶铁纤维吸波材料、手性吸波材料、碳纤维吸波材料、电解质陶瓷吸波材料、导电高分子材料、多谱吸波材料、等离子体吸波材料等。

6. 建筑吸波材料

目前建材开发的热点是建筑用量大的水泥、砂浆和涂料等。关于水泥基的电磁防护体，一般用水泥作为基体向其中填充吸波剂制成，复合材料的电磁波吸收功能主要靠添加的吸波剂实现。吸波剂主要选用研究比较成熟、价格低廉的传统吸波剂，如炭黑、石墨和铁氧体等。吸波涂料黏结剂的选取和吸波剂的选取同样重要，黏结剂是使涂层牢固黏附于目标物上形成连续膜的主要物质。对于吸波板材，目前国外的研究仅限于对磁性人造板上的改进，如以不锈钢金属微球和铁氧体按一定比例复合均匀分散到木屑中压制成板。

（三）远距离操作

由于电磁场辐射源所产生的场能与距离的平方成反比，故应在不影响操作的前提下尽量远离辐射源。例如，当不可能对辐射源进行屏蔽时，可在隔离屏蔽室内操作或用机械手动、自动控制操作等。

（四）设备合理布局

将电磁辐射产生设备尽可能地远离操作岗位、非专业工人的作业点和休息场所，增大设备间距，降低设备密度，减少辐射能量叠加。

（五）改善工作条件

为避免形成二次辐射，在工作场所内不应布满金属物件和天线，通风管道也应接地。高频设备部不应过于拥挤。有研究者提出，30 kW 的设备需占地 25 m^2；功率更大时，需要占地 40 ～ 70 m^2。

（六）其他

针对激光辐射，还需采取以下工程防护技术措施：激光器必须有安全设施，凡光束可能漏射的部位，应设置防光封闭罩。安装激光开启与光束止动的连锁装置。工作室围护结构应由吸光材料制成，色调宜暗。工作区采光宜充足。室内不得有反射、折射光束的用具和物件。

第二节　非电离辐射个体防护技术

一、射频辐射个体防护用品

（一）高频电磁场

高频电磁场主要使用屏蔽材料的工作服，目的是防止辐射线直接作用于人体。一般在大强度、短时间接触时使用金属防护服；在难以采用其他有效措施时，可穿戴用铝丝或涂银布料制成的防护服。工作服由铜丝或铝丝和棉丝或柞蚕丝编织而成，在衣领和袖口处衬有薄布。另外，可以使用由网眼细小的铜网制成的防护头盔，可做成封闭型的，罩于人的整个头部。

（二）微波

微波辐射防护服是在微波段起具有屏蔽作用的防护服，可衰减或消除作用于人体的电磁能量，从而防止微波辐射对人体健康产生影响的防护服。目前我国生产的微波防护服按衣服材料分为金属丝布防护服、镀金属布防护服和金属布防护服。防护服有大衣、连衣裤、帽或上下身分式、背心、围裙等款式，适于进行各种微波高热作业（如高频淬火、熔烁切割、木材加工、茶叶干燥、面包烘烤）以及无线电通信、导航雷达、等离子理疗灭菌等作业时穿用。

二、电焊弧光个体防护技术

长期暴露于焊接弧光辐射会对作业者的眼睛和皮肤产生严重的伤害，焊接作业必须使用合适的焊接面罩，以防护焊接弧光辐射的危害。对于电弧焊接作业人员眼、面部防护产品，国内外都制定了相应的标准。在选择焊接用眼、面部防护用具时，务必选择符合国标、欧标或者 ISO 标准要求，满足焊接工艺要求、适合焊接操作者佩戴且舒适的防护装备。

电焊工及其辅助工必须佩戴专门的带面罩的焊工头盔或其他面具、护目镜和防紫外线眼镜等。禁止非电焊工进入紫外线操作区域裸眼观看电焊，电焊现场参观者也应戴防护眼镜。选择护目镜时应考虑紫外线辐射光源的能量强度及波长组成、工作人员距离辐射源的距离及暴露时间、镜材的透光特性、镜架的形状设计等因素，以保证紫外线不能从周边进入眼睛。

GB/T 3609.1—2008《职业眼面部防护－焊接防护　第 1 部分：焊接防护具》

和《EN166 个人眼护具》标准根据可见光透射比的不同，将滤光片分为 1.2 ～ 16 等多个遮光号；遮光号数值越大，紫外线、可见光和红外线的透射比越小，即透过率越低。对于不同的焊接工艺，标准推荐了建议使用的遮光号。

按照工作原理，焊接面罩分为黑玻璃焊接面罩和自动变光焊接面罩。黑玻璃滤光片只有单一遮光号，随着焊接工艺的改变，需要变更不同遮光号的滤光片。不同的遮光号对应相应的紫外线透射比、可见光透射比、红外线透射比等参数。自动变光滤光屏具有亮态和暗态两种状态，部分焊接面罩的滤光片有单个或多个遮光号供选择；其遮光号仅与可见光的透过率相关，而对紫外线和红外线则采用独立的阻隔片，其防护水平相当于遮光号 12 或 13，紫外线的透射比小于 2×10^6，近红外线的透射比小于 2.7×10^{-5}。

焊接操作者根据焊接工艺的不同和操作者的个体差异，参照《GB/T 3609.1 焊接眼护具》和《EN169 个人眼护具：焊接或相关作业防护用具》等标准选择合适遮光号的滤光片。除遮光号参数外，滤光屏和内外保护片的光学性能、保护片和帽壳的抗冲击性能、使用和维护的便利性也是需要重点考虑的因素。此外，在我国焊接面罩属于特种劳动保护产品，境内的生产企业需要有《工业产品生产许可证》即 QS 认证，产品需要获得 LA（劳动安全）认证，对于使用焊接面罩的企业，则必须采购有 LA 标志的焊接面罩。

紫外线和红外线辐射对身体其他部位的危害，可以通过穿戴焊接防护服和焊接防护手套来加以防护。作业者应穿长袖衣裤，佩戴专门的防护手套，穿合适的防护工作服。可选用抗紫外线织物制作的防护服来遮挡电焊弧光，以提高防护电焊弧光的效果。可采用纳米级氧化锌或二氧化钛等金属氧化物粉末混入涤纶或其他化纤中，生产出较薄的织物，能满足防御电焊弧光和穿着舒适的要求。

对于眼面部，电焊弧光辐射的防护可以使用合适的焊接面罩、焊接防护服和焊接防护手套来完成。但是，正确的防护装备需要正确使用和维护才能发挥其应有的防护功能。

三、激光个体防护技术

激光防护学者认为，对于低功率（≤ 1 mW）的激光器，也应该采取防护措施，否则会引起眼睛的激光积累性损伤；对于激光输出功率大于 1 mW 且小于 0.5 W 的激光器，只有佩戴激光防护镜才允许直视光束，否则在瞬目反射时间约 0.25 s 内，其输出激光即可引起眼损伤；功率大于 0.5 W 的激光器对眼睛损伤最大，无论是直视光束还是受其反射光照射皆可引起眼损伤，对这类激光器必须采取严格的防护措施。

激光防护镜品种繁多，从材料上分为玻璃和塑料两大类；从防护机制上可分为反射型、吸收型和复合型 3 种，必须按具体使用要求对激光防护镜进行合理的选择。首先，根据所用激光器的最大输出功率（或能量）、光束直径、脉冲时间等参数确定激光输出最大辐照度或最大照射量；其次，按相应波长和照射时间的最大允许照射量（眼照射限值）确定眼镜所需最小光密度值，并据此选取合适的防护眼镜。选择防护眼镜应注意：①最大照射量 Hmax（J/m^2）或最大辐照度 Emax（W/m^2）；②特定的防护波长；③在相应防护波长所需的最小光密度值 Dmin；④防护镜片的非均匀性、非对称性、入射光角度效应等；⑤抗激光辐射能力；⑥可见光透过率；⑦材质和舒适性。

四、工频电磁场个体防护技术

应利用防护用品使辐射危害减至最小，如穿屏蔽服、鞋、帽等，并应经常检查其屏蔽和绝缘效果。必须保证在发射天线射束区内工作的维护人员穿好保护服装。应该禁止身上带有金属移植件（如心脏起搏器）等植入式电子装置的人员进入电磁辐射区。

（苏世标　李小亮　朱嘉伟）

第七章　防暑防寒工程防护和个体防护技术及案例分析

第一节　防暑防寒工程防护技术

一、热源的防暑降温工程防护技术

（一）工艺改革

改进工艺过程、合理安排热源，实现生产过程机械化和自动化，减少高温接触人员和接触时间。某炼钢企业总体自动控制系统共分为三级，第一级为基础级，直接用于电气传动自动化和仪表自动化，面向生产的自动化系统。完成各工艺装置的顺序控制和操作，工艺参数的连续量控制和操作、工艺参数及设备状态的显示和报警，工艺流程画面的监控，工艺参数的实时和历史趋势曲线监控等。第二级为过程控制级，用于生产过程的优化计算和控制。对生产情况进一步数据分析。模型计算和优化控制，参数的管理、报表打印和数据通信等。第三级为生产管理级，用于协调各车间的在线生产管理和质量管理。协助整个生产过程的生产计划管理、生产调度、过程跟踪和质量管理等。采用先进技术改革工艺过程，实行机械化和自动化生产，可以从根本上改善劳动条件，避免工人在高温或强热辐射条件下劳动，减轻劳动强度。

（二）隔热

隔断热源的热辐射，同时减少对流散热，将热源的影响限制在某一范围内。对高温车间产热设备采取隔热措施，防止热辐射对人体的伤害。隔热后热设备外表面温度一般不应超过 60 ℃，操作人员所受辐射强度应小于 0.7 kW/m²。高温车间所采用的设备隔热方法很多，一般可分为热绝缘和热屏蔽两类。

1. 热绝缘

在发热体外直接包覆一层导热性能差的材料后，由于热阻的增加，发热体向外散发的热量就会减少。材料的厚度越大，导热性越差，则发热体向外散发热量的减少就越多。选择热绝缘材料，一般宜根据以下性能进行比较选择：热导率、密度、安全使用温度范围、抗压或抗折强度、不燃或阻燃性能、化学性能是否符合要求、单位体积材料价格、安全性、施工性能等。一般来说，有机绝热材料适用于较低的温度，而无机绝热材料的耐温能力一般都极强。

2. 热屏蔽

热屏蔽在高温作业的工作中应用十分广泛。按照其主要用途可将它们分为透明、半透明和不透明三类。

透明热屏蔽主要用于把工作地点和需要经常清楚观察的发热体隔离开来。例如玻璃板、玻璃板淌水、瀑布或水幕等。不透明热屏蔽则用于屏蔽无须观察的发热体。例如各种遮热板（石棉板、铁板等铁板淌水、麻布水幕、流动水箱、砖墙等。半透明热屏蔽的用途介于两者之间，例如，铁纱屏、铁纱水幕等。

1）透明热屏蔽。

（1）玻璃板。玻璃对热射线有一定的阻挡作用，投射到玻璃表面上的热射线只有部分能穿透而过，因此将玻璃固定在框架上放在热源处具有一定的隔热效果。但是，玻璃经不起热烤，在强烈的辐射热作用下容易炸裂，因此它不宜在发热体近旁应用，只能用作机器操纵室或天车司机室的观察窗孔。

（2）玻璃板淌水。因为玻璃受热过度会引起炸裂，同时水对热辐射线具有很大的吸收能力，所以玻璃板上淌水比起单纯玻璃板会有更好的隔热效果，而且水对玻璃能起到冷却作用。

淌水装置应包括供水和排水两部分，其结构形式可根据具体情况设计，要求水能在玻璃上均匀流动即可。

玻璃板淌水虽较耐烤，但仍不宜在热源的近旁应用，一般可在操纵室前应用。

（3）瀑布式水幕（纯水幕）。由于水对热辐射线具有很大的吸收和阻挡能力，同时清洁的水的透明度较高，根据水的这两个特性，设计纯水幕用于隔热。

瀑布式水幕的形成有压力式和溢流式两种方法。前一种情况，水自水箱底部的缝隙中流出，形成与缝隙宽度相等的水幕；后一种情况，水自水箱上部溢流而出，顺特制的溢流边舌淌下形成水幕。

瀑布式水幕一般适用于面积不大而需要频繁开启的炉门口。面积过大时，水幕不容易形成。溢流式水幕不如压力式水幕稳定。当附近空气流速达 $0.5 \sim 0.8$ m/s 时，溢流式水幕即会破裂，失去隔热作用。瀑布式水幕的最大缺点是耗水量很大，形成水幕所需水量为每米长水幕每小时需 $3000 \sim 4500$ kg。为了节约用水，应装设水循环系统。怕溅水的地方不应采用瀑布式水幕隔热。

2）半透明热屏蔽。

（1）铁纱屏。由普通铁纱制成的隔热设备，热辐射线投到铁纱上后，大部分能穿过铁纱的网孔，但小部分被铁纱本身挡住。铁纱网孔越小隔热效果越好，但网孔小透明度就差。铁纱屏仅适用于热辐射强度不大的地方。

（2）铁纱水幕。铁纱水幕由铁纱和流动水膜组成。但其隔热作用主要在于流动水膜的吸热性，而铁纱只是起到支撑水膜的作用。水膜越厚，隔热作用就越大。实验结果表明，使用网孔为 2.5 ~ 3.0 mm 的铁纱最适宜。形成水幕所需水量约为每米长水幕每小时 300 kg，隔热效果达 80% ~ 90%，透明度也较高。

（3）不透明热屏蔽。

a. 遮热板。遮热板是利用材料的反射性能来隔热的。遮热板数目越多，表面反射性越强，则隔热效果就越好。遮热板的隔热效果与材料的反射性能和厚度有关。遮热板可用各种各样的材料制成，只要它的反射性能强，隔热效果好即可，但还要考虑到经济问题。例如，铝板和铝箔的反射性很大，用铝板做隔热板，隔热效果可达 95%，但其价格较贵。所以一般常用的隔热板材有铁板、镀锌薄钢板等。

遮热板安装时应注意与散热体之间保留宽 150 ~ 200 mm 的流动空气夹层，以进一步提高其隔热效果。遮热板可制成罩形，安装在散热体（如玻璃熔炉、小型加热炉等）的上部，起到屏蔽热辐射的作用。并在其上加设排气管，利用热压作用形成对流，将热气体直接排至车间外。

b. 铁板淌水。用铁板做遮热板虽然能起到一定的隔热效果，但铁板温度升高后自身又成为热辐射源。为了消除这样派生出来的热辐射源，提高铁板的隔热效果，一般会在铁板上面设置流水，用水来吸收热，从而降低铁板的温度。

铁板淌水的构造十分简单，只要在铁板上端安装供水管，下端安装接水管即可。但必须使水能均匀地布满整个铁板表面，铁板应尽可能地做得平整。根据现场测定资料，铁板淌水的隔热效果在 80%。每米长铁板淌水每小时需用 800 ~ 1000 kg 的水。

c. 流动水箱。流动水箱是利用流动水来冷却隔热铁板，但水在密闭状态下流动，适用于怕溅水的生产过程，一般用来做各种炉门和炉壁的隔热。

水箱一般都用钢板制成，大小根据需要隔热的炉门或炉壁的面积而定。流动水箱的隔热效果与流动的水量有关；水量大，水箱的表面温度就低，隔热效果就好，当然隔热效果还和进水温度有关。流动水箱的缺点是耗水量大、消耗金属材料多。

二、建筑物的防暑降温工程防护技术

1. 建筑物

存在生产性热源的车间建筑物朝向优先选择南北朝向，避免西晒。应根据夏季主导风向设计高温作业厂房的朝向，使厂房能形成穿堂风或能增加自然通风的风压。半开敞式建筑物为围绕式结构，可设通风遮阳百叶，如地铁站台；开敞式建筑物多只设顶棚，四周敞开。封闭式车间采用空调或机械送风系统进行降温；半封闭式或敞开式车间均可加设喷雾风扇（落地式、壁挂式）来改善热环境。调查表明，影响喷雾风扇降温效果的三个普遍因素包括风扇安装过高、角度不合理、喷雾量小。

　　高温作业厂房平面布置呈"L"形、"Ⅱ"形或"Ⅲ"形的，其开口部分宜位于夏季主导风向的迎风面。产生大量热或逸出有害物质的车间，在平面布置上应以其最长边作为外墙。若四周均为内墙，应采取向室内送入清洁空气的措施。车间内发热设备的设置应按车间气流具体情况确定，一般宜安装在操作岗位夏季主导风向的下风侧、车间天窗下方的位置。

　　以自然通风为主的高温作业厂房应有足够的进、排风面积。产生大量热、湿气、有害气体的单层厂房的附属建筑物占用该厂房外墙的长度不得超过外墙全长的30%，且不宜设在厂房的迎风面。

　　高温作业厂房宜设有避风的天窗，天窗和侧窗宜便于开关和清扫。夏季自然通风用的进气窗的下端距地面不宜大于 1.2 m，以便空气直接吹向工作地点；冬季需要自然通风时，应对通风设计方案进行技术经济比较，并根据热平衡的原则合理确定热风补偿系统容量，进气窗下端一般不宜小于 4 m；若小于 4 m 时，宜采取防止冷风吹向工作地点的有效措施。

　　在进行工艺设计时，应合理布置热源：①将其放在外面，使工作地点易于采用降温措施，热源之间可设置隔墙（板），湿热空气沿着隔墙上升，经过天窗排出，以免扩散到整个车间；②热成品和半成品应及时运出车间或堆放在下风侧。

　　对热源的布置应符合下列要求：尽量布置在车间外面或远离工作地点。必须置于车间内时，若采用热压为主的自然通风，尽量布置在天窗下面；若采用穿堂风为主的自然通风，尽量布置在夏季主导风向的下风侧。对现有设备中不能移动的热源或工艺要求不能远离操作带的热源应设法采取隔热。热源布置应便于采用各种有效的隔热及降温措施。

　　对热源采取隔热措施。使工作地点易于采用降温措施，热源之间可设置隔墙，使热空气沿隔墙上升，经过天窗排出，以免扩散到整个车间；热成品和半成品应及时运出车间或堆放在下风侧。可以利用水或导热系数小的材料进行隔热措施，如水幕、隔热水箱、隔热屏等。

　　高温作业车间应设有工间休息室。休息室应远离热源，采取通风、降温、隔热等措施，使温度不超过 30 ℃；设有空气调节的休息室室内气温应保持在 24 ～ 28 ℃。对于可以脱离高温作业点的，可设观察（休息）室。

　　2．隔热

　　炎热地区的工业厂房或辅助建筑可采取建筑物隔热措施，以减少太阳辐射传入车间的热量。一般采取建筑物外围护结构、屋顶淋水、外窗遮阳等隔热措施。外窗和屋顶接受太阳辐射的时间长、强度大，在围护结构接收的总辐射热量中占主要地位。

　　1）外窗遮阳。阳光透过外窗照射到车间内，是造成车间内温度过高的主要原因之一。外窗遮阳是利用不透明材料遮挡太阳光线，使阳光不能直接射入车间内。遮阳的方法很多，如安装遮阳板，或在建筑设计上兼顾隔热、挡风、防雨、采光和通风等方面功能综合考虑。百叶遮阳多采用固定式金属遮阳百叶，根据不同的使用部位百叶的尺寸和形式略有不同。

金属穿孔板遮阳，空洞直径约 5 cm，孔间距约 10 cm。穿孔板既可以保证室内外空气流通，又可以有效遮挡太阳辐射，但会造成视线遮挡，不能很好地看到室外。彩绘玻璃遮阳集合了艺术性和实用性，一般用于集中式大面积天窗或者玻璃幕墙、遮阳帘幕。

2）屋顶隔热。在炎热地区，太阳辐射强烈，通过屋顶传入车间的热量很大，屋顶采取必要的隔热措施后，能较大幅度地减少太阳辐射强度，并能降低屋顶内表面温度，从而减少屋顶对人体的热辐射。目前常采用的屋顶隔热方法有以下 3 种。

（1）通风屋顶。通风屋顶是在普通平屋顶上设置空气间层，其隔热原理是利用间层内流动的空气把部分太阳辐射热带走。因此，从建筑设计上考虑应充分利用屋顶内的热压和风压，以加大屋顶内的换气量，提高隔热效果。

实践表明，当通风空气间层高度为 200～300 mm 时，通风屋顶的内表面温度要比普通平屋顶低 4～6 ℃，并可使车间内气温降低 1.6～2.5 ℃。

（2）通风屋顶下加保温层。测定结果表明，此方案可大幅降低屋顶的总体传热系数，减少传入的辐射热量，用于空调高温车间是可行的。但其用于一般热车间的降温时，由于成本较高而受到限制。

（3）屋顶淋水。在炎热地区，对轻型结构有坡层面的建筑，可采用屋顶淋水的隔热降温措施。这种方法通过屋脊上的多孔水管向屋顶淋水，在屋顶面上形成流水层。水在蒸发时要吸收大量的蒸发潜热，而这部分热是从屋顶所吸收的太阳辐射热中取得的，从而可降低屋顶的太阳辐射强度。同时，也使屋顶内表面温度有所降低。屋顶淋水的隔热效果与淋水量及外界风速有关。通常，淋水强度取 30～50 kg/（m²·h）。据实测，对于传热系数为 2.9 W/（m·K）的轻型红瓦"人"字屋顶，屋顶淋水可使屋顶内表面平均温度下降 4～6 ℃。采用屋顶淋水隔热时，应在太阳辐射达到高峰前开始淋水，高峰过后停止。

3．通风降温

一般有自然通风和机械通风两种。自然通风是依靠自然的热压或风压的作用，机械通风则是依靠风机等机械设备的作用。对热车间来说，由于车间内散热量很大，车间余热加热了空气构成自然通风的动力，自然通风就显得特别经济有效。

1）热压自然通风。由于高温车间的气温较室外空气温度高，车间内热空气的密度小于室外空气的密度，造成室内外空气的压力差。在热压差的作用下，热空气上升，自厂房上部的天窗口排出，而车间外的冷空气从厂房外墙的窗孔进入车间，这就形成了全面换气的热压自然通风。

热压的大小与室内外温差及进风口和排风口之间的垂直距离成正比。热压越大、每小时换气次数越多，自然通风的效果就越好。

2）风压自然通风。处在水平气流中的建筑物，对气流起阻碍作用，致使其四周外界气流的压力分布不同，作用于建筑物的迎风面上的风压高于大气压，为正压；作用于背风面上的风压低于大气压力，为负压。作用于建筑物侧面的风压，在绝大多数情况下也是负压。如果在位于正压区内的建筑物外墙上开设窗孔，则室外空气将通过这些窗孔进入车间内。如果在位于负压区的建筑物外墙上开设窗孔，空气将通过窗孔自车间内排出。建筑物周围的风压分布与该建筑的外形和外界的风向有关。

3）热压和风压同时作用的自然通风。在热压和风压同时作用下，迎风面外墙下部开口处热压和风压的作用方向是一致的，因为迎风面下部开口处的进风量要比热压单独作用时大。而此时，在迎风面外墙上部开口处热压和风压作用方向相反，因此自上部开口处的排风量要比热压单独作用时小。如果上部开口处的风压大于热压，就不能再自上部开口排气，反之则变为进气，形成风倒灌现象。

对背风面外墙来说，当热压和风压同时作用时，在上部开口处两者的作用方向是一致的，而在下部开口处两者的作用方向是相反的，因此，上部开口的排风量比热压单独作用时大，而下部开口的进风量将减少，有时甚至反而从下部开口排气。

实践显示，当迎风面外墙上的开口面积占该外墙总面积的 25% 以上时，如果室内阻力小，在较大的风速作用下，车间内会产生"穿堂风"，即车间外的空气以较大的流速自迎风面开口进入、横贯车间，自背风面开口排出。在"穿堂风"的作用下，车间的换气量将显著增大。

由于室外风的风速和风向是经常变化的，不是一个可靠的稳定因素，为了保证自然通风的设计效果，根据现行的《工业企业采暖、通风和空气调节设计规范》的规定，在实际计算时仅考虑热压的作用，风压一般不予考虑。但是，必须定性地考虑风压对自然通风的影响。

4）自然通风的主要类型。

（1）普通天窗。利用普通天窗进行自然通风时，以侧窗为进风口，以天窗为排风口。天窗应与车间的长轴平行。由于排风口受风向的影响，需要适当调节天窗才能发挥应有的作用。如有风时，应关闭迎风面的天窗，只开背风面的天窗，否则，会导致天窗之间出现穿堂风或形成冷风倒灌的现象。天窗设置形式有纵向单条设置、纵向双条设置及横向多条间隔布置。纵向双条设置在屋顶两边，对称分布；横向多条间隔布置则均匀分布在屋顶，适用于面积较大的屋顶。矩形天窗设置与屋面垂直可在一定程度上防止眩光和直射阳光。

（2）挡风天窗。为了不受风向变化的影响，不发生倒灌现象，可在天窗外安装挡风板，使天窗具有良好的排风性能。挡风板的高低、大小及其与天窗的距离随建筑物的形式不同而有所不同。其设计的基本要求如下。

a. 挡风板上沿应与屋檐高度相同。

b. 挡风板与天窗口之间的距离一般为天窗高度的 1.2 ~ 1.5 倍，即 $L = 1.2 ~ 1.5 h$。

c. 挡风板下沿与屋顶之间应留出 50 ～ 100 mm 的空隙，以便排泄雨水，在北方地区增加距离，以便排出雪水。

d. 挡风板的长度应与天窗口的全长相同，两端应封闭，如果挡风板很长，应当每隔 50 m 用隔板隔开，以防气流倒灌。

e. 挡风板可选用任何适宜的材料（如木板、石棉水泥板、薄铁板等），要求经久耐用，能起挡风作用即可。常用的挡风天窗有矩形天窗和下沉式天窗等。

（3）开敞式厂房。开敞式厂房的主要特点是进、出风口面积大，阻力小，通风量大，这是以利用穿堂风为主的自然通风。换气次数可达 50 ～ 150 次/小时，南方炎热地区的高温车间适宜采用。排气口可安装挡风板或井式天窗作为排风口；进风口应设置可装卸的窗扇，防止冬季冷空气流入车间，冬季可关闭。

开敞式厂房可分为全开敞、上开敞、下开敞和侧窗 4 种。开敞式厂房与相邻厂房的间距要大。当厂房跨度为 9 ～ 12 m 时，穿堂风效果良好；当厂房跨度大于 20 m 时，则效果变差。

5）局部机械送风。高温车间的自然通风虽然是一种经济有效的全面通风的降温措施，但是它在车间内所造成的风速一般很小，气流方向也较难控制。因此，在热辐射较强和温度较高的工作地点，还必须采用局部机械送风措施，提高局部工作地点的风速或将冷空气直接送到工作地点，改善局部工作地点的气象条件。

常用的局部送风降温设备有送风风扇、喷雾风扇、空气淋浴和冷风机等。

（1）送风风扇。运用送风风扇在工作地点造成较大的气流速度以促进人体的汗液蒸发，使人感到凉爽。在高温车间里人体散热主要依靠汗液蒸发这一途径，汗液的蒸发量越大，散热量越大。而汗液的蒸发快慢与周围空气流动的速度大小成正比，即风速大，汗液蒸发就快，而风扇就能制造快速流动的空气，从而促进汗液的蒸发，其风速大小应视劳动强度和热辐射强度而定。通常应将送风风扇的风速控制在 4 ～ 6 m/s。送风风扇多采用风量大、风压低、效率高的轴流式风机，可根据工作地点不同，安装在各种适宜的位置上。也可制成吊扇、摇头风扇等。另外，针对某些工作地点专门设计的拉风扇，更有其特殊的效果。

有粉尘作业的车间不宜采用普通送风风扇，以免吹起粉尘，污染车间的空气环境。

（2）喷雾风扇。喷雾风扇是在风扇上安装喷雾器的一种局部通风设备，送出的气流中混有雾状小水滴，能起到蒸发降温的作用。这是因为雾滴蒸发吸热能使送风气流的温度有所降低，同时雾滴落在人体表面上后，逐渐蒸发会吸收人体一部分热量。此时雾滴的作用还有使热的地面和机器设备表面温度降低，可减少人体受到的二次辐射热源的热辐射作用；悬浮在空气中的雾滴，能吸收一些辐射热，从而减少人体受到的辐射热作用。

雾滴落在工人的衣服表面上后，蒸发时会吸收热量从而降低工作服的温度，有利于人体散热；在高温低湿车间里，能润湿车间的空气，预防工人的上呼吸道黏膜干燥、破损和感染；而且雾滴还能起到降尘的作用。

喷雾送风应力求雾滴细小，雾滴越小，与空气的接触面积越大，雾滴越易蒸发。雾滴的蒸发量大，气温就能降低，人体对细小雾滴的感觉也较舒适。一般要求喷雾送风时的雾滴直径不大于 100 μm。

（3）空气淋浴。在空气温度和辐射强度较高、生产工艺不允许有雾滴，或因车间内产生有害气体或粉尘不允许采用再循环空气以及车间要求保持一定温度和湿度等，需要采用空气淋浴设备。空气淋浴系统由风机、空气处理室、通风管道和送风口等部分组成。室外空气经风机送至空气处理室，先经粗过滤器除尘后，进行喷雾冷却及加湿或减湿，再经除雾器除雾后送至风道。冷源可用天然深井水或人工冷源（冷冻机），冷却后的空气经管道分别送至不同工作地点的送风口——喷头，吹向人体。应用较普遍的是旋转式巴图林型喷头，它是一个 45°斜切矩形的出风口，出口处装有多片导流叶片，拉动叶片一边的连杆可以改变叶片的开启角度，以及改变气流出口方向。喷头上部为圆形可转动的接口，与通风系统的垂直送风管相连。

每个喷头的送风量和送风温度与所要求的送到人体处空气的温度和风速、工作地点的气温、辐射热强度以及喷头和人的距离等有关。一般送到人体处的风速为 2～3 m/s，送风量为 2000～4000 m³/h。

空气淋浴系统的成本较高，在选用时应特别注意和其他方案综合比较。设置空气淋浴系统时应特别注意送风管道的隔热保温问题，因为在高温车间到处布满热源。送风管道保温不好或经强辐射热源时布置不当会使从空气处理室送来的冷却空气在输送过程中大幅升温，以致送到工人处的空气气温比周围环境的气温也降低不了多少。在这种情况下，由于空气淋浴送到操作工人处的风量及风速远低于送干风的轴流风扇。

（4）冷风机。冷风机是局部空调机组的一种，它由风机、制冷和热交换器、压缩机、散热器、控制器等部分组成，是较先进的通风降温设备，多用于各种隔离操作室的通风降温。有条件的工厂，在热车间的工人休息室也可以装设。可根据室内温度、湿度的要求和机组的制冷量来选用。将空调机组与节能换气机结合使用，是更为理想的方案。后者由送、排风机和热交换器组成，换气过程的冷（或热）能回收效率达 7%。这样可大幅降低换气时吸入室外空气并将其降温所消耗的电力。换气机的初投资不高，电力消耗也不大。

三、防寒工程防护技术

低温环境会引起冻伤、体温降低，甚至造成死亡。在极低的温度下，很短时间内便会导致身体组织冻痛、冻伤和冻僵。冷金属与皮肤接触时还会产生粘皮伤害，这种情况一般发生在零下 10 摄氏度以下的低温环境中。

1. 工艺改革

低温作业、冷水作业应尽可能实现自动化、机械化，避免或减少低温作业使作业人员出现冻伤等症状。

在建筑围护结构中使用保温材料，如岩棉、聚氨酯泡沫等，以减少热量损失并保持室内温度稳定。

采用电加热和蒸汽加热系统来保持设备和管道的温度，防止冻结。

在循环水系统中使用防冻液，以降低水的冰点，防止管道和设备中的水结冰。

合理布置厂房内的热量产生源，如将发热设备靠近需要加热的区域，以减少热量的传输距离。

2. 防寒采暖设备

在冬季寒冷作业场所，要有防寒采暖设备，露天作业要设防风棚、取暖棚；应选用导热系数小、吸湿性小、透气性好的材料制作防寒服装；室内低温作业的防护措施，主要包括对低温环境的人工调节和对个人的防护。如通过人工调节，可采用暖气、隔冷和炉火等办法调节室内气温，使之保持在人体可耐受的范围内。

在北方寒冷地区，常用的建筑保温技术包括外墙外保温和地面保温，如使用外墙保温板和地热系统来减少能量损耗并增加室内舒适性。

在供暖系统中，传统的燃煤锅炉正逐渐被清洁能源供暖技术所取代。这些技术包括核能供暖、太阳能供暖、地热供暖等。核能供暖利用核电站产生的无放射性蒸汽作为热源，通过多级换热传递至用户。太阳能供暖则利用太阳能集热器收集太阳能并转化为热能，通过储热系统储存并在需要时释放。地热供暖则是利用地下热水作为热源，通过热交换器将热量传递给供暖系统。

3. 设置辅助用室

冷库附近要设置更衣室、休息室，保证作业工人有足够的休息次数和休息时间，有条件的最好让作业后的工人洗个热水浴。

4. 加强管理和女工保护

要定期对作业工人进行体格检查，做好健康监护工作。凡是年龄在50岁以上，且患有高血压、心脏病、胃肠功能障碍等疾病的职业禁忌人员，应及时调离低温、冷藏作业岗位。

要重视对女工的特殊保护，严禁安排"四期"内的女职工从事冷藏作业。

第二节　防暑防寒个体防护用品

一、高温作业人员的个体防护用品

高温作业可引起中暑，高温热接触或热辐射作业可引起热伤害。防御高温、高热、高湿度等伤害人体的防护用品，有防护服（隔热服）、手套（防热伤害手套）、隔热鞋、防护鞋罩、护腿等个人防护装备。应用于冶金、有色金属、机械、建材、水泥等存在高温作业的场所，如金属热加工、工业炉窑、高温炉前等可能对人体产生热伤害的场所。不同材料的防护用品的热防护性能、耐热性能不同。热防护系数值越高，织物的热防护性能越强。

热防护性能为防御辐射热、对流热、传导热等热传递伤害的能力。耐热性能为材料暴露于特定的温度和环境条件下，经一定的时间后测得的材料保留有用性能的程度。热防护系数为透过织物引起人体Ⅱ度烧伤的热能值，热防护系数值越高，织物的热防护性能越强。

按防护部位不同，高温作业人员的个体防护用品有如下类型。

1. 隔热服

隔热服是按规定的款式和结构缝制的，以避免或减轻工作过程中的接触热、对流热和热辐射对人体的伤害的防护用品。应用于冶金、有色金属、机械、建材、水泥等存在高温作业的场所，如金属热加工、工业炉窑、高温炉前等。热防护服的防护原理是通过外部冷源（气体、液体、固体等）与人体形成热量对流，在人体和防护服上形成热交换。可以达到"主动降温"的目的，使人体皮肤热量和衣下空气层热量快速向外散失。如隔热服、冷风衣、冰背心、防暑降温凝胶工作服、带风扇的长袖夹克等都可以达到防暑降温的效果。还有特殊作业岗位的防护服，如透气式防护服、阻燃防护服和焊接防护服等。

高温作业工人的工作服，应用耐热、导热系数小且透气性能好的织物制成，工作服宜宽大而又不妨碍操作。同时，吸湿快干、凉爽型面料可以最大限度地促进散热并提供显著区别于其他面料的舒适感。

设计热防护服时除了考虑"主动降温"，也需考虑"被动隔热"。被动隔热即避免或者减少外界热量向内部传导。如选用反射率高的服装材料，反辐射背心不但很好地隔绝外热，还具有良好的体内散热效果。同时，增加服装对人体体表的覆盖面积也是隔绝外热的有效手段。防护衣、防护帽、防护裤、防护靴在高温工作时缺一不可。还要考虑防护服的防紫外线能力，面料的结构、类型、颜色等因素均会影响防护服对紫外线的阻挡能力。夏季在户外作业时，必须重视紫外线防护。因此，在设计防护服时尤其要重视面料的选择。

降温服的分类方式很多，按服装结构，分为全身性降温服和局部降温服；按降温动力源，分为主动式降温服和被动式降温服；按制冷方式，分为蓄冷型降温服、蒸气压缩式降温服、涡流管式降温服和电热制冷式降温服；按降温介质的不同，分为气体降温服、液体降温服和相变降温服。

（1）冰袋小方格背心，如图 7-2-1 所示。

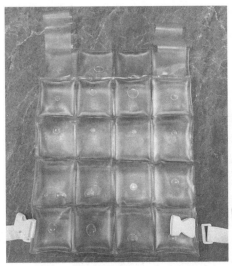
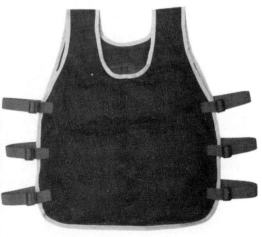

图7-2-1　冰袋小方格背心

（2）电动水循环降温背心，如图7-2-2所示。

使用方法：

将冰晶盒放入冰箱冷冻后，
放入背心水袋中。
插上充电宝，打开开关。
含冷气的水流循环使身体降温

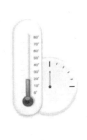
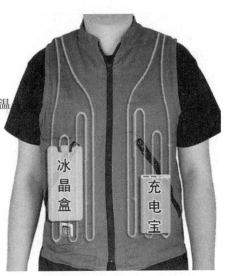

图7-2-2　电动水循环降温背心

（3）降温风扇服，如图7－2－3所示。

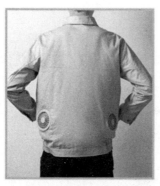
灰色

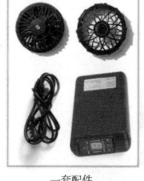
一套配件

图7－2－3　降温风扇服

（4）根据干冰吸热原理制成的桥梁施工防暑服。

2.防热伤害手套

防热伤害手套用于防护火焰、接触热、对流热、少量熔融金属飞溅或大量熔融金属飞溅等一种或多种形式热伤害的手套。用于冶金、有色金属、机械、建材、水泥等存在高温作业的场所，如金属热加工、工业炉窑、高温炉前等。如图7－2－4所示。

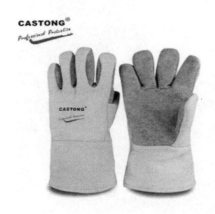

图7－2－4　防热伤害手套

3.隔热鞋

以隔绝热源和熔融金属来保护脚趾的足部防护用品。

4.防热阻燃鞋

防御高温、熔融金属火花和明火等伤害的足部防护用品。

5．防护鞋罩

防护鞋罩是覆盖在鞋表面，具有防热阻燃功能的足部防护用品，如图 7 - 2 - 5 所示。

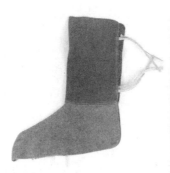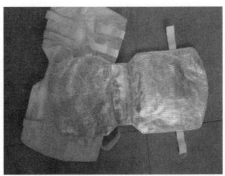

图 7 - 2 - 5　防护鞋罩

6．耐高温面罩

使用在高温烘烤环境下，对面部起到防护作用。耐高温面罩如图 7 - 2 - 6 所示。

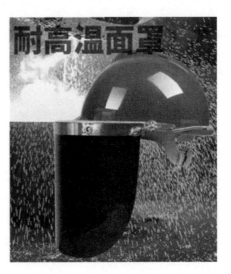

图 7 - 2 - 6　耐高温面罩

7．遮阳帽

适当佩戴隔热工作帽、草帽作为遮阳帽。

8．隔热围裙

隔热围裙是一种耐高温围裙。

9．其他装备

（1）建筑楼顶施工防暑喷淋装置。

（2）防暑药箱。

10．其他措施

1）合理供给清凉饮料，及时补充水分、盐分和营养。高温作业工人应该补充与出汗量相等的水分和盐分，饮料的含盐量以0.15%～0.2%为宜，饮水方式以少量多次为宜，适当增加高热量饮食，蛋白质、维生素和钙等。

在饮料的配制、冷却、运输及供应过程中，应加强卫生管理，防止污染。对高温作业工人，按照高温作业分级，发放保健食品。

2）认真做好就业前和定期（主要在入暑前）体格检查。对高温作业工人应该进行就业前和入暑前体格检查，凡有心血管系统器质性疾病，血管舒缩调节机能不全，持久性高血压，溃疡病，活动性肺结核，肺气肿，肝、肾疾病，明显内分泌疾病（如甲状腺功能亢进），中枢神经系统器质性疾病的患者，过敏性皮肤疤痕患者，以及重病后恢复期人员及体弱者，均不宜从事高温作业。对不适宜从事高温作业的工人，应调整改做其他工作。

3）日常生活中的防暑降温措施。

（1）避免烈日暴晒。夏日要备好防晒用具，出门前做好必要的防护工作，如打遮阳伞、戴遮阳帽、戴太阳镜、涂抹防晒霜；准备充足的水和饮料。外出时的衣服尽量选用棉、麻、丝类织物，少穿化纤品类服装，以免大量出汗时不能及时散热而引起中暑。老年人、孕妇、有慢性疾病的人，特别是有心血管疾病的人，在高温季节要尽量减少外出活动。

（2）进行耐热锻炼，增强抗热能力。对于需要在炎热环境下工作的人员，可以进行耐热锻炼，促进热习服的建立。

（3）合理补充水和盐。不断地补充汗液中丢失的水和盐，保持机体水盐平衡，是提高机体耐热能力的重要措施。单凭满足口渴感而摄入的饮水量不足以保持体液平衡，因此每次饮水时在满足口渴感以外，应尽量多饮一些。大量出汗时提倡少量多次饮水，以免加重胃肠道负担。可供应淡盐水，也可供给含盐饮料、茶、绿豆汤、酸梅汤等。同时补充营养，供给高维生素、高蛋白和高热量的膳食。

（4）保证充足睡眠。夏天日长夜短，气温高，人体新陈代谢旺盛，消耗也大，容易感到疲劳。充足的睡眠可使大脑和身体各系统都得到放松，既利于工作和学习，又是预防中暑的措施。

二、低温作业人员的个体防护用品

防寒衣物要避免潮湿，手脚不能缚得太紧，以免影响局部血液循环；防寒服的防寒效果不仅受其材料的影响，还与衣服的厚度和外形有很大关系。采用衣服内通热气或热水的办法，可以大大提高抗寒能力。这种办法的缺点是不能离开供应暖气或离暖水的设备太远；要克服这一缺点，可采用电池加热的衣服和手套，既轻便又灵活，一般适用于高空和水下低温作业。

1. 防寒服

冷环境防护服用于避免低温环境对人体的伤害。应用于轻工、石油、天然气、煤矿、非煤矿山商贸等低温环境作业或冬季室外作业。

保暖性能为在低温环境下阻止穿戴者体热散失的能力。防寒服为具有保暖性能的躯体防护用品，包括普通防寒服和电热服等。

浸水工作服为具有规定保温性能及浮力性能，将帽（可带有面罩）、衣、裤、靴、手套等紧密连为一体（手套也可不连接）的防护用品。绝热型浸水保温服（B型），应确使穿着者在水温为 -2 ℃ 的静水中，历时 6 h 漂浮后，人体肛温下降不超过 2 ℃。非绝热型浸水保温服（B型），应确使穿着者在水温为 5 ℃ 的静水中，历时 1 h 漂浮后，人体肛温下降不超过 2 ℃。

2. 防寒手套

防寒手套用于避免低温环境对人员手部的伤害。应用于轻工、石油、天然气、煤矿、非煤矿山商贸等低温环境作业或冬季室外作业。适用于最低至 -50 ℃ 的气候环境或作业环境。

3. 防寒鞋

防寒鞋为鞋体结构与材料都具有防寒保暖作用的足部防护用品。

4. 智能防寒服等

未来通过集成多种智能技术，提高了服装的保暖性能和穿着舒适度。人体与环境动态信号的采集与传输技术为通过监测和传输人体与环境的温度、湿度等信号，智能服装能够实时响应外部环境变化和人体需求，从而调整保暖性能。加热元件的应用，如智能防寒服装中的加热元件，如电加热片、碳纤维加热材料等，可以根据人体不同部位的保暖需求进行布局，提供针对性的加热。智能防寒服装通常配备温度传感器和微控制器，通过算法控制加热元件的工作状态，以维持适宜的体表温度。通过模拟人体的热生理反应，智能防寒服装能够更准确地预测和调节人体在不同环境下的热需求，提供个性化的保暖解决方案。新型材料的开发以及多功能针织产品的创新实现智能防寒服装的个性化需求。随着技术的进步，智能防寒服装开始注重满足不同用户的个性化需求，如通过智能温控算法优化和电子元件与服装一体化集成，提高服装的适应性和舒适度。在智能防寒服装的设计中，安全性和舒适性被放在重要位置，通过使用安全的材料和设计，确保在提供保暖性能的同时，不会对穿着者造成不适或安全风险。这些改革和进展不仅提升了防寒服装的性能，也为消费者带来了更加舒适和个性化的穿着体验。随着技术的不断进步，未来智能防寒服装将更加多样化和智能化。

5. 其他装备

其他装备包括帽子、围巾、护腿、耳罩等。

6. 其他措施

（1）控制低温作业、冷水作业时间。

（2）低温作业场所附近要设置更衣室、休息室，保证作业工人有足够的休息次数和休息时间，有条件的最好让作业后的工人洗个热水浴。

（3）加强教育培训，提高劳动者对低温危害的认识，掌握必要的防护措施和急救技能。

（4）合理安排和调整作业人员的工作时间，减少在低温环境的工作时间。

（5）改善作业环境和劳动条件，设置必要的取暖、烘干等设施设备，提供温暖的休息室。

（6）加强低温作业和低温天气作业的女职工保护，不安排女职工从事低温相关禁忌作业。

（7）加强对低温作业场所的监督检查，确保用人单位落实各项防寒保暖措施。

第三节　典型案例分析

一、热源的防暑降温工程案例

炼钢连铸车间主要生产的钢种为奥氏体不锈钢和铁素体不锈钢。主要工艺设备有 150 t EAF 电炉 1 座、170 t AOD 转炉 1 座、170 t VOD 炉 1 座、LF 炉 1 座、板坯连铸机 1 台。冶炼炉冶炼周期为 80 ～ 90 min。系统采用三步法冶炼工艺，其特点是电炉作为熔化设备，只负责向转炉提供含半成品的钢水；由后续的冶炼炉进行脱碳、脱气和成分微调后送到连铸设备。

该炼钢系统的生产性热源主要位于 EAF 电炉、AOD 转炉、LF 精炼炉、VOD 真空炉等设备处，以及连铸机，钢坯冷却，主要采用设备隔热和岗位送冷风方式进行防护。

（1）EAF 电炉采用水冷炉盖和水冷炉壁技术进行隔热，减少熔炼热源对车间的影响。

（2）炼钢过程为密闭过程，只在钢包转移时开启炉盖，避免炼钢高温影响车间。

（3）各控制室内设置空调机，为工人提供较为舒适的工作环境，减少高温暴露机会，炼钢连铸主控室、配电室、操作室、调度室、仪表室、通信机室及计算机房等处共装设 37 台空调机组。

（4）加强岗位送风和场所通风，炼钢、连铸高温操作平台及机修间设置多台移动风机。

（5）对输送有热源介质的管道进行隔热保温措施。

（6）收集结晶器操作人员休息位置，设置岗位送冷风和隔热挡板。

（7）炼钢车间（含连铸）为大跨度、大面积车间，东、西两侧基本敞开，以利于车间内全室换气。

炼钢工艺流程如图 7 - 3 - 1 所示。连铸工艺流程如图 7 - 3 - 2 所示。

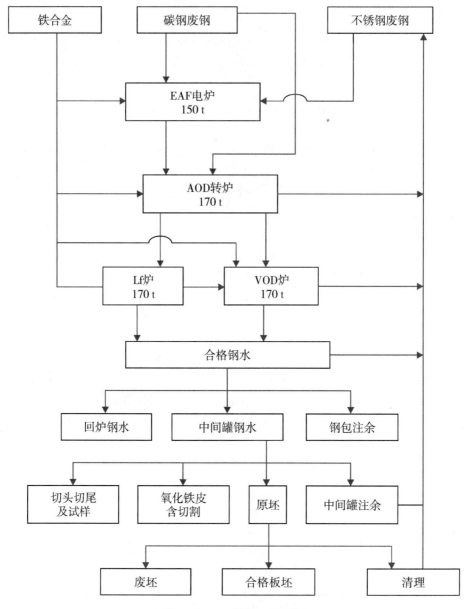

图 7 - 3 - 1 炼钢工艺流程

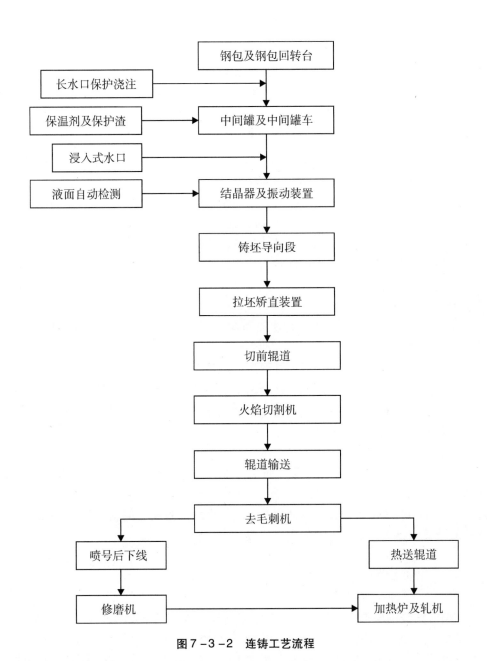

图 7 - 3 - 2　连铸工艺流程

　　热轧不锈钢 No.1 钢卷（白卷）被送入 20 重辊往复式冷轧机组进行往复式轧制，得到所需厚度的钢卷；然后送往光辉退火线进行光辉退火处理，再将此钢卷送到平整机进行平整轧制。根据产品的不同，平整一个或多个道次；最后钢卷送往切边分卷机组切边或分成小卷，包装入库。

生产工艺流程如图7-3-3所示。

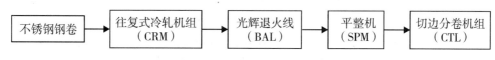

图7-3-3 冷轧生产工艺流程

其中，光辉退火机组（BAL机组）属于直立密闭式退火炉，采用电加热方式，炉内充满氮氢混合气体，使钢带退火后保留钢板原有的光泽。BAL机组可大致分为以下7段：入口段、焊接机、碱区、入口活套、炉区、出口活套、出口段。

钢卷由轧机下线后，经BAL入口段上线，入口剪床将未达到厚度标准的钢带切除，再送至焊接机与前一钢卷联结，使产线连续生产。

碱区功能在于清除钢带表面油污与残留纸屑。钢带先经喷嘴式喷头清洗，再由刷辊刷洗，刷辊清洗完再清洗一次，最终经纯水槽做最后一道清洗，然后送至烘干槽烘干。

在产线为连续性产线，活套的功能为在入口钢卷与出口钢卷下线间做适当缓冲，以及在停机检验或发现缺陷时方便紧急处理。

炉区的作用是将钢带的温度由常温迅速加热到退火温度，然后将温度保持一定时间，再将钢带的温度迅速降低，达到消除残余应力，改善内部晶粒结构的效果。

出口收卷区将钢卷完整收齐，保持钢卷完整不侧凸以及与衬纸整齐贴合，另外若有缺陷可于品保站及时处理。

生产性热源主要包括退火炉、碱区（蒸气加热）。此外，工作场所还受夏季炎热气候影响。本项目采取了一系列防暑降温措施，主要包括：①凡表面温度达60℃以上的设备和管道均设置隔热层。②办公室、控制室均配置了空调、饮水设施。③工作场所采用机械化、自动化操作。④合理配置高、低温设备和管线的蒸气和冷凝液管道接头，以防物料喷出而造成烫伤或冻伤。

二、建筑物的防暑降温工程案例

RAPL产线的原料不锈钢卷（黑卷）由地下台车隧道从热轧厂运送至热卷轧制退火酸洗机组入口鞍座上，由钢卷小车把钢卷装入到解卷机上。解卷机将钢卷开卷，同时将带钢内的垫纸用垫纸卷取机取出，带头通过夹送矫直机进行矫直，进入分切剪将不合格部分切掉，再由夹送辊把带钢送到焊机处，由焊机把前一卷带钢的尾部和后一卷带钢的头部焊接起来。然后进入轧机入口活套，通过轧机将带钢轧制到所要求的产品厚度。带钢出轧机后进入除油区，以热水洗净并进行烘干处理，移除经冷轧机轧延后钢带表面残存之轧延油，而后进入炉子入口活套，再进入退火炉进行退火处理。退火炉分预热段、加热段和冷却段（包括气/水喷射冷却和喷水冷却)，退火炉最大操作温度为 1250 ℃，退火后的带钢经冷却装置冷却后进入热风干燥系统进行表面吹干；带钢出退火炉后进入喷砂机和碎锈机，用机械方式去除氧化铁皮，随后经纠偏辊进入酸洗段进行酸洗处理，用化学方式除掉带钢表面的氧化铁皮。依次进入 H_2SO_4 酸洗槽和 $HF + HNO_3$ 混酸酸洗槽后，再送入热风干燥机内烘干。随后带钢通过酸洗出口活套送到水平表面检查站进行带钢上、下表面检查。检查后的带钢经张力辊进入出口剪分卷或取样；再经夹送辊进入卷取机进行卷取，同时纸卷开卷机开卷，在卷取的钢卷的层间垫纸。卷取好的钢卷经称重、打捆后由卸卷小车送至出口鞍座上，再送入成品库存放。

RAPL 产线工艺流程如图 7 - 3 - 4 所示。

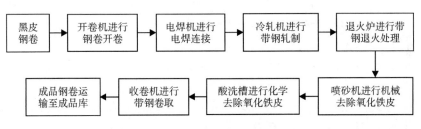

图 7 - 3 - 4　RAPL 产线工艺流程

（一）总体布局

1. 生产区

生产区主要是 RAPL 产线。本期工程 RAPL 产线位于一期冷轧主厂房的南面，生产线北面为热轧厂。

2. 附属设施工程

（1）ARP2 产线：位于冷轧厂主厂房 D 轴 12 - 16 柱南面，位于 HAPL 产线南面、HAPL 产线出口电气室西面。

（2）RAPL 产线出入口电气室：RAPL 入口电气室、RAPL 出口电气室位于已建冷轧厂 F 轴北面、RAPL 产线冷轧机跨内。

（3）污水处理水厂：本项目新建一座 792 m^3/d 的污水处理水厂，位于冷轧厂的西面，其南面为宿舍楼，中间设置有绿化带。

3. 厂前区

厂前区包括食堂、员工宿舍楼、行政楼。以厂区为中心，宿舍楼位于厂区的正西面、行政楼位于厂区的正南面，食堂设置在行政楼负一楼，中间均设置有绿化带。

（二）设备布局

本项目全面使用自动化控制系统，将生产工艺的条件最优化。工作人员大部分在控制室操作设备，定期巡检。

该建设项目生产工艺设备布局以工艺路线为基础，功能分区明确，物流顺畅便捷。整条 RAPL 产线都是在一个大的厂房内，从产品加料到钢卷储存，生产线的设备由东向西连续扩建，分别为解卷机、电焊机、轧机、测厚仪、干燥机、退火炉、碎锈机、喷砂机、硫酸酸洗槽、混酸酸洗槽、收卷机。

ARP2 产线为 4 层建筑，一楼为泵房酸罐储区和泵房循环泵区，二楼为反应炉和 DeNox 储区，三楼为吸收塔，四楼为喷杆平台。

（三）总体布局和设备布局检查结果

根据《工业企业卫生设计标准》（GBZ 1—2010）相关要求，采用检查表法对项目总体布局和设备布局进行检查。详见表 7-3-1。

表 7-3-1　总体布局和设备布局

序号	检查依据	检查项目与内容	项目基本情况
1		平面布置	
1.1	GBZ 1—2010 5.2.1.1 条款	工业企业厂区总平面布置应明确功能分区，可分为生产区、非生产区、辅助生产区。其工程用地应根据卫生要求，结合工业企业性质、规模、生产流程、交通运输、场地自然条件、技术经济条件等合理布局	本项目工程用地合理布局。厂区功能分区明确，分为生产区、非生产区、辅助生产区
1.2	GBZ 1—2010 5.2.1.2 条款	工业企业总平面布置，包括建（构）筑物现状、拟建建筑物位置、道路、卫生防护、绿化等应符合 GB 50187 等国家相关标准要求	总平面图包括建（构）筑物现状、拟建建筑物位置、道路、卫生防护、绿化等因素
1.3	GBZ 1—2010 5.2.1.7 条款	可能发生急性职业病危害的有毒、有害的生产车间应设置与相应事故防范和应急救援相配套的设施及设备，并留有应急通道	现场调查时，发现有设置相应事故防范和应急救援设施和设备

续上表

序号	检查依据	检查项目与内容	项目基本情况
1.4	GBZ 1—2010 5.2.1.8 条款	高温车间的纵轴宜与当地夏季主导风向相垂直。当受条件限制时，其夹角不得小于45°	高温作业区（退火炉区）位于 RAPL 产线厂房内，厂房其纵轴走向为东西向，夏季主导风向为东南风，RAPL 产线厂房纵轴与当地夏季主导风向夹角大于45°
1.5	GBZ 1—2010 5.2.1.9 条款	高温热源应尽可能地布置在车间外当地夏季主导风向的下风侧；不能布置在车间外的高温热源应布置在天窗下方或靠近车间下风侧的外墙侧窗附近	退火炉位于 RAPL 产线厂房内，厂房采取自然通风为主，采用屋顶气塔与外界连通，并在东西方向和南北方向设有大门保持空气流通
2		竖向布置	
2.1	GBZ 1—2010 5.2.2.1 条款	放散大量热量或有害气体的厂房宜采用单层建筑。当厂房是多层建筑物时，放散热和有害气体的生产过程宜布置在建筑物的高层。如必须布置在下层时，应采取有效措施防止污染上层工作环境	RAPL 产线厂房为单层建筑；退火炉炉体砌筑设有保温隔热材料，生产线的蒸气管路均采用了保温棉
2.2	GBZ 1—2010 5.2.2.3 条款	含有挥发性气体、蒸气的各类管道不宜从仪表控制室和劳动者经常停留或通过的辅助用室的空中和地下通过；若需通过时，应严格密闭，并应具备抗压、耐腐蚀等性能，以防止有害气体或蒸气逸散至室内	含有蒸气的各类管道没有从仪表控制室和劳动者经常停留或通过的辅助用室的空中和地下通过
3		生产工艺及设备布局	
3.1	GBZ 1—20106 2.1.1 条款	应优先采用先进的生产工艺、技术和原材料，工艺流程的设计宜使操作人员远离热源，同时根据其具体条件采取必要的隔热、通风、降温等措施，消除高温职业危害	本项目作业人员主要进行巡检作业，未直接接触热源。退火炉炉体砌筑设有保温隔热材料，生产线的蒸气管路均采用保温棉保温措施

（徐海娟　汪天尖　靳雅丽）

第八章　职业紧张与职业心理防护技术及案例分析

第一节　职业紧张防护

职业紧张指当工作需求与个人的能力、资源或需要不匹配时，发生的有害于躯体和情绪的反应。在职业环境和工作组织中存在各种紧张源，可造成严重和持续的紧张反应，表现为个体短暂的生理、心理、行为的改变，可诱发紧张相关性疾病。职业紧张可对健康造成不良影响甚至损伤，如职业紧张长时间得不到缓解，将进一步发展为抑郁、焦虑等多种心理问题，也可影响免疫功能、心血管系统、生殖系统，引起高血压、冠心病等疾患，甚至导致过劳死及猝死。因此，有效的职业紧张防护是缓解职业紧张危害的必要措施。

一、有效的预防控制模式原则

有效的预防控制模式原则涵盖这些方面：①尊重所有参与者。②参与与合作。组织中的所有人均应从干预的设计开始，参与到所有干预阶段，同时对于干预计划和结果，均应与参与者进行清晰的交流和沟通。③承诺。管理者承诺开展干预并提供实施干预的充分资源；工人承诺积极、诚实地参与。④可及性。每个参与者必须能够了解干预措施，并为干预措施贡献力量。⑤灵活性。干预措施应能反映不同的情况，以满足不同工作场所和随时间变化的需要。⑥工作场所针对性。干预策略应对工作场所具有针对性。⑦系统性。建立在风险管理方法之上，与其他相关管理系统结合，如绩效管理系统和培训。⑧预防性。有效地整合三级预防干预，使用分级控制方法来选择干预措施。⑨行动性。干预的目的是控制危险，而不仅仅是收集资料。⑩针对组织危险因素，而不是医疗手段。此外，干预应在一个良好的理论模式上进行，应遵循一个经仔细计划的过程，这些原则为制定政策和干预模式提供了良好的基础。

二、三级预防控制原则及措施

职业紧张的防护原则遵循三级预防控制原则。三级预防控制原则的一级预防效果好于二级预防，二级预防效果好于三级预防，最有效的预防应该是针对工作组织的一级预防。尽管一级预防更有效，但是三级预防（治疗和病例管理，康复和返回工作）对于已经遭受损害的劳动者是必要的。应三者互补，结合使用。

（一）一级预防原则及措施

一级预防的目的是减少或消除紧张源（从源头上消除危害）、改善资源（如社会支持），防止劳动者遭受紧张带来的不良健康影响。因此，一级预防干预针对的是组织和物理性工作环境中的职业紧张源。主要包括改善组织文化、改变劳动者的工作负荷、工作重新工程化、工作再设计、清晰描述工作以避免角色冲突、增加劳动者在决策中的参与、保护劳动者免受暴力侵害、政策制定和修订、物理性工作环境再设计。

一级预防干预措施包括：①优化组织结构与管理。获得企业领导层和相关部门（职业健康与安全部门、人力资源部门、工会）领导的支持；制订工作场所综合健康促进措施和员工援助项目计划，鼓励护理工作人员提出改进建议；改善劳动组织结构，专人专岗，增加工间休息次数、调节工作负荷。②加强工作场所管理。配备职业健康安全服务专业人员；营造整洁、舒适、绿化良好的工作环境；维护和完善职业病危害因素防护设施，严格按国家标准发放有效的个体防护用品。③提升企业文化。开展户外的活动，丰富组织文化生活（注重技能培训、文体活动多样化、每月之星评选及奖励）；开展困难员工关怀互助；参与民主决策（涉及员工福利、奖励、评优），营造和谐、平等的工作环境；利用新闻媒体正面宣传。

（二）二级预防原则及措施

二级预防主要是改变劳动者对工作中职业紧张源的反应方式，改进其应对短期紧张反应的过程。这一级的干预是针对那些已经经历负性的短期紧张反应（症状）的劳动者或其他有紧张反应的早期体征的劳动者，为这部分劳动者提供应对紧张性工作条件的知识、技术和资源，防止症状进一步发展。主要包括心理健康知识和技能的培训、健康锻炼、放松和冥想等。

二级预防干预措施包括：①开展培训。经需求评估后制订培训计划，线上线下结合，定期开展职业健康特别是心理健康培训（讲座）。②进行心理健康咨询。开通心理健康服务热线；心理咨询师定期进驻提供服务，及时发现和缓解心理健康问题。③行为干预。宣导健康的生活方式，通过讲座、宣教折页、微信和微博等新媒体渠道，推送心理健康、职业病防治、健康行为和生活方式等信息和资源；成立兴趣小组，定期交流，扩大社交和社会支持网络，增进人际间的互助和友爱，提升归属感。

（三）三级预防原则及措施

三级预防旨在治疗和帮助那些已经暴露职业紧张并产生持久的紧张相关性健康问题（如心理性伤害、抑郁）的劳动者。这些措施包括职业康复服务、咨询、员工援助项目和重返工作项目等。

三级预防干预措施包括：①心理卫生服务。为主动求助的工作人员提供心理卫生咨询服务和诊疗途径。②康复援助。掌握重点人员的健康状况，适当提供就医假期；因健康问题缺勤时，实施适当的重返工作岗位及康复计划。③跟踪随访。定期对部分重点人群开展随访，促进康复。

三、职业紧张的防护技术及措施

（一）工作系统再设计

工作再设计是对工作系统中人的因素和非人的因素进行重新匹配，就是在一定的环境条件下，对现有工作组织、设备、材料等进行重新设计，或者对工作人员能力进行分析后再进行有目的的培训，提高员工工作能力和工作自主性，以及进行工作计划的改善、改进、改良、革新，重新设计员工的工作职责、内容和方式、任务及方法，以及确定该类工作如何与其他工作相互联系起来，以达到一种再协调的状态。根据员工个人特点和所掌握的资源，结合工作性质进行工作再设计，能在一定程度上改善员工职业紧张状况，提高组织工作效率。

工作系统的再设计必须进行整体考虑，在设计工作开始前，要考虑组织的环境因素和工作任务本身的因素，如工作内容、工作自主、工作难度、信息流程、责任、职权关系、协作要求、与其他人交往建立友谊的机会、集体合作的要求等，同时也要考虑员工的个人需求、工作能力、价值观取向、个性及兴趣爱好等。目的在于提高员工的工作满意度，减少倦怠，提高组织运转效率等。

工作系统再设计的原则：工作量与工作节奏应与员工的能力相称；工作时间表应与工作要求与责任一致；工作中应明确角色和责任；在晋升、技能培训、工作安全方面保持透明；提供情感支持和完成任务帮助；工作任务设计应该有意义；职工具有参与决策的机会。工作系统再设计的措施：改变工作要求；对员工进行评价和培训；增加工作自主性；增加社会支持；改善工作环境与工作设备。

（二）健康工作组织构建

健康的工作组织是指通过一套共同的工作和组织设计方法来促进员工福祉和工

作有效性的工作组织。

一个健康的工作组织应具备以下几个特征：从组织成员的角度，它表现在创造良好的工作环境、劳动关系，保障和促进员工的心理健康，通过一系列的人力资源管理策略和文化建设，提升员工生活质量以及适应变革和未来发展能力。从组织整体的角度，它表现为组织向社会提供高质量的产品和服务，提高组织运作效率，增加组织的市场价值，不断提升组织的学习和创新能力，以应对不确定的市场环境，同时组织对社会也承担起更多的责任。

构建健康工作组织的原则：健康不仅仅是没有疾病，它是一个过程而并非一种状态，构建健康工作组织具有系统性，需要积极的合作关系。

构建健康工作组织的措施：人与岗位匹配，完善的绩效管理和奖励体系，提供员工参与管理的机会，为员工家庭和生活需求提供支持，发展国内的健康工作组织认证制度。

（三）员工援助计划

员工援助计划又称为全员心理管理技术、员工心理援助项目，主要通过专业人员对企业进行诊断、给出建议，并对员工及其亲属提供专业指导、培训和咨询。它不仅是员工的一种福利，同时也是对管理层提供的福利；不仅可提高员工的工作、生活质量，也有助于增强企业的核心竞争力。

员工援助计划的核心内容如下：

（1）员工援助计划的核心内容为个人问题及工作问题，通过关注员工心理和行为健康，提升其个人生活质量和工作绩效，使个人和组织均受益。

（2）员工援助计划主要通过以下方法开展：为员工提供咨询、培训和援助，对员工个人问题提供甄别和评估服务，帮助员工处理可能影响工作绩效的问题，为员工提供相关医疗保障服务，帮助企业进行客户管理并维护与相关机构的关系，为员工健康福利方面提供支持，鉴定员工援助计划的效果。

（3）不同阶段、不同行业、不同地区需要结合自身条件，对员工实施有针对性的员工援助计划，这样才能高效改善员工的精神状态及工作效率，提高企业的经济效益。

（四）职业紧张管理培训

职业紧张管理培训是提供一套心理教育方案，使员工习得辨别和应对紧张的技巧和能力。通过高度互动的学习，受训者在较短的时间内可以掌握重要的职业紧张管理技能、组织技能等。职业紧张管理培训包括认知—行为训练、基于系统评价的个体反馈、放松训练、体能训练以及综合上述方法的综合训练等。

职业紧张管理培训对于企业或者组织的意义：减少负面的组织压力，提高员工效率和责任感，促进组织内部良好沟通和激发斗志，保留优秀的员工，提升服务对象满意度。

职业紧张管理培训对于员工的意义：减少个人职业紧张，提升决策能力，提高产出，与家人朋友更好地相处；提升价值感、幸福感并保持工作与生活的平衡。

职业紧张管理培训的主要内容：

（1）为管理层提供培训，有助于他们控制部门的变革管理冲突和压力，以及减少议而不决的情况等。

（2）为受潜在暴力事故威胁的员工提供预防措施及事故处理程序的训练。

（3）为员工提供针对性的压力管理培训。

随着时代的变化，工作和私人生活的压力和需求不断模糊，导致工作场所产生的紧张同时来源于工作和生活，因此，对职业紧张管理培训的需求也不断多样化，要求其不仅能需要提供有效的建议，还需要结合现时特点提供更为全面的紧张认知和管理技能。

目前已知，适当的紧张可以提高工作效率、工作成就感和增强信心等，有一定的积极效应，但过度或者不受控的紧张将会给身心健康带来负面的影响，包括如下方面：①行为上，酒精和药物滥用、安全事故和暴力行为、饮食紊乱（如暴饮暴食）、食欲减退等。②心理上，家庭问题、睡眠障碍、抑郁倦怠综合征等。③身体上，包括心脏疾病、中风头痛、癌症、免疫功能降低、工作能力下降等。

因此，我们需要对职业紧张进行管控，使其被控制在适当的范围内，以保护职业人群的身心健康。通过实施职业紧张管理培训，对提升企业、机构和员工对职业紧张的应对能力，具有十分重要的意义。

对于企业或者组织的意义：减少负面的组织压力；提高员工效率和责任感；保持组织促进内部良好的沟通和激发斗志；保留优秀的员工；提升服务对象满意度。

对于员工的意义：减少个人职业紧张；提升决策能力；提高产出；与家人朋友更好地相处；提升价值感、幸福感，并保持工作与生活的平衡。

职业紧张管理培训实践性很强，需要充分地结合实际情况，制订培训计划和方案，并在实施过程中接受反馈、积极调整培训内容和方式。职业紧张管理培训的主要内容包括：为管理层提供培训，有助于他们控制部门的变革、管理冲突和压力，以及减少议而不决的情况等；为受潜在暴力事故威胁的员工提供预防措施及事故处理程序的训练；为员工进行有针对性的压力管理培训。

（五）职业紧张健康促进

开展有效且可行的工作场所健康促进项目对职业紧张的管理与控制十分重要。世界卫生组织（WHO）认为工作场所健康促进项目可有效预防和控制职业紧张状况，并强调工作场所健康促进应致力于从组织层面（包括政策法规、组织活动管理架构等）与个体层面相结合的角度来解决紧张相关健康问题。国际上已广泛开展基于职业紧张相关研究的工作场所健康促进，其大致可分为两种不同途径：个体层面和组织层面。

个体层面（个体心理资源）的职业紧张可能会引起短期个体行为应激，如营养失衡、吸烟、缺乏锻炼、饮酒等，甚至会导致长期的心理健康问题。针对员工个体的健康促进旨在抵抗健康危险或增加个体的风险应对能力，通过放松、行为认知疗法等干预方式缓解职业紧张。个体层面职业紧张管理只是对危险的控制，而非对可能来自企业结构或组织氛围所固有的紧张源进行控制。因而此类干预只是改善个体对环境的适应能力。常见的紧张管理方法有进行性肌肉松弛、冥想和认知—行为技能训练。

组织层面（职业情境）的干预是指通过改变或消除工作环境中的紧张源，减少其对个体的消极影响。企业可从组织或管理层面通过强化沟通联络、调整工作安排等干预方式改变可能引起员工紧张的职业情境。此类健康促进途径认为，紧张是个体能力、需求与工作环境要求之间不相匹配的结果。因此，组织层面的干预重点是调整、改变工作环境，使其与员工能力和需求相匹配。企业加强对社会资本的投入将有助于提升员工对组织支持的认可度，可表现为用人单位对员工健康与幸福感的关注；开展工作场所健康促进还可强化员工对健康重要性的认识；以上来自情感或认知上的影响有助于提高员工工作满意度与身心健康。

将个体与组织管理相结合的工作场所心理健康促进对职业紧张管控十分重要。提升工作场所社会心理工作环境水平有助于改善和促进员工个体心理健康，而员工心理健康水平与企业生产力密不可分。因此，强调采用综合性、全方位的职业紧张健康促进方法，特别是干预手段或方法不相互排斥且有互补作用时，干预效果会更为显著。

1. 职业发展与规划

职业生涯发展是员工认知自我与建立自信的主要来源，员工在工作中的成长与发展可视为他们提升工作满意度与幸福感的主要途径。员工成长与职业规划项目为员工丰富知识、拓宽技能与能力，以及在新环境中体现自身价值提供良好机会。具体内容包括继续教育课程、学费资助、职业规划与咨询服务、远程及户外职业拓展训练等。

2. 组织支持

有关研究表明，领导支持力度对于员工参与职业紧张干预活动、增强幸福感、采纳健康行为建议等有着密切关联。组织的领导者与健康促进实施者应时刻关注并尽可能提升员工对企业健康促进倡议的认知，以使其充分感受到企业管理/领导层对此类项目的重视与支持。

3. 工作场所积极心理干预

随着积极心理学受到各界广泛关注，研究者开始探索积极心理干预在实践中的有效性。不同于职业紧张管理干预手段，积极心理干预强调提升员工心理健康的正面效应（如相关活动的"参与度"），而非仅仅是缓解其所造成的负面效应（如紧张）。其潜在优势为员工可在没有其他个体（如教练、项目培训员等）或组织的协助下进行自我心理干预与应对，例如，表达感受过程、认识并发挥个人特长等。这些简单看似琐碎的细节却是实现员工心理健康、营造幸福感的重要影响因素。

（六）以健康单位为导向的职业紧张保护措施

随着职业卫生服务在用人单位的推进，国内与国际上的先进企业，为员工提供的健康服务内容与方法方面正在发生全面而深入的变化，更全面广泛；即从过去主要对《职业病防治法》与《职业病分类和目录》中所列的法定职业性有害因素与职业病的防控，转化为针对所有职工全生命周期的健康影响因素提供服务。从服务对象上看，从过去服务于少数高危岗位职工与患病职工，到服务全部员工。形成了以"健康企业"建设为目标的员工健康服务新范式，并逐步实现了用人单位与员工双方均有受益；而缓解员工的工作压力与职业紧张，增进员工心理健康，仅是"健康企业"建设收益的一部分。主要做法概要归纳如下：

1. 将健康纳入用人单位的发展目标

在健康企业建设中，首先要有用人单位主要领导的承诺，将健康单位作为用人单位发展的核心目标。

随着社会发展，用人单位的主要领导已经开始认识与接受"职工健康是可持续发展的重要资源，对职工健康投入不仅是员工的福利，更是保证人力资源所必需"的观念。尤其是部分大中型企业，在经济总量达到一定规模，经济效益较好的情况下，对职工健康的关注更是全方位的。将职工健康与满意度作为用人单位发展的核心指标，可以保证员工队伍的稳定，减少因病造成的缺勤与病休。在企业内部通过健康单位建设，可以整合内部健康相关的部门与资源，为增进与维护职工健康开展一系列行动，并逐步走向规范化、常态化。

通过多部门分工合作，各负其责。每年年初召开协调会，进行部门分工，如总裁办安排经费开展员工体检；人力资源部门根据员工年龄、性别，确定不同的体检内容并通知员工；后勤部门开展健康食堂创建，对膳食进行调整；工会组织员工接受体检服务，开展各类文化、体育兴趣小组活动；团委在团员中推进志愿服务；妇联进行关爱女工活动。进行内部分工协作，将健康融入用人单位文化建设中，通过各部门组织安排的系列文体活动、团队活动、拓展活动等，促进员工的交流，促进员工间形成相互支持的组织氛围。

2．梳理与调整健康相关政策与管理制度，提供必要的硬件支持

对用人单位内部的各项制度与规范进行梳理，形成有利于增进员工健康的政策和管理体系。

结合质量管理与职业健康安全认证，对体检、健康促进活动的安排逐步制度化，将其纳入企业标准化建设的质量管理体系中，在质量管理体系中有专门章节规范职工健康服务。进一步明确分工职责，将每年各项工作逐步规范，为职工提供针对性健康服务内容。

3．以需求为导向，提供针对性服务，以满足职工的需求

结合每年企业员工体检数据，结合健康需求评估，确定为员工提供的服务内容与形式。

如针对中青年员工普遍抱怨工作压力大、心情不好的现况，可以邀请专家提供咨询、向第三方购买服务、由第三方公司为职工提供员工援助服务（员工援助计划）、提供电话热线咨询与现场咨询服务，帮助员工应对压力与紧张，化解苦恼。

针对员工中超重与脂肪肝人数较多的情况，对职工食堂进行改造，对厨师进行培训，为员工提供可选用的低热量的健康食品。针对员工体力活动不足，可以在办公楼中建设小型健身房，并聘请健康教练，每天中午和下午下班对员工开放。定期举行团队与文体兴趣小组活动，以增加团队凝聚力，促进员工交流，扩大交际圈，以利于员工获得更多的社会支持。

针对女职工需求，请专家来提供婚恋与家庭关系处理的指导；针对职工对子女教育产生的焦虑，为职工提供儿童尤其是与青少年交流的指导。

通过设计这一系列不同的活动，可以满足不同职工的需要，在企业内部倡导职工在工作的同时，关爱自己的健康；要做到培养一种兴趣爱好，每个季度至少参加一场培训或团队活动；鼓励员工相互帮助与结对互助。

4．鼓励员工个人成长与自我发展，增进身心健康

用人单位追求经济效益增长的同时应鼓励员工努力学习技术，促进员工的自我发展和能力增长。员工个人能力要想增长，不仅要学习工作技能，而且要学习应对压力、增进身心健康的技能。工作压力所引起的职业紧张的程度，不仅由工作岗位的要求与自主性所决定，而且也受到个人认知与应对压力技能的影响。而个人的认知与应对技能是可以通过学习来提升的。在缓解职业紧张中，要鼓励员工通过学习来提升能力，使能力的提高速度高于胜任工作岗位要求提升的速度，这样才能有助于缓解职业紧张。

同样的岗位不同个体感受的职业紧张程度是不同的，这是由个人认知与应对技能所决定的。用人单位需要帮助员工调整认知，培养积极心态；即在工作中遇到压力与挑战时，要去主动发现有利方面，形成积极心态，这有利于提升员工完成工作的信心；而不是只抱有看到问题，强调困难，抱怨资源不足的消极心态。积极心态是一种思维方式，这是化解包括工作压力和抑郁等心理问题的手段。

在应对工作压力与职业紧张中，要关注健康本源学的理念，帮助员工建立起有益健康模型，即促进积极心态的养成，提升员工的心理一致感，以增进员工心理一致感的二个维度，即理解能力、管理能力和意义感。

同时，还应该注重对员工其他有助于缓解职业紧张的心理特征的培养，如自信心、内在投入、心理韧性与心理资本等，通过积极心理特征的养成来化解工作压力所引起的心理健康问题，如抑郁、焦虑等。

鉴于社会支持对于工作压力具有缓解作用，员工个人要主动加强个人的人际支持网络构建，在遇到高职业紧张状态、出现抑郁或焦虑时，可以方便地找到倾诉对象，以获取相应的人际支持。

以健康企业为抓手的职业紧张保护，和美国NIOSH所倡导的工人全面健康的职业健康安全层级防控理念不谋而合。按照NIOSH提出的层级防控理念，可以将职业健康安全防控分为5个层级，第一层是消除不利的工作条件；第二层是替代诱发职业紧张的政策制度与实践；第三层是重新设计工作环境，使之有利于员工的健康安全与幸福；第四层是教育与培训，设计专门的培训项目来服务员工；第五层是鼓励个人改变，提升个人能力。这5个层级的有效性是从第一层开始的，逐层下降，第五层最低。针对职业紧张的层级防控，NIOSH进一步强调了以下三点：其一是实施机构与管理政策调整，在工作与日程安排上给予员工更多自主权，并让其能够识别和消除引发压力的根本原因；其二是在消除紧张工作条件的途径方面为监督者提供培训；其三是为所有员工提供压力管理与技能提升干预培训，提供员工援助计划的获得通道，以方便所有员工使用与接受服务。

在我国推进"健康中国"建设的大趋势下，健康企业建设是用人单位的社会责任，可以预期未来随着健康企业建设的发展，职业紧张的影响将会逐步缓解。

（陈惠清　朱嘉伟　靳雅丽）

第二节　职业心理防护

心理健康是健康的重要组成部分，关系广大人民群众的幸福安康，影响社会和谐发展。当前，我国正处于经济社会发展的转型期，人们的生活节奏明显加快，竞争压力不断加剧，个体心理行为问题及其导致的社会问题引起广泛关注。加强心理健康促进措施实施，有助于改善公众心理健康水平、提高公众幸福感、促进社会稳定和人际和谐、实现国家长治久安。"健康中国"国家战略框架下，其对心理健康促进行动提出了明确要求。职业人群的心理健康问题对社会、家庭、个人、卫生健康系统和用人单位来说，都是不能承受之重。仅在欧洲，与工作有关的心理健康问题带来的经济损失就占国民生产总值的3%～4%，且这些社会成本呈现越来越高的趋势。据世界卫生组织（WHO）2006年估算，全球因抑郁症导致的疾病负担中，8%可归咎于职业风险。我国是世界上劳动人口最多的国家之一，就业人口

7.4亿人，多数劳动者职业生涯超过其生命周期的1/2。工作场所接触的各类危害因素引发的职业健康问题依然严重，职业病防治形势严峻、复杂，新的职业健康危害因素不断出现，疾病和职业紧张导致的生理、心理等问题已成为亟待应对的职业健康新挑战。

工作场所具有特定的社会组织特征，包括人际关系、等级制度和不同的管理方式。工作组织方式、工作时间安排、社会关系、工作内容和工作量等心理因素，对每个劳动者都提出一定的心理和社会要求。因此，工作的心理和社会方面是每个工作场所的重要因素。近年来，人们越来越认识到这些因素会对劳动者的健康和福祉产生影响。

一、基本概念

（一）心理健康（mental health）

心理健康是人在成长和发展过程中，认知合理、情绪稳定、行为适当、人际和谐、适应变化的一种完好状态，是健康的重要组成部分。WHO对健康的定义是：健康不仅是没有疾病，而是身体、心理和社会适应的完美状态。这一定义将身体、心理和社会健康结合在一起。

WHO对心理健康的定义是：个体能够认识自身的能力，能应对正常的生活压力，能有成效地从事工作，并能够对其社区作出贡献的幸福状态。心理健康对我们的集体和个人思考、表达情感、与他人互动、谋生和享受生活的能力至关重要。

（二）心理健康促进（mental health promotion，MHP）

由于人们所处的社会文化背景不同，研究问题的立场和方法不同，加之心理健康问题本身的复杂性，学界对MHP的定义至今尚未统一，有关的定义或框架有多种论述，关于其定义、在整个健康促进概念中的位置以及它与预防心理障碍之间的界限尚存在争议，需要在不同的语境和文化中进行定义和解读。工作场所中的心理健康促进定义或概念框架见表8-2-1。传统上，对工作场所心理健康和不健康问题的关注几乎完全集中在预防心理疾病/障碍上；而不是促进和增强最佳的积极心理健康状态。MHP的当代框架不再仅仅集中于预防心理疾病，而是需要一种全面的方法（包括心理疾病预防和心理健康促进）来有效地保护和促进员工在工作场所的职业心理健康。

表 8 - 2 - 1　工作场所心理健康促进定义或概念框架

来源	MPH 定义或概念框架
澳大利亚联邦卫生和老年保健部	为最大限度地增进群体和个体的心理健康和福祉而采取的行动
加拿大心理健康协会	为整个社区和患有心理疾病的个体开发积极心理健康的过程
Hodgson 等	增强个人、家庭、团体或社区的能力，以加强或支持积极的情感、认知和相关体验的过程
Sartorius 等	我们在个人、家庭或社会的价值尺度上改善心理健康所占地位的行动。这一定义上基于这样一种观点，即当心理健康受到更多的重视时，人们往往更有动力去改善它
Secker 等	是个人积极参与、实现积极心理健康的民有、民治、民享的过程。其策略与改善生活质量和健康潜力有关，而不是改善症状和缺陷
Barry 等	致力于促进积极的心理健康，并采用部门间战略来加强保护因素，使人们能够获得资源和支持性环境，从而保持个体和群体的心理健康。心理健康促进的目的不仅限于预防心理健康问题，而具有更广泛的健康、社会和经济效益
Jane 等	将心理健康干预和项目区分为两大类：心理健康促进和预防心理疾病/失调。MHP 是增强有助于良好心理健康的保护性因素的过程。心理疾病/障碍预防，旨在减少心理疾病的发生、频率和再次发生心理疾病的风险，或预防、推迟其发生，并减少其对个人、家庭和社会的影响

（三）工作相关社会心理因素（work-related psychosocial hazards）

工作相关社会心理因素涉及工作的设计和管理方面，以及有可能造成心理或身体伤害的社会和组织环境，见表 8 - 2 - 2。它们已被确定为当代职业健康和安全的主要挑战之一，并与职业紧张和工作场所暴力、骚扰与欺凌等问题相关联。

表 8 - 2 - 2　工作有关社会心理危害因素

因　　素	含　　义
工作内容	缺乏多样性或工作周期短，零散或无意义的工作，技能使用不足，高度不确定性，不断与人打交道的工作等
工作负荷/节奏	工作超负荷或负荷不足，设备速度，高水平的时限压力等
工作班制	轮班、夜班、非弹性工作制、工作时间不可预测、长工时等
控制	决策参与度低，缺乏对工作量、节奏、轮班工作等的控制等
环境和设备	设备可用性、适用性或维护不充分，恶劣的环境条件，如空间狭小、光线不足、噪声过大等
组织文化和功能	沟通不畅，对解决问题和个人发展的支持水平低，缺乏对组织目标的定义或共识
工作中的人际关系	社会或身体隔离，与上司或同事关系不佳，人际冲突，缺乏社会支持等
在组织中的角色	角色模糊，角色冲突等
职业发展	职业发展停滞或前景不确定，晋升不足或晋升过度，收入低，工作不稳定，工作的社会价值感低
家庭 - 工作界面	工作和家庭需求冲突，家庭支持度低，双职工问题等

（四）员工帮助计划（employee assistance program，EAP）

员工帮助计划又称员工心理援助计划，是指企业为员工设置的一套系统的、长期的福利与支持项目。通过专业人员对组织的诊断、建议和对员工及其直系亲属提供专业指导、培训和咨询，旨在帮助解决员工及其家庭成员的各种心理和行为问题，提高员工在企业中的工作绩效。

二、工作场所心理健康问题的来源与后果

心理健康问题是生物、心理、社会和环境因素相互作用的结果。职业人群心理健康的影响因素，既包括性别、人格特征等内部因素，也包括职业紧张、工作环境等外部因素。越来越多的证据表明，工作的内容和情境都可能在工作场所心理健康问题的产生中造成影响。经济合作与发展组织 2013 年的研究表明，心理健康问题在全球职业人群中普遍存在。2018 年世界卫生组织出版社出版的《通过更健康、更安全的工作场所来预防疾病》中指出：抑郁症与职业紧张有关；职业紧张、低

决策纬度、低社会支持、高工作心理社会需求以及工作不安全感与常见的心理障碍（主要包括轻度至中度抑郁症和焦虑症）显著相关；工作和生活的不平衡是导致抑郁症的原因之一；抑郁症与使用某些农药有关；毒品和酒精的使用与职业环境有关（如种植古柯，或在娱乐或制酒行业工作）；11%（4%～31%）的抑郁症和16%（6%～38%）的药物和酒精使用可归因于职业风险。工作负荷（过重和不足）、工作的参与和控制不足、单调乏味或不愉快的工作任务、角色模糊或冲突、工作认知不足、不公平、不良人际关系、工作条件差、领导和沟通方式不良、家庭和工作冲突等，都是工作场所心理健康问题的核心影响因素。

工作中心理健康问题带来的后果包括：①旷工或缺勤。总体因病缺勤增加，特别是短期缺勤的频繁增加；心理健康状况差（抑郁、压力、倦怠）；身体健康影响（高血压、心脏病、消化道溃疡、睡眠障碍、皮疹、头痛、颈部和背部疼痛、免疫力下降等）。②影响工作绩效。生产率或产量下降；错误率增加；事故数量增加；影响决策质量；对工作的计划和控制不佳。③员工的态度和行为影响。缺乏动力和信念；倦怠；工作拖延；不守时；离职率增加（高层管理人员的流失代价尤其昂贵）。

三、工作场所心理健康促进模式与原则

（一）工作场所心理健康问题干预原则

研究表明，对心理健康危险因素进行早期识别和干预（即初级预防）是减轻职业人群心理健康问题所致疾病负担的最有效方法。与其他公共卫生问题相似，三级预防的原则同样适用于工作场所心理健康问题的预防和控制。

一级预防：针对工作场所健康问题的来源开展源头治理。减少或消除工作场所社会心理危害因素，或者改善资源、发展或提升保护因素，有效避免职业人群遭受心理健康问题的困扰。常见措施包括：制定健全的健康和安全政策、合理的工作负荷设置、工作组织文化的提升、创造积极的工作环境、工作系统的再设计等。

二级预防：通过提供适宜的知识、技术或资源，改变劳动者对社会心理危害因素的应对方式，发挥工作的积极方面和劳动者的自身优势，提升其应对策略。针对已经遭受危害因素影响或存在健康问题早期体征的人群，改进其应对过程，提供必要、有效的措施，阻止健康问题的进一步发展。常见措施包括：提供心理健康教育、提供培训（通过健康促进或提供适宜的心理学技术，增强个人的应对策略）、倡导适宜的体育锻炼、形成健康的工作和生活方式等。

三级预防：旨在治疗或帮助遭受心理健康问题困扰的劳动者，采取必要的措施，解决心理健康问题，尽可能地降低健康损害及影响。常见措施包括：心理咨询与治疗、员工帮助计划等。此外，当一级预防与二级、三级预防措施同时实施，而

且干预策略和措施不仅针对劳动者个体，还包括组织层面时，效果最明显。

（二）工作场所心理健康促进整合模式

　　WHO 出版社在其出版的《工作场所心理健康政策与项目》中指出，"制订及推行工作场所的心理健康政策和计划，有益于增进员工健康、提高企业生产力，并有助于提升社会整体的幸福感。"工作场所心理健康促进的目标是创造一个为员工提供心理健康和支持性环境的工作场所，有各种各样的行动和策略可以应用于工作场所心理健康促进中。

　　Lamontagne 等的研究建议，工作场所心理健康促进应该采取三管齐下的整合模式：通过减少与工作相关的风险因素来保护心理健康，通过开发工作的积极方面和员工的优势来促进心理健康，解决心理健康问题。Beyond Blue 公司在 Lamontagne 的研究基础上，进一步发展了工作场所心理健康促进整合模式。公司提出整合不仅指利用不同的健康相关部门职能（如职业卫生与安全、人力资源和员工福利），也可以指将员工心理健康活动纳入更广泛的员工福利和组织战略中。该整合模式理论认识到影响员工健康、安全或福祉的广泛因素的价值，并确定其重点是保护员工的心理健康、促进积极心理和解决各种原因所致的员工心理健康问题，见图 8 - 2 - 1。在整合模式框架下，参考表 8 - 2 - 3 开展具体的心理健康促进活动。

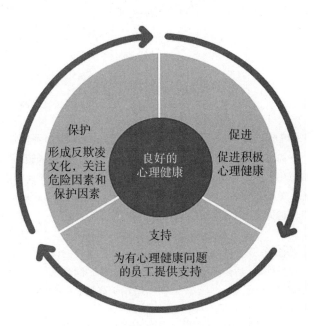

图 8 - 2 - 1　工作场所心理健康促进的整合模式

表 8 - 2 - 3　工作场所心理健康促进活动

工作场所心理健康因素	工作场所心理健康促进活动			
	工作环境	培训与发展	沟通	推荐措施
心理支持	1. 消除对存在心理健康问题群体的谴责和歧视，建立不歧视心理健康问题的组织文化； 2. 支持管理部门及工会组织采用正式或非正式工作网络来处理员工心理健康问题； 3. 整合员工心理健康三级预防措施	1. 面向所有员工开展教育、培训，增强心理健康意识； 2. 培训或指导员工提高其人际交往技能和管理技能； 3. 为可能存在心理健康问题的员工提供培训机会； 4. 审核提供心理健康服务的第三方机构，确保恪守循证实践并关注服务效果； 5. 培训和动员"同伴支持"人员	1. 鼓励工作场所创建相互尊重的沟通交流文化； 2. 确保员工知晓单位有关解决心理健康问题的福利和方式； 3. 共享社会资源来帮助解决心理健康问题； 4. 与因存在心理健康问题而无法工作的员工保持定期交流与支持	1. 为保护和促进员工心理健康提供全面支持（如配备心理咨询师、实施 EAP 等）； 2. 为可能有心理健康问题的员工提供早期干预支持与计划； 3. 适时帮助员工评估心理功能，以确定合适的治疗或调节方式； 4. 制定"继续工作"政策并制订行动计划，来帮助那些存在心理健康问题却仍在工作的群体； 5. 关注与心理健康安全相关的职业特异性危险因素； 6. 与员工共同制订具体的重返岗位工作计划，包括一系列积极应对心理健康问题的措施
组织文化	1. 创建诚实、包容、公平的工作场所文化，并加以模式化、常态化； 2. 保持开放式工作环境以促进员工团结与交流； 3. 确保组织任务、价值观念和道德规范执行过程不乏味	1. 创造集体学习发展机会以增进感情（如团建活动）； 2. 为新进或初级员工安排指导教练以延续组织文化； 3. 面向所有员工开展有效沟通与矛盾处理相关的培训	1. 鼓励各层级员工增进互动与认知； 2. 鼓励面对面的交流，尤其是处理有一定难度的问题； 3. 当决策有可能引起负面影响时，进行一些必要的说明和解释，同时保证给予尊重、关心和同情； 4. 与员工沟通管理决策，并适时寻求他们的帮助	1. 工作场所出现人际关系问题或者矛盾时，及时有效地给予回应； 2. 作出信任、公平与公正的声明，并公示； 3. 建立基于组织文化的工作准则与工作规程，来规范组织制定决策； 4. 引导所有员工对自己的行为负责，确保领导层或管理者一视同仁或更加严于律己

续上表

工作场所心理健康因素	工作场所心理健康促进活动			
	工作环境	培训与发展	沟通	推荐措施
领导力	1. 在提拔晋升时，要着重考虑领导的情商； 2. 创造机会增加员工与管理层或领导者的日常交流与互动； 3. 确保员工明确他们的任务和责任，以及对整个组织的贡献	1. 帮助新任领导熟悉工作岗位； 2. 为监督管理部门提供领导技能相关的培训； 3. 培养监督/管理者关于有效沟通、情商和解决问题的能力； 4. 帮助新任领导了解组织文化	1. 保持组织内部定期沟通； 2. 保持员工与管理者之间定期、公开以及有效的沟通，尤其是过渡期、不稳定期等特殊阶段更要加强沟通； 3. 定期召开员工座谈会，确保领导出席	1. 定期回顾，确保工作不偏离组织目标； 2. 确保有关员工知晓并认同其岗位职责； 3. 明确说明领导或管理者的期望； 4. 通过合作或双向反馈，定期为所有员工进行绩效评价
礼貌与尊重	1. 维护组织文化氛围，一旦出现无礼或不文明的行为，立即进行处置； 2. 及时有效处理矛盾，并确保后续跟进所有相关方； 3. 确保领导或管理者在场，更易分析、解决问题； 4. 强化有礼貌的领导行为	1. 提供工作场所礼貌行为相关的培训与资源（如人际矛盾冲突处理、愤怒管理等）； 2. 为工作中可能面临困难或有抱怨的员工提供支持与培训； 3. 实施多样化培训（如开展精神障碍问题的培训）	1. 所有沟通均应使用不含歧视意义的礼貌用语； 2. 所有沟通均应保证员工个人隐私； 3. 定期在显著位置向员工展示礼仪与尊重相关的要求（如公告栏、员工手册）	1. 建立相关的实施指南和道德准则； 2. 招聘、雇用以及确定员工工作方向时，需说明礼仪和尊重相关的政策； 3. 对无礼行为采用"零容忍"的政策，但也需要建设性地解决问题； 4. 对于不当行为（包括不当的客户行为）要进行正式调查、收集资料和妥善解决； 5. 考虑备选解决方式（如第三方机构介入、正式调停等）

续上表

工作场所心理健康因素	工作场所心理健康促进活动			
	工作环境	培训与发展	沟通	推荐措施
心理素养	1. 雇用或晋升员工时，除了考虑其专业技能与知识外，还应考虑其人际或情感能力，即管理情绪或处理人际关系的能力； 2. 创建一种重视情感能力的文化，并将其作为招聘、筛选、奖励以及晋升的准则； 3. 让能力较强者参与到新职位申请者的选拔过程中	1. 通过培训和面试来评估应试者人际或情感能力与某特定职位的匹配度，以及与整个团体组织的匹配度； 2. 帮助新员工获取工作岗位所需的人际或情感能力； 3. 设置人际或情感能力有关的培训，尤其要满足高需求岗位的需要	1. 鼓励或表扬人际或情感能力突出者； 2. 对人际或情感行为进行定期和综合性地评估，包括建设性的意见反馈；在适当情况下，考虑为员工重新安排与其人际或情感能力相匹配的工作岗位	1. 详细描述工作岗位要求，包括人际或情感能力要求场景； 2. 招聘过程中可预演工作中人际或情感能力需求场景； 3. 可通过试用期观察新晋职工与岗位匹配度，必要时给予进一步的反馈、培训与帮助； 4. 通过工作分析来评价岗位所需的人际或情感能力、对身体和知识的要求等
成长与发展	1. 创建重视与鼓励人际或情感能力发展的文化； 2. 强调"人际技能"对所有员工的重要性，尤其是对那些担任领导职务人员的重要性； 3. 创造一切资源与机会来提高员工人际或情感能力	1. 督促员工积极参加培训，促进其自身人际或情感的成长与发展； 2. 提供工作见习活动、工作共享或指导的机会，以促进人际或情感能力的提升； 3. 为注重培养人际或情感能力的培训提供专门的时间和资金支持	1. 对整个工作过程中表现出良好人际/情感行为的员工提供组织上的认可和鼓励； 2. 管理者或领导层需经常就员工表现进行建设性地反馈，进而为促进人际或情感能力发展提供机会与支持； 3. 为人际或情感成长与发展创造广泛的内外部沟通机会	1. 建立详细的人际或情感发展计划，并将其纳入绩效评价； 2. 为员工提供发展其人际或情感技能的机会，使他们有能力竞争内部职位； 3. 做晋升决策时，需考虑候选人处理人际或情感的能力

续上表

工作场所心理健康因素	工作场所心理健康促进活动			
	工作环境	培训与发展	沟通	推荐措施
认可与奖励	1. 对在工作中加倍努力的员工表示感谢； 2. 认可员工个人和专业上的成就； 3. 肯定结果的同时也要肯定员工的付出	1. 培训管理者树立定期且适当认可员工的理念； 2. 培训管理者提出建设性反馈时的艺术性； 3. 鼓励员工参与培训与发展活动	1. 公布个人或团体取得的成果和成绩（可通过员工座谈会、海报或奖章、简报等形式）； 2. 向更高管理层反映员工收到的表扬和奖励； 3. 定期表扬员工（可以通过员工座谈会、晨会或评选优秀员工等形式）	1. 对完成特殊任务或取得里程碑式成绩的个人或团体给予认可与奖励； 2. 按绩效给予奖励或奖金，可以是休假、优先挑选轮班时间和工作任务等其他形式； 3. 及时给予认可
参与和影响力	1. 建立一种所有员工均享有一定程度的自主权，均承担一定的任务与责任的文化； 2. 将自上而下和自下而上的方法与工作相关的决策结合起来	1. 培训帮助员工控制工作节奏（例如工作轻重缓急、时间分配等）； 2. 培训有效沟通技能（例如协商与解决人际关系矛盾）； 3. 培训与支持工作组自主开展工作（例如自我管理团队）	1. 有效沟通工作流程变化或变更，并给出合理解释； 2. 组织变更或转型时期鼓励员工积极参与讨论； 3. 鼓励管理者与员工积极探讨如何改进和完成工作； 4. 对员工提出的改进措施要及时予以回应	1. 准确描述工作岗位职责与任务； 2. 确保所有员工都有明确的联络人（主管领导、工会组织等）来解决工作有关问题

续上表

工作场所心理健康因素	工作场所心理健康促进活动			
	工作环境	培训与发展	沟通	推荐措施
工作负荷管理	1. 制定能够明确评价工作质量和数量的方法； 2. 根据不同岗位职责安排合理工作量； 3. 适当允许员工弹性工作； 4. 确保配备必要的设备和人员； 5. 制定并实施应急策略，以应对高需求时期工作量（如临时雇员、工作共享）； 6. 在高要求工作阶段，要认可并感谢员工的努力	1. 全面指导新员工，提供准确和真实的工作需求和期望信息； 2. 根据个人特长和能力分配任务，确保整个过程的公平性； 3. 提供管理工作负荷相关的教育（如时间管理、技术应用等）； 4. 提供弹性工作、职业紧张管理等有关的教育	1. 定期与员工进行沟通，指导他们管理和调整自己的工作量； 2. 告知员工做好应对某时期增加任务量的准备（例如季节性需求、转变高峰时段）； 3. 积极让员工参与制定如何更好地管理工作量的策略	1. 工作岗位书面描述要准确合理地说明生产预期； 2. 为加班工作提供资金补偿或休假补偿； 3. 确保系统实时记录缺勤情况（如休假、病假或其他旷工等）； 4. 分析岗位工作量需求、工作分配的公平性以及需求改进的空间； 5. 当员工超工作量工作时，给予无报酬津贴（如报销用餐及交通费用等）
工作投入与敬业度	1. 树立团队意识； 2. 创造机会鼓励员工参与社会活动； 3. 在组织层面上承诺"以人为本"的价值观； 4. 对在工作中额外付出的员工表示认可与赞赏； 5. 创造条件使团队成员都能充分发挥自身才能； 6. 营造轻松愉悦的工作环境	1. 培训管理者帮助员工投入工作的能力； 2. 注重人才培养与指导； 3. 培训员工作为组织代表，帮助建立/维护积极、敬业的公众形象	1. 向员工和公众传达组织使命、价值观念； 2. 公开表扬个人、团队或组织取得的成绩； 3. 通过焦点访谈等形式，就如何提高工作投入或敬业度征求员工意见； 4. 确保员工在设定组织目标中具有一定话语权	1. 制定管理者问责机制； 2. 提供与就业年限挂钩的激励措施； 3. 给临时工或不稳定岗位员工（如临时工、合同工、即将面临裁员或重组的员工）提供帮助

续上表

工作场所心理健康因素	工作场所心理健康促进活动			
	工作环境	培训与发展	沟通	推荐措施
工作-家庭平衡	1. 形成管理层支持的工作、生活平衡有效模式； 2. 提供促进身体健康与平衡的机会（如健身房、带薪休假等）； 3. 支持员工弹性工作或居家办公	1. 帮助指导员工平衡工作与个人生活； 2. 创造机会指导管理者支持自身及员工平衡工作与生活； 3. 提供外部与内部学习机会，培训生活相关知识（如育儿或老年人护理等）	1. 组织承诺平衡整体健康与生产力； 2. 增加对在单位和社区资源/项目中平衡工作与生活的认识； 3. 支持员工分享工作外的喜悦（如生孩子、周年纪念日、终身成就等）	1. 在可能的情况下灵活安排工作（如居家办公、在线会议等）； 2. 给予倒班员工适当的帮助（如限制倒班数量、允许替代倒班）； 3. 为员工家属提供支持（如提供日托、健身设备、健康教育等）； 4. 评估员工对这些决策的认知程度（如工作弹性、有选择权）； 5. 工作高峰时段补偿休息机会（如工作量少时可休息）
心理保护	1. 创建重视、鼓励和促进心理健康与安全的组织文化； 2. 确保工作场所决策制定、程序实施公正，确保决策结果公平，以真诚、关怀、尊重的方式来传达决策； 3. 创建一个可以安全机密地讨论和处理工作场所棘手问题的体系； 4. 认识到确保心理安全不仅仅是一项政策，还包括持续的教育、实施和评价； 5. 鼓励和加强积极心理健康与安全的行为	1. 持续提供关于组织/工会政策和项目的培训，内容涉及对骚扰、歧视、工作场所暴力与冲突管理； 2. 指导和培训管理者、人力资源部门和工会组织认识并维护工作场所的心理健康与安全； 3. 培训识别和处理工作场所紧张源相关的内容	1. 就现有的关于工作场所骚扰、歧视、暴力和冲突管理的政策持续开展认识和交流活动； 2. 为员工提供机会来辨别和参与解决心理安全问题； 3. 交流现有资源、教育材料和有效管理压力源的方法	1. 遵守职业心理健康相关法律、法规、政策、标准； 2. 制定评估和处理员工心理健康损害的政策和方案，并定期修订； 3. 为经历过工作场所骚扰、歧视或暴力的员工提供内、外部援助政策和措施（如 EAP 等）； 4. 定期进行监测和风险评估； 5. 为高风险人群提供政策与服务（如同伴支持、安全行走计划）； 6. 为员工提供充足的休息时间，尤其针对脑力劳动或体力劳动繁重者

续上表

工作场所心理健康因素	工作场所心理健康促进活动			
	工作环境	培训与发展	沟通	推荐措施
人身安全	1. 审查工作时间安排，确保不会引起不必要的心理健康风险； 2. 如有必要，岗位描述中对健康危害因素进行说明（尤其心理健康危害因素）； 3. 及时有效地处理工作有关的疾病和事故； 4. 记录所有事件、事故和应对措施； 5. 确保在发生重大事故后作出及时有效的回应； 6. 为高风险作业的员工提供额外的支持和服务； 7. 确保员工有足够的时间和合适的条件进行休息	1. 培训员工如何最大限度地减少接触有害因素； 2. 培训员工了解有害因素对心理健康与安全的影响； 3. 采取措施减少有害因素对心理健康的影响； 4. 培训员工识别、报告以及调查有害因素的能力； 5. 向员工提供识别有害因素的指南，鼓励及时、有效、安全地进行报告； 6. 指导员工掌握必要的知识和技能，帮助应对事件或事故带来的心理影响	1. 确保所有员工知晓健康与安全相关政策； 2. 向员工公开健康与安全信息； 3. 向所有员工通报健康、安全领域的政策与法规变化； 4. 向所有员工传达组织和行业安全有关政策	1. 持续更新对有害因素的监测结果； 2. 将保护员工的人身安全作为组织文化的一部分； 3. 为面临健康风险的员工提供帮助和保护

（三）工作场所促进心理健康的基本原则

工作场所促进心理健康的基本原则如下：

（1）以员工的日常工作和生活为背景，纳入全人群，而不只是聚焦于特殊心理障碍人群。

（2）重点关注提高心理健康和生活质量的保护性因素。

（3）关注决定个体和群体心理健康的社会、生理和经济环境等因素。

（4）采用综合的方法、整合的策略。

（5）促进组织机构中各个部门的共同行动，而不是只停留在卫生相关部门内开展工作。

（6）以组织倡导、员工参与和赋权增能为基础。

此外，工作场所心理健康促进还应遵从基本的伦理原则，包括：遵从全员自愿参与原则，尊重个人习惯、信仰、人格和情感；充分让参与者了解工作场所心理健康促进计划的目标、方法、预期效益和潜在的风险；提供给参与者的资料必须便于理解；参与者有机会提出关注的问题；设立投诉渠道/申诉程序；严格保护个人信息和隐私，将所有保密信息安全存储，并指定专人查阅和访问；任何项目报告中不得出现个人信息和隐私。

（李　霜　王　瑾）

第三节　典型案例分析

案例一：缓解教师职业紧张——组织层面的职业紧张干预方法

报告显示，在欧盟约有25%的员工认为职业紧张对自身健康造成威胁，这一比例在教师人群中更为显著（约占42%）。一项荷兰劳动人口调查显示，约1/5的教师人群受职业紧张影响。诸多研究表明，职业紧张可能会导致心脑血管疾病、肌肉骨骼系统疾病以及心理障碍等不良健康反应，还会增加缺勤率、降低工作满意度与生产率等。教师人群持续面临高职业紧张状态、从业人员短缺等问题，需要开展有效的干预措施，以降低职业紧张，提升员工工作满意度。

基于层级管控原则，当职业紧张风险从源头（例如，工作要求与资源等）得到控制时，被认为是最为有效、节约成本的干预措施。个体层面干预有助于改善员工心理健康状况，而针对具体职业紧张源的组织层面干预，将同时对员工个人和组织层面有持续性的提升。

本案例中干预人群包含了荷兰的小学教师和非教师人员（例如，管理者、后勤等支持性员工）（$N=119$），通过网络平台（荷兰小学教育行业劳动力市场）招募参与学校，共有大、中、小不同规模的5所学校参与了本次干预（学校 A：$N=15$；学校 B：$N=61$；学校 C：$N=45$；学校 D：$N=37$；学校 E：$N=41$）。由职业紧张干预人员（例如，校内人力资源顾问或外聘专家）基于现有资源，开发并制定职业紧张干预工作指南（以下简称"指南"），详细阐述干预工作的5个步骤，包括每一步工作内容、如何开展实践工作以及工作对象等。提供全面信息并提高员工参与积极性被认为是成功实施干预措施的重要因素，因而指南将为员工参与组织层面职业紧张干预活动提供清晰的沟通策略。

为了有效促进职业紧张干预工作计划的制订、实施及评估，职业紧张干预方法包含了以下5个步骤：

步骤1：准备阶段。各参与学校成立由主要管理者、职业紧张干预人员以及1～3名对相关工作感兴趣的调查人员组成的工作小组，主要负责促进本校员工积极参与职业紧张干预工作，采用适当的宣传策略（例如，周报、张贴海报、汇报展示等），确保员工知晓干预过程，并面向全员组织召开职业紧张干预项目启动会议。

步骤2：风险评估。通常由研究人员采用问卷调查方式评估影响因素（例如，工作要求与资源等）与结果（例如，职业紧张、工作满意度等）。为了充分考量职业紧张影响因素，依据荷兰工作环境调查项目（The Netherlands Working Condition Survey）结果，将基线问卷数据作为荷兰小学教育部门的调查基准。此外，通过组织全员参与小组讨论，深入分析问卷调查结果，确保需解决压力源的优先级别，以及了解有无其他压力源遗漏。

步骤3：行动计划。组织全员召开头脑风暴会议，基于已有专业知识和所处工作环节的既往经验，罗列所有可能的问题与处置方案（发散思维），随后从中选择5～10个最适合且具有可操作性的职业紧张干预手段（收敛思维）。在此步骤中，工作小组将在干预人员的督导下，共同制订详细的职业紧张干预行动计划。

步骤4：实施阶段。按照步骤3中的行动计划实施。依据行动计划和常规讨论结果，由工作小组执行具体行动计划。

步骤5：评估阶段。对职业紧张干预方法和实施效果进行调查评估。采用问卷调查方式（随访问卷内容同基线调查），由项目调查员对每所学校开展4次访谈，结合问卷与访谈结果，综合评估干预工作的有效性，并讨论下一步工作计划。上述问卷与访谈结果会与所有成员共享。

有研究对上述干预方法在5所学校的总体效果进行了评估，包括工作要求与资源（自主权、领导与同事支持）、职业紧张以及工作满意度等。由于学校环境或需解决问题优先级别的不同，每所学校都选择或制定了不同的干预措施，如表8-3-1所示。这使得很难对某项干预工作进行单独评估，而事实上，考虑干预工作的整体性尤为重要，与干预工作的具体内容相比，针对不同学校的具体问题制定适当的职业紧张干预措施更为重要。

结果证实，从组织层面开展职业紧张干预的学校，有助于教师降低工作要求，提升工作满意度，从而缓解职业紧张情绪。结果中还强调了在干预过程中开展有效沟通策略的重要性，特别是对参与者的自主权与工作满意度，能够产生积极影响。

表8-3-1　不同参与学校职业紧张干预行动计划示例

学校	A学校	B学校	C学校	D学校	E学校
职业紧张源					
高工作要求	√			√	√
高管理负荷	√	√	√	√	√
高时间强度	√	√	√	√	√
工作家庭干扰		√			
外部不良行为		√		√	
非教学任务导致高负荷		√	√	√	√
缺乏对非教学任务的支持			√		√
缺乏对任务管理的支持	√	√		√	
学生水平差异		√			
无效会议	√			√	√
困难学生人群				√	
缺乏管理支持					√
超时工作					√

续上表

学校	A学校	B学校	C学校	D学校	E学校
			干预方法分类		
年度计划/项目组计划/工作任务	年度计划：制定年度工作框架；阐明各项目组年度工作任务；年度工作计划评估与更新。工作任务：制定任务与评估列表；教师培训与反馈；为新员工分配导师	年度计划：制订降低工作量高峰负荷计划并按期执行	年度计划：与团队协商年度计划主要内容及完成期限，根据实际情况随时进行调整。团队计划：制订、评估并调整年度计划，确保教师们知晓。工作任务：优先主要工作任务，降低非必要工作；基于教师技能和喜好合理划分工作任务	年度计划：比较不同学年计划并按期落实	年度计划：制订年度计划规范并按期执行；对规范进行定期评估与更新。项目组计划：每年进行4次项目组计划执行情况评估
不良行为/家长参与	针对家长不良行为干预措施：通过校内指南、报纸或私密谈话等方式，提高家长意识；制定不良行为管理规范并向教师、学生和家长发放有关行为规范的材料与手册	不良行为干预措施：回顾早期培训、让教师熟知应对有关不良行为的规范，在校内指南、报纸上发表相关规章制度。提升家长参与度：邀请家长参与主题会议	积极对待家长：罗列家长不良行为有关问题，教师在必要时可获取帮助；制定与家长的沟通策略。提升家长参与度：组织家长见面会	不良行为干预措施：建立与家长沟通策略	一

续上表

学校	A学校	B学校	C学校	D学校	E学校
文化	—	教师赋权增能：基于时间管理与问题优先情况，教师可自主选择教学活动内容；也可自主提出所面临问题的解决方法	建立积极的工作氛围：鼓励教师对工作提出反馈，以积极态度，与学生共享假期	建立积极工作氛围：教师共同讨论规范制度；积极与学生交流，并鼓励其遵守校规	建立积极的工作氛围：定制可呈现理想工作环境的文化卡片。教师赋权增能：教师有权对工作任务分工提出建议；通过任务时长划分教学任务
领导力	领导力：加强由教师导向的、对重要决策的沟通；领导者参与会议讨论，开展工作巡查	—	—	—	领导力：开展工作巡查，参与员工发展会议讨论

（李霜　王瑾）

案例二：数字化学习包——新冠疫情期间保护医务人员心理健康

新冠疫情在全球范围内的持续蔓延，为医疗行业带来巨大挑战，同时对医务人员的心理健康造成持续性负面影响。除了因接触或暴露于新冠病毒而产生的恐惧外，医务人员还可能面临个人防护装备等物资的匮乏，以及未知工作环境、工作－家庭无法平衡、高强度工作负荷和不规律作息等问题带来的焦虑情绪。新冠疫情期间及之后，保护和促进医务人员心理健康、缓解新冠疫情带来的负向健康影响至关重要。

英国学者 Blake 和 Bermingham 采用 Agile 方法开发了一套数字化学习包（以下简称"学习包"），为医务人员保护心理健康提供了基于实证的科学指导。具体目标包括为疫情期间保护医务人员心理健康建立规范；帮助用户更好了解因疫情导致的心理问题与影响；帮助医务人员更好应对疫情所致心理反应；通过为用户提供循证与指导，进而鼓励自我求助行为。

学习包为管理者保护员工心理健康提供了具体行动措施，例如，通过沟通降低社会歧视，提供同伴与家庭支持，通过心理急救引导他人及自我保护的措施，合理规范工作与休息，开展健康生活方式，以改善失眠、疲劳带来的不良影响，做好情绪管理（包括道德伤害、自责、悲伤、恐惧、焦虑、抑郁、倦怠、心理创伤等）的应对方式；同时，心理健康学专家和具有一线工作经验的学者在学习包中为公共心理健康提供了指导意见，详见表8－3－2。

表8－3－2　数字化学习包内容概述（版本2.0. 更新于2020－06－26）

章节	内容举例
快速链接	可链接至相关学习内容领域
心理影响	新冠疫情对心理健康造成的特殊危害 医务人员与现场急救人员 高风险医务人员 职业紧张主要症状 心理疾病－健康危险因素 如何通过培训或其他准备工作降低风险

续上表

章节	内容举例
心理支持	工作因素对心理健康的影响 提升团队心理弹性 为员工建立心理安全空间 团队领导或管理者关键行动策略 建立人性化领导模式 改善工作环境 如何适应高强度工作负荷
交流	整合并提供相关资讯 沟通交流方式 缓解职业紧张方式 缓解职业紧张指南与其他资源 言语表达 解决社会歧视 如何向儿童科普新冠病毒 帮助儿童应对由新冠疫情导致的紧张情绪 青少年应对紧张的建议 为有儿童或青少年家庭的医务人员提供支持
社会支持	获取工作、家庭以及社会支持 通过心理急救指导帮助他人 远程心理指导
自我保护	自我保护措施 轮班或夜班工作 工作休息 疲劳管理 睡眠的重要性 应对隔离与风控
情绪管理	具有道德挑战性的决定 道德伤害还是心理成长？ 面临高要求工作环境——挑战还是威胁？ 应对悲痛与死亡 管理紧张、焦虑和情绪低落 医务人员心理健康资源 正念（资源） 职业倦怠症状 创伤后应激障碍

续上表

章节	内容举例
其他资源	电话求助热线 英国心理协会：新冠疫情（COVID-19）指南 HAWN 培训包（针对麻醉师、护士和助产士） 世界卫生组织——心理健康指南 英国公共卫生——心理健康指南 工作中紧张与自我恢复 英国皇家精神学院——心理健康指南

学习包的开发过程可分为以下三步：

步骤1：利益相关者讨论会。旨在了解医务人员关于数字资源在工作中支持心理健康的态度，以及对学习包内容的修改建议。通过3次利益相关者讨论会，并咨询在新冠疫情员工身心健康计划中担任战略管理的相关专家，围绕工作场所员工生理与心理健康相关内容进行展示与讨论。讨论的两项主要内容包括：①关于采用数字平台开展健康促进的态度；②关于医务人员心理健康的关键问题。

步骤2：内容开发与同行评议。通过同行评议，评估数字化学习包与医务人员工作的相关性、实用性和可访问性。同行评议小组由10名医务人员组成，其中包括7名医生、2名护士以及1名护理人员。同行评议员要求在接到通知电话后2日内，登录相关网站完成评估工作。评估表包含10个题目，包括对教学法、格式、可用性、导航项、交互性、交付、更新化、推广和访问等不同方面、多角度的考量。

步骤3：推广与评估。通过统计学习包发布后7日内的参与度，评估用户对其初始感兴趣程度，并采用定量方式，包括分析用户体验、内容关联、适用与可访问性，综合评估学习包干预效果的保真度。通过邮件向参与者发送评估表，或由调查员进行电话访谈，其中包含对保真度和使用质量的具体测评。

数字化学习包采用联合设计策略和用户体验测试，通过建立数字化行为改变，逐步推进干预策略，具体方法包括：

（1）预调查。通过公众参与活动建立需求，了解项目背景（步骤1）。

（2）明确内容。通过利益相关者讨论会以及同行评议确定学习包内容（步骤1和步骤2）。

（3）设计。结合用户测试，由项目组制定学习包内容与相关技术开发（步骤2）。

（4）研发。通过专家评审，完善优化学习包（步骤3）。

（5）部署。在实际操作中，在医护人员和医学生人群中进行保真度测试。

基于公共健康干预研究，学习包同时建立了过程评估指南，通过制定并解决一系列研究问题对干预效果进行评估，如表8-3-3所示。

表8-3-3　数字化学习包对应研究问题示例

研究问题	数字化学习包
该学习包是否有明确需要解决的健康需求？	医务人员心理健康
可从中获益的目标人群是否明确？	直接效应：医务人员（包括但不局限于护士、医生、健康相关专业人员）；医疗卫生学者；医学生。 间接效应：患者与公众
学习包对于目标人群是否具有可及性？目标人群是否可能会使用到它？	该学习包提供开放使用渠道，随着新冠形式的转换，无法确定它的获及人群。但是，学习包公开后7天内，会对仅通过特定平台发布的访问率进行报告
接受度与使用性	通过同行评议，以及学习包的使用，评估对应问题决定程度
需求	由医务人员参与讨论决定
实施	高度保真：学习包已在自然环境下通过测试
实用性	线上系统无须登录，不要求技术操作，广泛适用于常用操作系统与设备
适应性	学习包可在不影响保真度和完整性的情况下进行查看与更新
整合性	结合已有数字化学习资源库，在可信任网站上面向公众开放
学习包的核心组成是什么？如何影响预期结果，以及相互关联？	核心组成： 每人需要约两小时完成其中学习内容。 所有用户免费使用。 并非针对个体定制的内容，尽管可提供特定上下文信息或学科特定内容。 学习包是对新冠疫情中出现问题的及时响应。 以简单交互式学习包形式，最大限度提高实时性与可扩展性
用户规定参与时间的策略？	完整性是学习包的使用宗旨，然而也可基于适用性与用户选择进行调整或定制。 用户可自行选择感兴趣的内容，例如，定制学习顺序和内容多少，以及外部资源链接标识等。 可包含特定上下文信息或学科特定内容

续上表

研究问题	数字化学习包
是否充分考量潜在伤害性？如何进行风险或负面效果评估？	学习包可提供准确的心理健康信息知识——包括来自临床医生、心理学专家和其他健康领域专业人士的建议，以及社会与健康服务相关部门的官方指南。 建议降低因内容误解而产生的风险。 学习包鼓励医疗机构更多地关注员工生理与心理健康，进而更有助于识别员工职业紧张问题。 虽然学习包提供了通过管理者创建心理支持环境的行动指南，但并不采集个体数据，不涉及数据安全或隐私泄漏问题。评估测试期间无不良结果报告。 免费试用意味着雇主无机会成本
是否充分考量测算项目成本？	由 Xerte 在线包（基于浏览器、用于创建交互式访问在线电子学习资源的软件工具）提供免费且便捷的访问渠道。 在全面测试中，会对学习包的维护与更新成本进行经济分析。 预计每年需花费 5 小时进行学习包维护工作
整体干预效果如何？如何进行评估？	学习包整体具有较高适用性——可提升不同专业/学术领域医务人员心理健康相关知识储备。 由利益相关者讨论会确定学习包内容。 较低开发与维护成本，但具有可推广性与较高参与度。 可随时进行扩容，无负面使用效果报告，收到来自不同专业医务工作者积极评价。 尽管其可靠性需要进一步验证，但目前该学习包可与组织常规实践工作有效结合开展

评估结果显示，数字化学习包在医务人员用户群体中具有较高的保真度，且使用便捷、效果可靠，感知负担低，在可接受成本范围内。研究认为该学习包普遍适用于英国卫生保健行业相关人员，包括医生、护士、学者以及在校学生等，所包含内容具有国际通用性及实用性，对满足医务人员心理健康促进需求具有重要意义。因而，建议在新冠疫情流行期间或之后，面向医务人员及其他相关职业人群广泛推荐使用数字化学习包，为全球战略性健康与福利工作提供有力支持。

（王　瑾　李　霜）

案例三：某大型劳动密集型电子制造服务企业职业紧张干预案例

电子制造服务业（electrical manufacturing services，EMS）作为电子行业中的服务外包式行业，主要包括加工、组装等生产制造工作，具有能耗大、污染重、效益差及附加值低等特点；劳动密集型电子制造业从业人员，特别是流水线员工，因其工作的高密集性、高单调性及高负荷等特点，需承受更多生理及心理压力。随着城镇化进程的加速，进城就业的农村劳动力成为产业工人的重要组成部分，其中，因电子制造服务业对学历要求不高，外来务工人员占电子行业员工的大多数，他们本身就承受着比本地工人更多的生活和工作压力；此外，在生产过程中可能接触到的噪声、粉尘、有毒化学物质等职业性危害因素，一定程度上也会加重他们的职业紧张；同时，按订单组织生产和临时插单的生产模式，导致员工经常面临加班加点、作息不规律的情况，长工时和夜班倒班也加重了员工的职业紧张。因此，劳动密集型电子制造服务业一线作业人员的职业紧张问题已成为影响其工作积极性与身心健康的重要原因之一。

A 企业是国内液晶显示屏模组的生产基地之一，产品涵盖不同规格的液晶显示屏，是典型的劳动密集型电子制造服务企业，员工总数约 1 万人，80% 为女职工。工作场所存在的主要职业病危害因素包括硫酸、盐酸、氢氧化钠、丙酮、异丙醇、乙二醇、丙烯酸、甲醇、丁酮、二氧化锡、乙酸丁酯、噪声、X 射线、紫外线、激光等。公司设置有专职、兼职职业卫生、健康促进工作人员推行各项工作场所健康促进相关事项，企业内部设有医务室。

基线问卷调查显示，员工职业紧张状况和精神卫生异常情况均不容乐观，生产工人精神卫生异常率明显高于管理人员。基线调查焦点组访谈结果显示：①员工的心理健康问题，尤其是女职工的心理健康问题日渐突出。据医务室统计，工作场所内发生的晕厥病例，10% 以上与女职工尤其是"90 后"女职工的心理健康状况有关。②信息沟通、交流与反馈渠道需要进一步畅通，以及时了解员工诉求并给予有效的反馈和疏导。③希望通过开展形式多样、喜闻乐见的促进心理健康的活动，吸引员工积极参与、广泛受益。④应增加员工间的互动与交流，提升员工归属感和相关知识、技能水平。

职业紧张三级预防干预措施：疾控中心专业人员与企业内部医务室、安环卫、工会、人力资源和员工代表共同讨论并确定了职业紧张主要干预措施。①一级预防干预措施：改善企业文化和增加员工在企业相关决策中的参与。将"促进健康安全"理念植入企业文化，并落实到"环安卫政策"中，以期在企业成长的同时，善尽社会责任，迈向可持续性发展之路。开通 8585（"帮我帮我"）网络平台，员工可就任何问题进行咨询或提出诉求，对口部门在 5 个工作日内给予回复。②二级预防干预措施：为员工提供应对职业紧张源的知识、技术和资源。成立社团组织，增加员工的归属感，扩大社会支持网络，提升自身健康素养水平；举办系列心理健康促进活动（心理健康培训、感恩节感恩寄语、趣味心理展览和推广"快乐工作、健康生活"厕所文化等），带动员工广泛关注心理健康并积极参与相关活动；把"和谐关系"纳入文明宿舍的评选标准，促进人际间的友爱、互助；转变企业内部安环卫部门和医务室的服务意识，提升其服务能力，采用更加人性化和个体化的方式为员工提供健康服务和开展职业紧张干预项目。③三级预防干预措施：实施员工援助计划（employee assistance programs，EAP）。作为工作场所心理健康促进过程中具体的实施项目，EAP 主要着力于通过多途径和方法帮助员工解决个人及家庭的各种问题，对员工进行心理援建，使其更加快乐和更有效地开展工作，提升员工的心理健康状态，使其得到心理繁荣，从而提升组织的绩效，有效提高企业生产效能。员工心理援助计划的实施对工作场所健康促进工作具有良好的推动作用。通过引进 EAP 心理咨询师驻厂，设立"心灵氧吧"工作室等，为员工提供心理健康服务。具体活动如表 8 - 3 - 4 所示。

表 8 - 3 - 4 A 企业依托 EAP 开展心理健康促进的类别和具体活动

类　　别	活　　动
宣传促进	盥洗室解忧文宣、电子心理月刊、微信公众平台、厂区海报墙、餐厅电视屏展播、员工休息室 EAP 宣传栏、企业内刊 EAP 专栏、编制"员工心理手册"、休息室员工随访等
咨询服务	24 小时热线电话、个体面询、网络咨询、家庭辅导、团体辅导
培训活动	专题培训、主题讲座、团体沙龙、心理主题活动、助力企业内部社团
危机事件干预	重大事件危机干预（出现自杀、工作场所暴力、裁员、组织变革等紧急、重大事件）、一般事件危机干预（个体精神疾病发作、遭遇亲人丧失等个人重大事件、基层班组长管理过程中受到人身威胁等）
心理调查和测评	心理调查、个体测评
其他	法律顾问、医学顾问

干预成效与分析：一是在员工职业紧张测量的 3 个维度中，应付能力得分较干预前有明显改善，精神卫生异常率比干预前明显下降。说明 A 企业员工职业紧张的程度虽未得到全面改善，但是员工应对紧张的能力得到提高，精神卫生状况随之得到改观。干预后员工精神卫生异常率虽明显低于干预前的水平，但依然高于其他研究报道的比例。其原因可能是开展的职业紧张三级综合预防干预虽然在一定程度上给予心理疏解、危机化解，但主要压力源还是持续存在，劳动密集型电子制造服务企业生产模式和作业特点没有发生根本的变化；其次，开展职业紧张干预后，员工在心理健康、职业紧张方面的知识量增加，产生了意识觉醒，相应的需求也会提高，从而影响主观评判结果。二是干预后，员工对 EAP 的知晓率逐年提升，接受度和使用率也逐渐提高与保持稳定。危机干预与异常评估工作在 EAP 中处于金字塔顶端，底层预防和心理健康促进与筛查工作做得好，发生危机的概率也会相应下降。企业 EAP 服务覆盖全员，员工知晓率 96%。EAP 咨询人数约 1600 人，关注人

数 7000 多人。EAP 开展以来，无自杀、暴力伤亡等重大危机事件发生。

（李　霜　张巧耘）

案例四：某大型石化企业员工心理援助计划实施案例

石化行业涉及人们生活的方方面面，在中国的社会经济发展中有着极其重要的作用。石油炼制生产的汽油、煤油、柴油、重油以及天然气是当前主要能源的主要供应者，石油化工是材料工业的支柱之一，我国石油化工提供的三大合成材料产量已居世界第二位，合成纤维产量居世界第一位，提供的氮肥占化肥总量的 80%，农用塑料薄膜的推广使用，加上农药的合理使用以及大量农业机械所需各类燃料，使石化工业成为支援农业的主力军。同时各工业部门离不开石化产品，其中石油产业从业人数多，工作类别复杂，生产环境恶劣，油田大多地处偏僻荒凉的戈壁沙漠地带或人迹罕至的丘陵山区，员工大多承受着工作单一、生活枯燥，与家人分离、与外界隔绝、与社会脱节的困苦，其心理健康状况不容乐观，因此重视石化员工的心理健康十分必要。

B 企业以油气勘探开发销售为主，是集危化品运输、盐化工、工程技术服务、生活后勤服务等多元业务综合发展的国有大型企业。该企业组建于 20 世纪 70 年代，主要分布在 4 个省 8 个地市 17 个县（市、区）83 个乡镇。现有职工 1 万余人，70% 为男职工。主要的职业病危害包括：①粉尘，如电焊尘、水泥尘、煤尘、铸造尘等；②毒物，如汽油、苯、硫化氢、甲醛、正己烷、丙酮、铅、汞等；③物理因素，如噪声、电离辐射、振动、高温等。该企业自主建设了"员工健康管理"系统，实行网格化全员全面健康管理，自 2018 年起实施"心能量 – EAP"行动。EAP 是指企业为员工设置的一套系统的、长期的福利与支持项目。通过专业人员对组织的诊断、建议和为员工及其直系亲属提供专业指导、培训和咨询，旨在帮助解决员工及其家庭成员的各种心理和行为问题，提高员工在企业中的工作绩效。该企业分片区建设了 4 个 EAP 工作室和 10 个心灵驿站，培养了共有 200 人的专兼职心理关爱专家团队，切实解决了影响员工健康、幸福、工作绩效的心理问题。

一、员工心理健康需求评估

采用多渠道、覆盖面广的评估方式进行需求评估，评估方式包括资料查阅、问卷调查、访谈调查等，了解员工心理健康需求，包括个人行为与健康状况、职业紧张、职业倦怠、抑郁倾向、睡眠情况等。调查测试结果显示，约 1/3 的员工处于心理亚健康状态，少数员工抑郁倾向明显，甚至存在轻生念头或伤害自己的想法。分析测评结果并给出专业建议，逐步建立员工心理档案、心理健康信息数据库，针对排查出的高危人员进行分层干预，及时辅导减压，对有心理问题的员工给予心理帮扶。

二、提供心理健康知识科普

　　每月在企业内部网络、员工工作地点和员工宿舍的橱窗等进行心理健康知识宣传。为员工发放心理健康保健卡。让心理健康知识的普及从基层员工做起，印制"EAP 服务手册"（图 8-3-1）发放到每一个班组。根据员工需求，开展消除对存在心理健康问题群体歧视的行动，鼓励支持管理部门、人力资源部门以及工会组织使用工作网络处理员工心理健康问题；整合员工心理健康问题三级预防措施；针对新入职员工提供专题心理健康科普，让他们学会调整心态，更好地处理人际关系，适应油田特殊工作环境。定期举办域外海外员工暑期亲子训练营和中、高考家庭考前心理指导，缓解员工及家属心理压力。

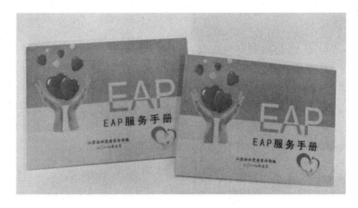

图 8-3-1　"EAP 服务手册"

三、提供心理健康讲座和专项培训

　　心能量是生命力的源泉。油田的"心能量-EAP"行动，就是一个让员工减去负能量，激发正能量的行动。改革发展带来的紧迫感、机制调整重组带来的危机感以及利益调整带来的焦虑感不断增加。企业效益低潮和快节奏都市生活的冲击、工作生活的巨大压力，致使部分员工出现了不同程度的焦虑、悲观、敌对和恐惧情绪。EAP 提供主题讲座或专题活动，每次时间为 2～3 小时，内容包括班组长的沟通能力、个人成长培训、教会员工情绪管理，以及帮助别人管理情绪等。活动现场，EAP 小分队成员将枯燥的知识融入一个个游戏之中，消除大家对心理健康内容的"不自在"。台上，心理咨询老师神采飞扬；台下，参与员工们心情舒畅。一个眼神，一个动作，一句介绍，一个故事，一个小游戏，一声"我爱你"，把人与人之间的距离拉近，让沟通流畅，让心墙打开，让关系更融洽。通过让员工表演家庭情景剧，让员工学会如何处理家庭与工作的关系。"家动力"亲子训练营缓解了外闯市场员工心理压力，解决亲子沟通中存在的问题。每次活动都能在活泼轻松的氛围下让员工获得心理健康技能。

四、组建心理健康侦查员队伍

开展 EAP 骨干、管理师、辅导员、志愿者培训班，加快骨干培养，组建员工心理健康侦查员队伍，渗透到各基地、各班组。提供心理异常表现的识别、心理危机预防与干预、高危人群识别等的陪伴和引导技能等培训，让员工的心理异常情况能第一时间被识别和干预，得到妥善对待。该石化企业先后有 52 人参加了 EAP 骨干培训，选拔了 18 名 EAP 教练员，每周五下午参加集训。如图 8 - 3 - 2 所示。

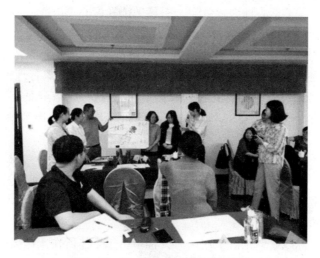

图 8 - 3 - 2　开展 EAP 骨干培训班

五、提供心理咨询

该企业还提供心理咨询包括团体心理咨询和个体心理咨询。团体心理咨询针对企业员工所面临的各类心理困扰，将有相似问题的人员组织起来，提供团体心理咨询、团体心理治疗等心理服务，如针对存在职业紧张、人际关系问题、恋爱婚姻问题、失眠问题的员工进行团体心理辅导等；个体咨询由心理咨询师针对员工所面临的各类心理困扰，提供个体心理咨询服务，帮助来访者增强心理应对能力、增进心理健康水平、改善工作效能、提升生活品质。咨询方式包括一对一面询、电话咨询、网络咨询等多种形式。该企业开通了 EAP 心理咨询专线，近 400 名员工接受了心理辅导。

六、提供心理危机干预

人的一生中会遇到不同的危机，如不能及时缓解将会导致当事人情感、认知和行为等心理方面的功能失调。员工心理危机干预是在员工和组织遭遇危机时提供专业的心理咨询支持和心理辅导帮助。需提供心理咨询和辅导服务的情况包括：自杀事件、亲人的丧失、重大疾病、创伤性的灾难事件、家庭暴力、婚姻或情感破裂等；工作场所中出现的暴力事件、突发性灾难事件等。员工发生个人紧急事件，可在第一时间拨打服务机构开通的 24 小时心理危机干预专线，请咨询师参与危机事件的处理，帮助当事人解决心理危机。

通过"心能量－EAP"行动的实施，企业全力关注员工心理问题，普及心理健康知识，超前防范不良心理因素风险，引导员工发展心理潜能，增强自我防范心理危机能力，将 EAP 工作打造为员工点亮互动交流的"绿色通道"、敞亮缓解压力的"心灵家园"、照亮和谐幸福的"温暖港湾"。近两年，该企业累计完成近万名岗位员工心理健康测定，对 240 多名严重焦虑人员进行重点跟踪管理；先后开展 EAP 团辅活动 36 场次，为 2170 名员工进行心理辅导，这一举措全面提升了员工的职业适应能力，从而促进了企业的和谐稳定、健康发展，打造出"有温度"的石油企业。

（张巧耘　黄永生）

案例五：劳动密集型企业工人职业应激干预案例

职业应激又称职业紧张、工作压力，是指由于个体所在工作岗位的要求与个体所拥有的能力与资源不平衡而出现的生理和心理反应，若状态持续，可导致身心健康损害。早期可以导致亚健康和工作能力下降（工作疲竭感）等症状，长期的职业应激状态可增加抑郁、冠状动脉粥样硬化、心脏病及内分泌失调等疾病的发生风险，甚至认知功能、情绪行为反应出现异常。此外，职业应激与工人组织忠诚度有关，职业应激感越强的工人，其组织忠诚度越低，对企业的长期发展造成不利的影响。

劳动密集型企业作业人员数量庞大，一直是群体性事件的高发行业，职业应激是影响劳动密集型企业工人身心健康的重要因素。本案例为探索该类工人科学有效的职业应激干预模式，缓解其职业应激水平，开展职业应激干预研究。通过建立三级预防干预模式，在企业配合和劳动者广泛参与的情况下，有效缓解了该人群的职业应激水平，促进其身心健康，对于后续劳动密集型企业职业应激干预具有现实指导意义。

本案例采用整群抽样法，选择了广东省 3 家劳动密集型企业的工人作为研究对象，包括大型电子制造厂、中型制鞋厂、小型制衣厂。以 1267 名劳动密集型企业工人为干预组，对其进行为期 1 年的职业应激三级预防干预；以 1427 名劳动密集型企业工人为对照组。

为了有效促进职业应激干预工作的制定、实施及评估，职业应激干预方法包含以下 4 个步骤：

步骤 1：基本情况调查。采用自行设计的"基本情况调查问卷"，于干预前收集研究对象的基本信息，包括年龄、性别、工龄、文化程度、婚姻状况和轮班情况等。

步骤 2：访谈。干预前后均设计了访谈资料清单，对企业部门负责人和 6 名员工代表开展针对干预前后企业组织文化、个人工作压力和行为习惯、工作生活情况及满意度等内容的访谈，深入和充分挖掘相关信息。

步骤 3：干预措施。结合前期研究结果及访谈情况制定职业应激三级预防干预措施。

1. 一级预防干预措施

（1）组织结构与管理：获得企业领导层和相关部门（职业健康与安全部门、人力资源部门、工会）领导的支持，建立工作小组；改善劳动组织结构，增加工间休息次数（间隔 2.5～3.0 h 1 次，每次约 15 min）；明确工人岗位责任，避免工人多岗位作业。

（2）工作场所管理：保持工作场所清洁、卫生，营造良好的作业环境；维护和完善职业病危害因素防护措施。

（3）企业文化：丰富企业组织文化生活（工间操、文体活动、亲子活动和技能竞赛），营造和谐、平等的工作环境。

2. 二级预防干预措施

（1）职业卫生和心理健康知识培训：由相关领域的专家为企业开展每季度 1 次的心理健康培训（讲座）以及心理健康咨询，提供缓解职业应激的知识和技能。

（2）行为干预：通过微信和微博等新媒体渠道，推送共享职业应激、心理健康、职业病防治、健康行为和生活方式等信息和资源，宣传引导健康的生活方式；对工人吸烟、饮酒和熬夜等不良生活习惯进行干预；成立兴趣小组，扩大社交和社会支持网络，增进人际间的互助和友爱，提升归属感。

3. 三级预防干预措施

（1）心理卫生服务：为主动求助的工人提供心理卫生服务。

（2）跟踪随访：每季度 1 次对企业进行访谈，对部分问题工人长期进行跟踪，为其提供行之有效的应对方法。3 家企业干预措施相同。

步骤 4：职业应激水平评估。采用"职业紧张量表"对调查对象的职业应激水平进行调查。量表内容如表 8-3-5 所示：

以 ORQ 得分低于 140 分者为低职业应激水平，140～180 分者为中职业应激水平，180 分以上者为高职业应激水平。

表 8-3-5　职业紧张量表

分　量　表	子　　项
职业任务问卷（ORQ）	任务过重、任务不适、任务模糊、任务冲突、责任感、工作环境
紧张反应问卷（PSQ）	业务、心理、人际关系和躯体的紧张反应
应对资源问卷（PRQ）	休闲、自我保健、社会支持和理性处事

　　本案例中，干预组和对照组在一般人口学特征上均衡可比。调查结果显示，干预组工人的职业任务问卷、紧张反应问卷总分和任务过重、任务冲突、工作环境、业务、心理、躯体子项得分均低于对照组工人，而应对资源问卷总分和任务模糊、休闲娱乐、自我保健、社会支持子项得分均高于对照组工人（$P<0.01$）；与对照组工人比较，干预组工人中高职业应激水平所占比例下降，低职业应激水平所占比例上升（$P<0.01$）。这说明实施干预后，工人总体职业应激水平下降、应对资源增强，具体体现在任务过重、任务冲突、工作环境、业务、心理和躯体方面职业应激水平的下降，以及在休闲、自我保健和社会支持资源方面的增强。这也说明在三级预防干预模式作用下，高职业应激水平的工人的职业应激可得到有效缓解。但本次调查结果出现任务模糊加剧，任务不适、责任感、人际关系紧张反应、理性处事无明显改变。分析其原因可能与该研究群体的职业特点有关。劳动密集型企业工人大多为文化水平相对较低的外来务工人员，其长时间从事劳动强度大、作业时间长和机械重复性的工作，对工作任务重点、时间安排等方面缺乏自主性，对工作任务重点、时间安排、预期结果以及评价标准的清晰程度随着工龄的增加愈加不清，导致了任务模糊在干预后出现不降反升，任务不适、责任感、人际关系紧张反应、理性处事无明显改善的现状。

　　总的来说，从本案例的干预效果来看，干预措施有效缓解了工人的职业应激水平，也可根据企业实际情况，进一步优化干预模式，促进该人群职业应激水平得到全面改善。

（陈惠清　朱嘉伟　靳雅丽）

案例六：电子制造业一线工人优化干预职业紧张效果评估案例

　　电子制造业企业是劳动密集型产业的主力军，作业技术含量较低，作业人员作业简单、机械，对作业人员的文化素质要求不高，具有劳动力密集、手工作业多、工序多、机械化和自动化程度低、职业病多发的特点。正是由于以上特点，该行业从业人员数量庞大，流动性强。有研究显示，电子行业工人职业应激水平高于一般职业人群，就业竞争激烈、工作环境恶劣、劳动负荷超标、精神生活严重缺乏、就医不平等以及在生产过程中接触职业危害因素等均可直接影响工人的应激状态。面对这些问题，需要开展有效的干预措施来缓解电子制造业作业人员严重的职业应激问题，促进劳动者身心健康。

职业紧张往往是持久的、变化的、多因素的，因此，预防和降低职业紧张水平的措施也必须是各方面综合的。本案例结合了前期研究形成的劳动密集型企业职业人群职业紧张干预模式，开展深入访谈和健康服务需求评估，优化并构建了"333"模式，对研究对象开展为期 2 年的职业紧张干预研究，并联合采用 JDC 和 ERI 模式对职业紧张干预效果进行评估。

本案例选择某电子制造业一线工人作为研究对象。该企业为港资企业，主要从事开发、生产、加工耳机和喇叭等电子元器件及电子产品。主要有两条生产线，分别生产耳机和喇叭。

耳机生产线的主要职业病危害因素为：苯、甲苯、二甲苯、乙苯、乙酸乙酯、环己酮、甲基丙烯酸甲酯、乙醚、二氧化锡、铜烟、噪声。生产工艺流程如图 8 - 3 - 2 所示。

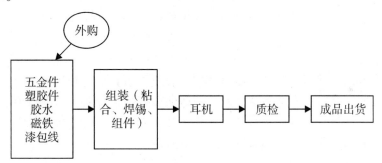

图 8 - 3 - 2　耳机生产线工艺流程

喇叭生产线的主要职业病危害因素为：苯、甲苯、二甲苯、乙苯、乙酸乙酯、丙酮、丙烯酸甲酯、丙烯酸正丁酯、正丁醇、甲醇、甲基丙烯酸甲酯、丙烯酸、环己烷、环己酮、乙酸丁酯、乙酸甲酯、二氧化锡、铜烟、噪声。生产工艺流程如图 8 - 3 - 3 所示。

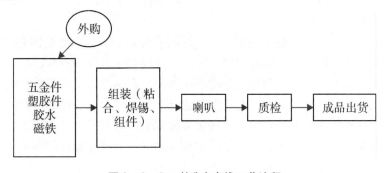

图 8 - 3 - 3　喇叭生产线工艺流程

通过访谈和基线调查，对该企业健康服务需求的建议主要有六个方面的内容：①调查企业具有较完善的管理体系，企业的总体发展规划及相关规章制度包含增进员工健康与幸福的内容，但部门需要协调和增进沟通；工人的意见建议反馈途径不良，与管理人员缺乏有效沟通。②目前企业健康管理未涉及心理健康管理；工人普遍认为存在工作压力，对心理健康知识知晓率较低，缺乏心理健康知识获取途径；有心理健康服务的需求，建议企业为身心健康状况较差或者患病的工人提供帮助。③工人普遍认为工作时间长和工作重复、无自主性，是较为突出的问题；工间休息需要形成规定。④企业培训缺乏计划性、内容单一。⑤建议企业设立业余娱乐休闲活动场所，组织各种文体活动，丰富工人业余生活。⑥建议企业开展评优活动，工人可以参与福利和评优等表决活动。

通过专家访谈和企业访谈，结合国内外最新相关文献研究，对前期研究建立的劳动密集型企业作业人群职业应激三级预防干预模式进行优化，并制定了职业应激三级预防干预模式（"333"模式职业紧张干预）。

3项一级预防干预措施：①优化组织与管理，获得企业领导层参与健康企业建设的承诺与支持，并获得职业健康与安全部门、人力资源部门的有效配合；改善劳动组织结构（专人专岗，增加上午、下午工间休息次数，例如，开展上午、下午各一次广场舞、八段锦等工间操活动），实行拉长责任制。②改善工作场所管理，合理设置职业病危害因素防护设施，并保障有效运行；严格按国家标准发放合格、有效的个体防护装备；营造整洁、舒适、绿化良好的工作场所。③提升企业文化，开展多样化文体活动，开展每月之星评选，增加荣誉感；对困难工人开展关怀互助行动；营造和谐、平等、有归属感的工作氛围，动员工人参与涉及工人福利、评优等决策。

3项二级预防干预措施：①加强培训，增加技能培训；收集工人感兴趣的培训内容，制订年度和季度培训计划，线上线下结合开展职业健康特别是心理健康培训（讲座）。②定期开展心理健康服务，提供心理健康服务资源；心理咨询师定期提供服务，及时发现和缓解心理健康问题。③加强行为干预，通过讲座、宣教折页、微信和微博等多种形式，推送身心健康、疾病防治、健康行为和生活方式等信息和资源，宣导健康生活方式；组织交流活动，提供社交平台，增进工人间的互助和友爱，提升归属感。

3项三级预防干预措施：①提升心理卫生服务可及性，与社区卫生服务中心和居委会形成联动机制，为主动求助的工人提供心理卫生咨询服务和诊疗途径。②加强心理疏导和随访管理，定期组织心理疏导服务，根据工人个人意愿实施针对性心理服务、开展随访管理。③做好重点人群危机干预，对出现心理问题的工人进行针对性干预，对有严重问题或明显自杀自伤风险的个体密切关注并及时送院治疗。

干预成效与分析：本案例拟采用国内外高度认可、具有较好信度效度的工作内容问卷（job content questionnaire，JCQ）和付出－回报失衡问卷（effort-reward imbalance questionnaire，ERI）对职业应激水平进行全面评估。与干预前比较，研究对象工作要求、付出和内在投入维度的得分均下降（P 值均小于 0.01），社会支持和回报维度的得分均升高（P 值均小于 0.05）；且干预后 JDC 和 ERI 模式职业紧张检出率均低于干预前（$P < 0.01$）。这提示实施优化的 "333" 模式职业紧张干预，有利于降低电子制造业一线工人工作要求、付出、内在投入水平，提升社会支持和回报水平，进而有利于降低其 JDC 和 ERI 模式职业紧张，控制职业紧张的发生。社会支持可降低各种生活事件引起的紧张，且具有增强个体适应能力的作用。本案例优化构建的良好社会支持网络，在上下级之间、工人之间创造了一种互助友善、平等包容的良好氛围。与此同时，有关组织层面的措施中，改善工作制度（增加工间休息）创造了和谐、宽松、友爱的工作环境，丰富的心理健康资源供给提升了工人身心健康相关的知信行，企业文化的优化与丰富的娱乐休闲活动增添了工人的归属感和满意度，从而促进职业紧张状态得到有效缓解。

（陈惠清　朱嘉伟　靳雅丽）

第九章　肌肉骨骼疾患防护及案例分析

第一节　人体工效学

一、人体工效学介绍

（一）人体工效学的定义

根据国际人体工程学协会（International Ergonomics Association，IEA）的定义，人体工效学（Ergonomics）是一门涉及理解人类与系统其他元素之间相互作用的学科，是应用理论、原理、数据和方法进行设计的专业，其具有以下四个基本特征：

（1）需要采用系统方法（包括文化和物理环境、组织和具体任务要求）。

（2）设计驱动（分析产生新的或重新设计的方法、建议、工作场所和工具设计）。

（3）是一个以人为本的迭代过程（用户是开发知识和测试解决方案的资源）。

（4）注重性能和福祉（优化效率、有效性、健康和安全以及工作享受）。

人体工效学的目的是确保工作场所风险在设计阶段得到预防，在后期消除，或者在无法消除的情况下得到控制和减少。

人体工效学涉及与身体活动相关的人体解剖学、人体测量学、生理学和生物力学特征，以及受到环境本身（温度、照明、噪声）等影响。它涵盖的主题包括工作姿势、手动操作、重复性动作、与工作相关的骨骼肌肉疾病、工作场所布局等，这些需要通过人体工效学设计来完成。人体工效学设计是使用人体工效学来设计工作和工作系统，让劳动者不会因生物力学、生理或心理超载而面临不必要的伤害或疾病风险的一种方法。职业工效学（occupational ergonomics）是人类工效学应用的重要分支，以解剖学、心理学、人类测量学、工程学、社会学等多学科的理论知识为基础，以职业人员为中心，研究人–机器–设备环境之间的相互关系，目的是确保人在工作中的健康、安全、舒适。

（二）人体工效学的研究内容

人体工效学的研究方向是通过揭示人–机–环境之间相互关系的规律，以达到确保人－机－环境系统总体的最优化。其研究的主要内容有以下六个方面。

1．人的特性研究

从学科的研究对象和目标出发，包括人的基本素质测试与评价，人体测量技术，人的体力负荷、脑力负荷和心理负荷研究，人的可靠性研究，人的数学建模（控制模型和决策模型），人的感知特性、信息加工能力和学习能力等。

2．人机系统的总体设计

人机系统工作效能取决于它的总体设计，设计的重点是按照工作目的和任务，根据人、机能力把作业内容进行合理分工，以及解决人与机器之间如何有效地交流信息等问题。其主要研究内容包括人－机特性、人－机功能分配、人如何适应已有机器、机器设计如何达到人体工效学要求、显控装置工效学设计、人－机界面设计等。

3．人－机界面设计

在人－机系统中，人－机界面的信息交流是一个复杂的过程。人与机器之间的信息交流和控制活动都发生在人－机界面上，人－机界面的设计直接关系到人－机关系的合理性。从人－机界面硬件方面出发，显示器是向人传递信息的装置，控制器则是接收人发出去的信息。显示器的研究包括视觉、听觉、触觉等各种类型显示器的设计，同时还要研究显示器的布置和组合问题，使其与人的感觉器官特性相适应。控制器设计研究包括使操作装置的形状、大小、位置以及作用力等与人体解剖学、生物力学和心理学等特性相适应。软件人机工程研究软件和软件界面，主要解决有关人类思维与信息处理的问题，使软件与人的对话能够满足人的思维模式与数据处理的要求，实现软件的高可用性。

4．工作场所和工作环境的设计和改善

工作场所设计的合理性，对人的工作效率有直接影响，还能保护和有效利用人力资源，发挥人的潜能。研究设计工作场所时，应从生理学、心理学、生物力学、人体测量学和社会学等方面保证与人的特性和要求相符合。工作场所设计包括工作场所总体布置、工作台或操纵台与座椅设计、工作条件设计等。作业环境包括一般工作环境，需考虑因素有照明、颜色、噪声、温度、空气质量等。

5．作业方法和管理效率

作业方法主要研究人从事体力作业、技能作业和脑力作业时的生理与心理反应、工作能力及信息处理特点，以及作业时合理的负荷及能量消耗、工作与休息制度等，同时考虑管理、文化、价值观、经验等因素的影响。管理效率研究人的决策行为模式，研究使复杂的管理综合化、系统化，形成人与各种要素相互协调的信息流、物流等管理体系和方式，研究组织形式与组织界面，便于员工参与管理和决策，使员工行为与组织目标相适应。

6．系统的安全性和可靠性

研究人为失误的特征和规律、人的可靠性和安全性，找出导致人为失误的各种

因素，以改进人－机－环境系统，通过主观和客观因素的相互补充和协调，克服不安全因素，搞好系统安全管理工作。

（三）人体工效学研究方法

1．调查法

调查法是获取有关研究对象材料的一种基本方法，包括访谈法、考察法和问卷法。访谈法是研究者通过询问交谈来搜集有关资料的方法，访谈可以是有严密计划的，或是随意的。考察法是通过实地考察研究实际问题时常用的方法，实地考察还能客观地反映研究成果的质量及实际应用价值。问卷法是研究者根据研究目的，编制一系列的问题和项目，以问卷或量表的形式收集被调查者的答案进行分析的方法。问卷法一般采用书面的形式，设计的问题要涉及研究的主题，应明确简洁，问卷作答形式应简单易行。

2．测量法

测量法是借助工具、仪器设备进行测量的方法。如人体尺寸测量、人体生理参数（能量代谢、呼吸、脉搏、血压、尿、汗、肌电、心电等）测量、作业环境参数（温度、湿度、照明、噪声等）测量等。就某一项指标的测量而言，要记录下被测量者的群体特征及测量条件，同时对测量结果进行统计分析，计算出均值、均方值、置信区间等。

3．实验法

实验法是指在人为设计的环境中测试实验对象的行为或反应的一种方法，可在实验室进行，也可以在工作场所进行。基于科学实验法的不同方面，可分为许多种类型。根据不同作用可分为析因实验、判决实验、探索实验、比较（对照）实验、中间实验等。根据实验结果的形式可分为定性实验、定量实验和结构分析实验等。

4．计算机数值仿真法

计算机数值仿真法是在数字环境中建立人体模型和工作环境，对人、机、环境三要素的功能特点及其相互间的协调性进行分析的一种方法。如利用数字化人体模型模仿人的特征和行为，描述人体尺度、形态和人的心理，应用数字人体模型使产品设计和系统管理的人机分析过程可视化，并进行产品和系统的安全测试。

5．系统分析法

系统分析法是在通过各种方法获得一定的资料和数据后，将人－机－环境系统作为一个整体，对系统进行综合性的分析、评价的一种研究方法。例如，对作业空间、作业方法、作业环境、作业负荷，信息输入和输出等信息的综合分析。又如，考察一个工位设计的合理性，不仅应考虑该工位中设施布局的合理性以及零件运输的方便性，还应考虑操作者操作姿势的合理性和搬运能力。

二、人体测量

1. 人体测量概述

人体测量学是测量人体的科学。可以应用于职业安全与卫生，以确保工人有足够的空间来执行任务，使工人可以接触到必要的设备、工具和控制装置，同时设置的障碍物使工人远离危险，并针对性地优化工作姿势。

2. 人体测量的分类

人体测量学分为静态人体测量学和动态人体测量学。

（1）静态人体测量。静态人体测量就是在确定的静止状态下，如被测者在站立不动、坐着不动或静卧等情况下，利用人体测量仪器对人体的直线、弧线、角度和面积等进行"静止"测量。体型特征测量、身体各部分的尺寸测量等都属于静态人体测量。

（2）动态人体测量。动态人体测量是指被测者处于动作状态下所进行的人体测量。通常是对手、上肢、下肢、脚所及的范围以及各关节能达到的距离和能转动的角度进行测量。

3. 人体测量的基本要求

《用于技术设计的人体测量基础项目》（GB/T 2703—2010）规定了人体测量的测量条件、测量工具以及人体测量基础项目测量要求。

基本术语：

（1）立姿：身体挺直，眼睛平视前方，肩部放松，上肢自然下垂，手伸直，掌心向内，手指紧贴大腿侧面，左、右足后跟并拢，前端分开大致成45°夹角，体重均匀分布于两足。

（2）坐姿：躯干挺直，眼睛平视前方，膝弯曲大致成直角，足平放在地面上。

（3）冠状面：过身体的中点，垂直于正中矢状面的几何平面。冠状面将人体分为前、后两个部分。

（4）水平面：与矢状面和冠状面同时垂直的所有平面都称为水平面。水平面将人体分为上、下两个部分。

4. 人体尺寸及结构参数

人体尺寸按照测量的内容可分为结构尺寸和功能尺寸。

结构尺寸是指人体的静态尺寸，是人体处于固定的标准状态下测量的尺寸，如上臂长度、大腿长度、坐高等。

功能尺寸是指人体的动态尺寸，是人在工作姿势下或者进行某种活动时测量的尺寸。功能尺寸通常是由关节的活动、转动所产生的角度与肢体的长度协调所产生的范围尺寸。

依据结构尺寸和功能尺寸而进行的产品空间、尺寸设计是各不同的。

5. 中国成年人人体尺寸

《中国成年人人体尺寸》（GB 10000 – 88）提供了我国成年人（男 18 ～ 60 岁、女 18 ～ 55 岁）人体尺寸的基础数值，适用于工业产品、建筑设计以及工业的技术改造设备更新及劳动安全保护。共列出 47 项人体尺寸基础数据，按男、女性别分开，且分 3 个年龄段：18 ～ 25 岁（男、女）；26 ～ 35 岁（男、女）；36 ～ 60 岁（男），36 ～ 55 岁（女），并列出其相应的百分位数。人体主要尺寸有 6 项，分别为身高、体重、上臂长、前臂长、大腿长、小腿长；立姿人体尺寸有 6 项，分别为眼高、肩高、肘高、手功能高、会阴高、胫骨点高；坐姿人体尺寸有 11 项，分别为坐高、坐姿颈椎点高、坐姿眼高、坐姿肩高、坐姿肘高、坐姿大腿厚、坐姿膝高、小腿加足高、坐深、臀膝距、坐姿下肢长；人体水平尺寸有 10 项，分别为胸宽、胸厚、肩宽、最大肩宽、臀宽、坐姿臀宽、坐姿两肘间宽、胸围、腰围、臀围；人体头部尺寸有 7 项，分别为头全高、头矢状弧、头冠状弧、头最大宽、头最大长、头围、形态面长；人体手部尺寸有 5 项，分别为手长、手宽、食指长、食指近位指关节宽、食指远位指关节宽；足部尺寸有 2 项，分别为足长、足宽。

6. 人体测量仪器

传统的人体测量仪器包括人体测高仪、人体测量用直角规、人体测量用弯脚规、人体测量用三角平行规、坐高仪、量足仪、角度计、软卷尺以及医用磅秤等。随着测量技术的发展，非接触式自动测量系统可弥补传统测量仪器的不足，使测量结果更加准确、可靠，如非接触式三维人体测量系统、非接触式三维人体扫描仪等。

7. 人体测量数据的运用准则

在运用人体测量数据进行设计时，应遵循以下 8 个准则：

（1）最大最小准则。要求根据设计具体目的，选用最大或最小人体参数。

（2）可调性准则。对与健康安全关系密切或减轻作业疲劳的设计按可调性准则设计，即在使用对象群体 5% ～ 95% 的范围内可调。

（3）平均性准则。如门拉手、刀的手柄，用平均值设计更合理。

（4）使用最新的人体数据准则。所有国家的人体尺度都会随着年代、社会经济的变化而不同，应使用最新的人体数据进行设计。

（5）地域性准则。设计时必须考虑实际服务的区域和民族分布等因素。

（6）功能修正与最小心理空间相结合准则。设计时，有关人体尺寸应给衣服、鞋、帽等留下适当的余量，也就是增加适当的着装修正量。功能修正量因产品的不同而不同，通常为正值，有时有可能为负值。为了克服人们心理上产生的"空间压抑感""高度压抑感"等心理感受，或者为了满足人们"求美"的心理需求等，应在产品最小功能尺寸上附加意向增量，称为心理修正量。

（7）姿势与身体相关联准则。劳动姿势与身材大小要综合考虑，不能分开。如坐姿或蹲姿的宽度设计要比立姿时大。

（8）合理选择百分位和适应度准则。设计目标不同选用的百分位和适应度也不同。

三、工作相关肌肉骨骼疾患

1. 肌肉骨骼疾患概况

肌肉骨骼疾患（musculoskeletal disorders，MSD）是最常见的与工作相关的疾病之一。与工作相关的肌肉骨骼疾患（work-related musculoskeletal disorders，WMSDs）会影响背部、颈部、肩部和上肢以及下肢，涵盖关节或其他组织的任何损伤或紊乱，所导致的健康问题可从轻微的疼痛到出现的症状需要休假或就医调理，严重者甚至会导致残疾和丧失劳动能力。

随着技术、社会的发展和变化，精神、肌肉骨骼疾患等新型职业病的患病率呈上升趋势，成为需持续关注的职业健康问题。据世界劳工组织（ILO）统计，2005年欧盟统计的职业病中，59%为包括腕管综合征在内的肌肉骨骼疾患。2009年，据世界卫生组织（WHO）统计，肌肉骨骼疾患占所有因残疾而损失生命年数的10%以上。第六次欧洲工作条件调查（2015年）的数据显示，近一半的欧洲工人患有MSD，在欧盟内部，背痛是最普遍的健康问题，紧随其后的是颈部和上肢问题。据英国统计，2019—2020年因肌肉骨骼疾病损失的工作天数为18.4天/年，2021年，16.2万人报告与工作相关肌肉骨骼疾患，现患病人数有47.0万人，其中16%为下肢问题、45%为上肢或颈部问题、39%为背部问题。

2. 工作相关肌肉骨骼疾患定义

WMSDs是指因从事职业活动所导致或加重的肌肉、肌腱、骨骼、软骨、韧带和神经等运动系统的病患。

国际劳工组织（ILO）2010年修订职业病名单将工作相关肌肉骨骼疾患列入其中，包含了8种工作相关肌肉骨骼疾患，分别为［桡骨茎突腱鞘炎、手腕部慢性腱鞘炎、肘部鹰嘴滑囊炎、髌前滑囊炎（膝）、上髁炎（肘）、半月板病变（膝）、腕管综合征］和因从事职业活动接触相关危险因素而导致的其他肌肉骨骼疾病。目前我国尚未有WMSDs的诊断标准。

3. WMSDs的相关影响因素

WMSDs是多因素协同作用的结果，其中，物理和机械因素、组织和心理社会因素以及个人因素，都有可能与WMSDs的发生有关。工人通常同时暴露于几个因素，这些影响的相互作用往往是未知的。

（1）工作姿势和动作。工作姿势是工人在执行工作任务时所采用的姿势。它可以经常改变，或者可以一个姿势持续很长时间，人体可以由节段表示，例如手臂、前臂、大腿或躯干，通过关节连接到其他节段。人体各个部分的位置和运动通常可用三个横截面解剖平面进行描述。从前到后将身体分为左右两部分的垂直平面称为矢状面，冠状面将人体分为腹部和背部，并穿过面部的前部，横断面垂直于额面和矢状面，并平行于地面。如图 9-1-1 所示。

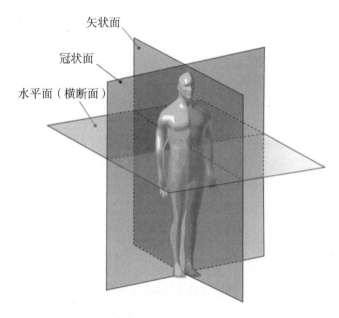

图 9-1-1　人体矢状面、冠状面、水平面示意

除了姿势之外，姿势持续时间和姿势负荷（施加外力）和卸载（恢复期）的模式决定了负荷的特性（静态或重复）。这两种负载类型特别费力，可以导致 MSDs 的发生。大量研究证实了不良的身体姿势是肌肉骨骼疼痛发展的风险因素之一。工作姿势取决于工作站尺寸、使用的材料或工具、员工的人体测量尺寸和任务要求（执行特定操作）之间的关系。工人身体各部分的尺寸结合工作站的空间结构决定了工人的工作姿势，最理想的情况是可以调整工作站尺寸以调整最佳工作姿势。最佳、最不费力的身体姿势是自然的，即躯干自然放松、上肢自然垂下的姿势。在这个姿势下，身体部分之间的所有角度都为零，与自然身体姿势的偏差越大，肌肉骨骼负荷就越高。

（2）手动搬运负载。手动搬运操作涉及负载的运输或支撑，包括用手或通过施加体力来提升、降低、推动、拉动、搬运或移动负载。几乎所有工作环境（医院、工厂、仓库、建筑工地、农场、办公室等）都需要手动搬运。手动搬运负载会导致肌肉骨骼系统不适、疼痛或受伤，特别是背痛与手工搬运密切相关。手动搬运过程中的以下因素会增加肌肉骨骼损失的风险，如负载特性为笨重、难以掌握、不稳定移动、尖锐的、热的、体积过大的物品；搬运任务为将离身体过远的负荷、不良和静态的姿势、施加较大的力、搬运距离长、重复运动；工作环境空间有限、寒冷或过热、照明条件差等。

（3）重复性工作。重复性运动是指一遍又一遍地使用相同的关节和肌肉群进行工作，以及太频繁、太快和太长时间进行的相同的运动。分析任务的重复性涉及它所采取的步骤或周期。重复性动作可能导致工人无法在动作之间的短时间内完全恢复，如果在疲劳的情况下继续进行工作活动，则可能会发生伤害，如果休息时间少于30 s或重复动作占工作时间的50%（例如，重复性任务：钉甲板、拧干墙和绑钢筋），则调整循环持续时间很重要。

（4）社会心理因素。社会心理因素是导致许多工作场所健康不良的重要因素，除了对心理健康产生不良影响外，还可能增加导致WMSDs的风险。社会心理因素可以存在于任何工作场所，包括制造业、服务员、农业等行业。此外，远程（尤其是在家）工作的增长加剧了这些问题的影响。这些因素包括工作量过大（如高情绪压力）、相互矛盾的需求和缺乏明确的作用、缺乏决策参与度、缺乏工作影响力、沟通不畅、缺乏管理层或同事的支持、歧视、第三方暴力等。这些风险因素不仅会导致压力，还会增加患WMSDs的风险，因为与压力相关的身体变化（例如肌肉张力增加）会使工人更容易患上WMSDs。社会心理因素可能会影响工人对工作和工作场所条件的心理反应，或改变他们的行为。

（5）组织管理因素。劳动组织不合理和生产管理不完善也会增加导致WMSDs的风险，包括工作负荷大、时间紧、轮班和作息时间不合理、调换不合适的工种等。

除上述影响因素外，WMSDs影响因素还包括人机工效学因素，如空气环境、温湿度、噪声、颜色、空间等，以及个体因素如性别、年龄、生活习惯、参加体育锻炼情况等。

四、预防工作相关肌肉骨骼疾患的措施

预防工作相关肌肉骨骼疾患需要采取综合的、多学科的和参与性的方法，可从技术和工程措施、采用更多的组织方法进行个体干预措施等。

肌肉骨骼疾患预防措施可包括风险评估、人体工程学干预、组织管理干预和个体干预。

1. 风险评估

人体工程学风险评估是对工作的所有方面进行系统检查，评估工人面临的罹患WMSDs相关影响因素的风险。同时，还检查这些风险因素是否可以消除，如果不能消除，有哪些预防措施或应该采取哪些预防措施来控制风险，并确定预防重点。目前针对工作场所工效学危险因素的评估方法比较常用的有欧盟系列检查表法、德国关键指标法（key indicator methods，KIM）、美国NOISH提升方程、人工搬运评估表（manual handling assessment charts，MAC）、重复任务的评估（assessment of repetitive tasks，ART）、推拉风险评估（pushing and pulling loads，RAPP）、快速上肢评估（manual handling assessment charts，RULA）等。

（1）欧盟系列检查表法。欧盟卫生安全局制定了防止不良姿势、预防下肢疾病、预防颈部和上肢疾病（pushing and pulling loads，WRULD）、预防人工搬运风险的检查表，通过检查相关工作姿势，识别影响因素，提供技术、组织和个人层面的行动类型实例，预防和减少风险的发生。

（2）德国关键指标法（KIM）。德国联邦职业安全与健康委员会制定的 KIM 可对工人搬运负载风险进行评估，用于识别和消除工作设计缺陷。KIM 包括手动提升、搬运负载检查表、手动推拉负载检查表、人工搬运操作检查表等。

（3）美国 NOISH 提升方程。美国职业卫生安全与健康研究所（NOISH）提升方程，用于计算单个和多个手动提升任务的总体风险指数，以帮助评估提升作业任务风险，减少工人腰部损伤的发生率。

（4）工人搬运评估表（MAC）。英国 MAC 检查表可用于识别高风险的工作场所人工搬运活动，并评估提升、搬运和团队人工搬运活动的风险。

（5）重复任务的评估（ART）。英国重复性任务评估表可用于评估重复性工作中导致上肢疾病发展的一些常见风险因素。

（6）推拉负载风险评估（RAPP）。英国推拉负载评估方法可用于评估涉及全身力量的手动推拉操作的主要风险，有助于识别高风险的推拉活动，并评估降低风险措施的有效性。

（7）快速上肢评估（RULA）。是由英国学者提出的快速评估颈部、上肢和腰部姿势负荷水平、肌肉功能及身体负荷的评估工具，是应用最广泛的评估方法之一。

2. 人体工程学干预

工作场所的人体工程学干预目的是减少体力工作量，这些工程干预主要用于消除或减少手动搬运负载，为不良姿势工作、重复性工作和手臂任务等工作任务进行改善，从而降低工人患 WMSDs 的风险。人体工效学干预可分为以下类型：

（1）自动化或机械化。工艺生产流程自动化，使用动力或机械运输或搬运设备，如传送带、起重车、电动葫芦、起重设备等。

（2）符合人体工程学的工作场所（重新）设计。设计和优化（物理）工作环境，使工作能够以舒适的姿势完成。人体工程学设计应考虑人体测量学原理，例如，办公室布局的变化，办公室照明的修改，工作高度的调整，为工人提供站立、坐姿工作的选择等。

（3）符合人体工程学的设备和工具。引入或重新设计符合人体工程学的工作设备和工具，如符合人体工程学的椅子和办公环境中的替代键盘和指点设备、符合人体工程学的手动工具等。

（4）防护用品。如背带（腰部支撑）、手腕夹板、护膝。

3. 组织管理干预

组织管理干预包括与工作组织相关的广泛措施，组织管理干预措施不仅旨在减轻体力负担，而且还旨在改善心理社会工作环境。工作组织是指设计和执行工作的方式，包括工作任务的分配、工作设计、工作流程、工作节奏、管理风格、工作时间、岗位轮换等。心理社会工作环境是工作条件和工人对这些条件的看法之间相互作用的产物（例如，工作要求的强度、决策的自由度、同事或主管的支持、对工人努力的认可、情感要求高的工作、认知需求等）。组织管理干预措施包括改变人员配备水平、调整工作周期频率、改变休息频率/持续时间、调整工作任务。提高决策自由度、员工发言权、团队合作等方面也可以整合到组织管理干预措施中。

4. 个体干预

个体干预包括教育培训和锻炼。

（1）教育培训：包括与人体工程学相关的指导和培训计划，这些培训内容侧重于提高工人的意识并试图改变他们的工作行为。如采用良好的工作姿势、使用正确的提举/搬运技术以及加强锻炼的培训。教育培训形式可多样化，包括书面形式，如发放关于人体工程学相关主题的小册子或传单，电影、视频和多媒体的使用能让培训更加"可视化"。

（2）体育锻炼：可通过工作场所健康促进计划鼓励体育锻炼，提高工人的身体能力，从而减少工作量与工人能力之间的差异。

第二节　典型案例分析

一、小零件装配线工效学分析及干预

（一）背景

某乘用车电动侧视镜部件的进气歧管调谐阀（intake mainfold tuning valve, IMTV）制造系统装配线，占地 166 m²，由 12 个工作站（包括 10 种不同类型）组成，装配线由一个传送带系统和一个坐姿的手动重复装配系统组成，工人主要工作内容是单调和重复的手工装配任务，每个工作站单次任务的平均循环时间为 3.4 ～ 17.5 s，每个工人工作 2 h 后休息 10 min。该成品重约 280 g，由钢和塑料组成。

（二）WMSDs 危险因素和症状调查

3 位人体工学专家和两位职业健康专家根据韩国 WMSDs 症状和危险因素的评估指南、NOISH 手动起重任务设计和评估方程、ANSI（美国国家标准协会）控制与工作相关的累积性创收障碍标准的第一部分：上肢、快速上肢评估方法（RULA）等有关标准制定检查表和调查表，并进行现场调查访问，分析 WMSD 相关的潜在风险因素以及与工人相关的既往职业病的症状。

1. 视频记录，分析详细动作风险因素

对装配线上 12 个工作站（齿轮、板、弹簧、电机、螺钉、轮子、测试、包装和 4 个焊接站）进行视频记录，共记录两次，间隔 1 个月。使用视频记录对 10 种不同类型的工作站进行了一系列详细的运动分析。

2. WMSDs 症状分析

对 27 名工人进行问卷调查，完成了针对 8 个特定身体部位（手腕、手指、肩部、腰部、上臂、下臂、颈部和腿部）症状的详细问卷。问卷包括两部分，第一部分为基本情况（包括年龄、身高、工作时间/周、工作经验和表示身体部位的数字），第二部分为 8 个身体部位的症状（如疾病的存在、严重程度、频率和历史）等 13 个项目的详细调查，并进行统计分析。

3. 工作站工程控制

根据工人的体型和姿势，通过使用人体建模工具 SAFEWORK® （由加拿大 Safework 公司开发）对装配线、检验线和包装线工作站进行建模，如图 9 - 2 - 1 所示。根据建模数据提出工作站调整建议，如表 9 - 2 - 1 所示。

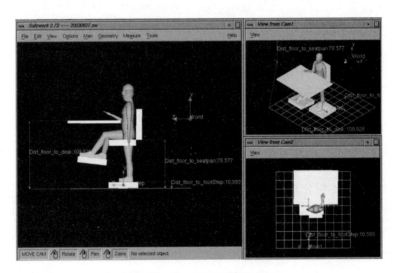

图 9 - 2 - 1　装配线建模示意

表 9 - 2 - 1　工作站调整建议

工作站尺寸	建议尺寸	目前尺寸	评估
坐高（cm）	78.5	61.0 ~ 85.5	符合

续上表

工作站尺寸	建议尺寸	目前尺寸	评估
坐深（cm）	≤48.6	41.0	符合
座椅宽度（cm）	≥36.0	46.0	符合
工作台高度（cm）	104.0～109.0	80.0～84.0	需要改进
搁脚板高度（cm）	46.0	12.0～38.0	需要改进
脚凳高度（cm）	10.0	—	需要改进
显示器中心高度（cm）	127.0～144.0	165.0	需要改进
抬起重量（kg）	≤15.8	14.0～15.0	符合
承载重量（kg）	≤6.8	14.0～15.0	需要改进

（三）工程干预后调查情况

对工作站进行改进后，再次进行 WMSDs 潜在风险因素调查，调查结果显示上肢和下肢（包括腰部）的危险因素得分均有所下降，如表9-2-2所示。

表9-2-2　上肢、腰部、下肢危险因素评估改进前后分析

工作站	分数			
	前	后	改变	降低风险（%）
上肢				
齿轮	6.0	3.0	-3.0	50.0
盘子	8.0	4.5	-3.5	43.8
春天	8.0	5.0	-3.0	37.5
马达	7.0	4.5	-2.5	35.7
拧紧	8.0	4.5	-3.5	43.8
焊接#1	3.0	2.0	-1.0	33.3
焊接#2	6.0	3.5	-2.5	41.7
轮子和插件	5.0	3.0	-2.0	40.0
EOL/泄漏测试	3.0	2.5	-0.5	16.7
包装	2.0	1.5	-0.5	25.0
腰部和下肢				

续上表

工作站	分数			
	前	后	改变	降低风险（%）
齿轮	4.0	2.0	-2.0	50.0
盘子	4.0	2.5	-1.5	37.5
春天	4.0	2.5	-1.5	37.5
马达	3.0	2.5	-0.5	16.7
拧紧	3.0	2.0	-1.0	33.3
焊接#1	2.0	1.5	-0.5	25.0
焊接#2	2.0	1.0	-1.0	50.0
轮子和插件	3.0	2.0	-1.0	33.3
EOL/泄漏测试	3.0	2.0	-1.0	33.3
包装	7.0	4.5	-2.5	35.7

（四）总结

通过收集调查症状问卷，进行作业视频分析，以确定与工作相关的机械风险因素和环境风险因素，并根据工人的人体测量特征提出了一些新工作站设备规格的改进措施，通过实施工程改造以降低汽车零部件装配线工人患 WMSDs。

二、家具厂包装生产线人体工效学设计

（一）背景

某家具生产装配线由机器人工作站和人工工作站组成，转配顺序为：①自动化包装箱制造；②工人将家具件放入包装箱；③自动化收箱和贴标签；④自动码垛和捆扎，如图 9-2-2 所示。每个自动化装配工作站都有一名工作人员负责供应消耗品、机器控制/编程和解决问题。手工包装工作站，工人的作业任务是从堆垛机中取出工件，将工件放入箱式包装中，工作过程中采取站立姿势，并经常扭动身体。该家具厂有 3 条包装生产线，其中有 14 名工人从事包装作业。

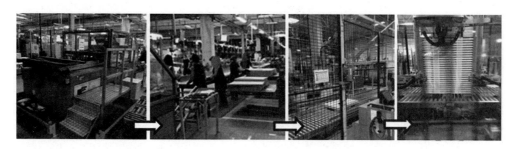

图9-2-2　自动化包装盒制造，工人将家具件装进包装盒，自动码垛和成膜/捆扎

（二）WMSDs 调查和风险评估

1．工作情况调查

首先对装配线进行多次调查，收集每个岗位工人的基本情况、工作组织、身体和精神需求、工作条件、完成的任务、危险条件和职业风险因素等信息，并进行影像记录。

2．问卷调查

根据本次设计的目的，结合工效学工作场所分析（ergonomic workplace analysis，EWA）编制了调查问卷，问卷内容包括工作空间、一般体育活动、转载负荷、姿势和动作、事故风险、工作的重复性、决策、照明、温度、噪声等，每条生产线的工人均参加了调查。此外，还应用北欧肌肉骨骼调查表（nordic musculoskeletal questionnaire，NMQ）对 14 名包装生产线工人进行了问卷调查，用于评估工人的肌肉骨骼症状。

3．WMSDs 风险评估

RULA（快速上肢评定）是用于评估上肢 WMSDs 的方法，对 3 条线包装工人进行实时和视频记录观察，识别出最常见的工人作业姿势应用于 RULA，共识别 24 个姿势（6 个姿势×2 个包装任务×2 个职业条件，即无机器人辅助和有机器人辅助）。根据每个姿势不同的关节角度进行评分，从而获得最终 RULA 评分，确定动作级别并进行所需的干预。

（三）调查结果和工程干预

通过问卷对工人的调查结果显示，生产线 1 的员工对作业情况提出的意见最多，3 条包装线上得分为负的因素是"移动和姿势"，所有工人都指出他们取材料并放入包装箱时，躯干扭转是最不良的姿势，如表 9-2-3、表 9-2-4、图9-2-3 所示。

表9-2-3 工人对生产线工作情况意见汇总

因　　素	生产线1（$n=2$）	生产线2（$n=6$）	生产线3（$n=6$）
工作空间	– –	+	+ +
体力活动	– –	+ +	+
手持负载	– –	+ +	+
移动和姿势	–	–	–
意外风险	–	+	+
重复工作	–	– –	+
照度	+ +	+	+
温度	+	+	+
噪声	+	–	+ +

表9-2-4 生产线 RULA 评估结果

评估姿势	受影响身体部位	主要危险因素	RULA 上肢评分	RULA 颈部、躯干和下肢评分	RULA 总分	行动水平
搬取工件	手臂、手腕和背部	重复工作；工件没有把手呈扁平状；工件位于工人身后，导致手臂屈曲和外展，以及躯干扭转	6.3（±0.8）	5.5（±1.5）	6.8（±0.4）	C：进一步调查和人机工程干预
摆放工件	手腕	重复工作；工件没有把手呈扁平状	7.0（±0.6）	5.8（±1.7）		

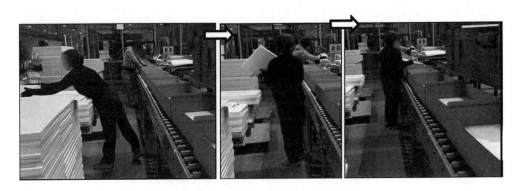

图9-2-3 搬取和摆放工件到包装盒

　　根据调查结果，经过工艺分析，生产线 1 具备工程干预条件。可在生产线 1 上安装辅助设备，辅助设备由带有吸盘的机械臂组成，吸盘单独地将工件转移到传送带上，传送带将工件运送并分配到工人的区域（图 9 - 2 - 4），这个操作在工人的矢状面进行，不需要从堆垛机拿取工件，消除了躯干扭曲。随后，对该生产线重新进行了危险因素评估，RULA 评估降低，行动水平无原有的人机工程干预建议，如表 9 - 2 - 5 所示。

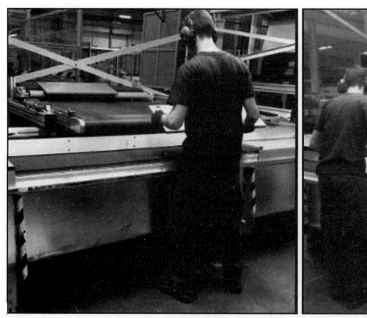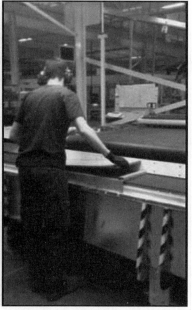

图 9 - 2 - 4　安装传送设备将工件传送至工人工作区域

表 9 - 2 - 5　经工程干预后 RULA 评估结果

评估姿势	受影响身体部位	主要危险因素	RULA 上肢评分	RULA 颈部、躯干和下肢评分	RULA 总分	行动水平
搬取工件	手腕	重复工作；工件没有把手呈扁平状	4.8（±0.4）	1.2（±0.4）	3.8（±0.4）	B：进一步调查
摆放工件	手腕		4.8（±0.4）	1.2（±0.4）		

（四）总结

本次人机工程学干预表明，机器辅助设备在这种生产线中可以防止不良姿势和降低 WMSDs 风险，这种类型的干预需要由多学科团队进行，包括人机工程学专家、工人和工业工程师（包括其他从业者）。虽然工程干预解决了躯干扭曲的不良姿势问题，但是重复工作和手腕问题危险因素仍然存在，因此，需采取其他措施进一步降低 WMSDs 风险，如：①工间体操，②劳动组织调整，③在不同暴露水平和职业要求的任务之间交替工作等。

（温翠菊　郭强之　靳雅丽）

参考文献

［1］The Lancet Respiratory Medicine. The world is failing on silicosis ［J］. Lancet Respir Med, 2019, 7 （4）：283.

［2］马瑞映，江文娟. 20 世纪英国对煤工尘肺的认知与治理 ［J］. 史学集刊，2019 （5）：26 – 35.

［3］JP N A，IMANAKA M，SUGANUMA N. Japanese workplace health management in pneumoconiosis prevention ［J］. J occup health, 2017, 59 （2）：

［4］CHURCHYARD G J，EHRLICH R，TEWATERNAUDE J M，et al. Silicosis prevalence and exposure—response relations in South African goldminers ［J］. Occup Environ Med, 2004, 61 （10）：811 – 6.

［5］NDLOVU N，RICHARDS G，VORAJEE N，et al. Silicosis and pulmonary tuberculosis in deceased female South African miners ［J］. Occup Med （Lond）, 2019, 69 （4）：272 – 278.

［6］SOUZA T P，VAN TONGEREN M，MONTEIRO I. Respiratory health and silicosis in artisanal mine workers in southern Brazil ［J］. Am J Ind Med, 2021, 64 （6）：511 – 518.

［7］白璺，谢丽庄. 日本尘肺病诊断与健康管理简介及启示 ［J］. 中华劳动卫生职业病杂志，2016, 34 （3）：225 – 227.

［8］樊晶光，王海椒，李晗. 我国职业中毒现状及防治建议 ［J］. 伤害医学（电子版），2017, 6 （2）：1 – 4.

［9］Global and regional burden of disease and injury in 2016 arising from occupational exposures：a systematic analysis for the Global Burden of Disease Study 2016 ［J］. Occup Environ Med, 2020, 77 （3）：133 – 141.

［10］SI S，LEWKOWSKI K，FRITSCHI L，et al. Productivity burden of occupational noise-induced hearing loss in Australia：A life table modelling study ［J］. Int J Environ Res Public Health, 2020, 17 （13）：4667.

［11］ALMAAYEH M，AL – MUSA A，KHADER Y S. Prevalence of noise induced hearing loss among Jordanian industrial workers and its associated factors ［J］. Work, 2018, 61 （2）：267 – 271.

［12］BHUMIKA N，PRABHU G，FERREIRA A，et al. Noise – induced hearing loss still a problem in shipbuilders：a cross-sectional study in goa, India ［J］. Annals of medical and health sciences research, 2013, 3 （1）：1 – 6.

［13］SINGH L P, BHARDWAJ A, DEEPAK K K. Occupational noise-induced hearing loss in Indian steel industry workers: an exploratory study ［J］. Hum Factors, 2013, 55 (2): 411 – 24.

［14］NANDI S S, DHATRAK S V. Occupational noise-induced hearing loss in India ［J］. Indian J Occup Environ Med, 2008, 12 (2): 53 – 56.

［15］NYARUBELI I P, TUNGU A M, MOEN B E, et al. Prevalence of noise-induced hearing loss among Tanzanian iron and steel workers: a cross-sectional study ［J］. Int J Environ Res Public Health, 2019, 16 (8): 1367.

［16］CHADAMBUKA A, MUSUSA F, MUTETI S. Prevalence of noise induced hearing loss among employees at a mining industry in Zimbabwe ［J］. Afr Health Sci, 2013, 13 (4): 899 – 906.

［17］MUSIBA Z. The prevalence of noise-induced hearing loss among Tanzanian miners ［J］. Occup Med (Lond), 2015, 65 (5): 386 – 390.

［18］OLOGE F E, AKANDE T M, OLAJIDE T G. Occupational noise exposure and sensorineural hearing loss among workers of a steel rolling mill ［J］. Eur Arch Otorhinolaryngol, 2006, 263 (7): 618 – 621.

［19］CHEN Y, ZHANG M, QIU W, et al. Prevalence and determinants of noise-induced hearing loss among workers in the automotive industry in China: a pilot study ［J］. J Occup Health, 2019, 61 (5): 387 – 397.

［20］谢静, 贺璐, 龚树生. WHO 世界听力报告的解读与思考 ［J］. 中华耳鼻咽喉头颈外科杂志, 2021 (10): 1131 – 1135.

［21］孙贵范, 邬堂春, 牛侨, 等. 职业卫生与职业医学 ［M］. 8 版. 北京: 人民卫生出版社, 2017: 230 – 243.

［22］ALLI B O. Fundamental principles of occupational health and safety. Geneva: International Labour Office, 2001.

［23］HÄMÄLÄINEN P, TAKALA J, BOON KIAT T. Global estimates of occupational accidents and work-related illnesses ［R］. XXI World Congress on Safety and Health at Work, Singapore, Workplace Safety and Health Institute, 2017.

［24］CHRISTOPHER P, MURRAY J. Global, regional, and national life expectancy, all – cause mortality, and cause – specific mortality for 249 causes of death, 1980 – 2015: a systematic analysis for the Global Burden of Disease Study 2015 ［J］. Lancet, 2016, 388: 1459 – 1544.

［25］WHO. Preventing disease through a healthier and safe workplace. (Geneva), 2018.

［26］TAKALA J, HÄMÄLÄINEN P, NENONEN N, et al. Comparative analysis of the burden of injury and illness at work in selected countries and regions ［J］. Central

European journal of occupational and environmental medicine, 2017, 23（1 - 2）：6 - 31.

［27］Wang J, Liu X, Li T, et al. Occupational stress and risk factors among workers from electronic manufacturing service companies in China［J］. China CDC Weekly, 2020, 2（9）, 131 - 134.

［28］纪玉青, 李霜, 王瑾, 等. 互联网企业员工职业应激与职业倦怠及抑郁倾向的关系研究［J］. 中华劳动卫生职业病杂志, 2018, 36（4）：241 - 246.

［29］黄浪, 陈琳, 苏艺伟, 等. 广州市 1545 名医务人员职业紧张、职业倦怠和抑郁症状的关系研究［J］. 职业卫生与应急救援, 2021, 39（2）：129 - 135.

［30］余善法. 职业紧张评价与控制［M］. 北京：人民卫生出版社, 2018.

［31］YU H, LIU J, FAN Y, et al. Association between occupational stressors and type 2 diabetes among Chinese police officers：a 4 - year follow-up study in Tianjin, China［J］. Int Arch Occup Environ Health, 2016, 89（2）：277 - 288.

［32］Iresearch. Sleep report of Chinese Internet company employees［R/OL］, 2016. http：//report. iresearch. cn/report/201603/2552. shtml. Accessed 18 Aug 2020.

［33］WHO. 2009. Estimated total DALYs（'000）, by cause and WHO Member State［R/OL］, 2004, http：//www. who. int/entity/healthinfo/global _burden _disease/gbddeathdalycountryestimates2004. xls［4 Feb. 2013］.

［34］Bureau of Labor Statistics. Nonfatal Occupational Injuries and Illnesses Requiring Days Away from Works, 2015［EB/OL］. https：//www. bls. gov/iif/oshcdnew. htm

［35］BEVAN S. Economic impact of musculoskeletal disorders（MSDs）on work in Europe［J］. Best Pract Res Clin Rheumatol, 2015, 29（3）：356 - 373.

［36］刘伟达, 王忠旭. 肌肉骨骼损伤及其工效学［J］. 环境与职业医学, 2008, 25（6）：605 - 608.

［37］苏世标, 邹剑明, 李旭东. 先进制造业职业病危害识别与控制［M］. 广州：中山大学出版社, 2021.

［38］邵强, 胡伟江, 张东普. 职业病危害卫生工程控制技术［M］. 北京：化学工业出版社, 2005.

［39］陆乘风, 崔政斌. 防尘防毒技术［M］. 北京：化学工业出版社, 2004.

［40］马骏. 实用职业卫生学［M］. 北京：煤炭工业出版社, 2017.

［41］国家质量监督检验检疫总局. 个体防护装备配备基本要求：GB/T 29510—2013［S］. 北京：中国标准出版社, 2013.

［42］国家质量监督检验检疫总局. 呼吸防护用品的选择、使用与维护：GB/T 18664—2002［S］. 北京：中国标准出版社, 2002.

［43］国家质量监督检验检疫总局. 呼吸防护 动力送风过滤式呼吸器：GB

30864—2014［S］. 北京：中国标准出版社，2014.

［44］国家标准化管理委员会. 呼吸防护 自吸过滤式防颗粒物呼吸器：GB 2626—2019［S］. 北京：中国标准出版社，2019.

［45］国家标准化管理委员会. 呼吸防护 自吸过滤式防毒面具：GB 2890—2022［S］. 北京：中国标准出版社，2022.

［46］国家质量监督检验检疫总局. 呼吸防护用压缩空气技术要求：GB/T 31975—2015［S］. 北京：中国标准出版社，2015.

［47］国家标准化管理委员会，呼吸防护 长管呼吸器：GB 6220—2009［S］. 北京：中国标准出版社，2009.

［48］中华人民共和国国家卫生健康委员会，工作场所有害因素职业接触限值 第1部分：化学有害因素：GBZ 2.1—2019［S］. 北京：中国标准出版社，2019.

［49］杨小兵. GB 30864—2014《呼吸防护 动力送风过滤式呼吸器》解读［M］. 北京：中国标准出版社，2018.

［50］Respiratory protective devices—selection，use and maintenance – Part 3：Fit testing procedures：ISO/TS 16975 – 3［S/OL］. 2017，https：//www. iso. org/stand-ard/64513. html.

［51］William C Hinds，Peter Bellin. Effect of facial – seal leaks on protection pro-vided by half – mask respirators［J］. Applied indusrtial hygiene，1988，Vol. 3 No. 5，May.

［52］RENGASAMY S，BERRYANN R，SZALAJDA J，et al. Nanoparticle filtra-tion performance of filtering facepiece respirators and canister/cartridge filters［J］. Jour-nal of occupational & environmental hygiene，2013，10：519 – 525.

［53］RENGASAMY S，EIMER B C，SHAFFER R E，et al. Comparison of nano-particle filtration performance of NIOSH – approved and CE – marked particulate filtering facepiece respirators［J］. Annals of occupational hygiene，2009，53（2）：117 – 128.

［54］国家质量监督检验检疫总局. 个体防护装备选用规范：GB/T 11651—2008［S］. 北京：中国标准出版社，2009.

［55］国家质量监督检验检疫总局. 劳动防护手套通用技术要求：GB/T 12624—2006［S］. 北京：中国标准出版社，2006.

［56］国家质量监督检验检疫总局. 手部防护 机械危害防护手套：GB 24541—2009［S］. 北京：中国标准出版社，2009.

［57］国家质量监督检验检疫总局. 手部防护 化学品及微生物防护手套：GB 28881—2012［S］. 北京：中国标准出版社，2012.

［58］国家质量监督检验检疫总局. 手部防护 防护手套的选择、使用和维护 指南：GB 29512—2013［S］. 北京：中国标准出版社，2013.

［59］国家质量监督检验检疫总局. 防护服装 化学防护服的选择、使用与维

护：GB/T 24536—2009〔S〕．北京：中国标准出版社，2009．

〔60〕Protective clothing for protection against chemicals—Classification，labelling and performance requirements：ISO 16602—2007〔S〕ISC13. 340. 10，2007．

〔61〕姚红．欧洲工程纳米材料安全使用导则〔J〕．中国职业医学，2013，40 (5)：472 –474．

〔62〕LENHART S W，CAMPBELL D L．Assigned protection factors for two respirator types based upon workplace performance testing〔J〕．The annals of occupational hygiene，1984，28（2）：173 –182．

〔63〕HERY M，MEYER J P，VILLA M，HUBERT G，et al．Measurements of workplace protection factors of six negative pressure half – masks〔J〕．Journal of the international society for respiratory protection，1993，11（3）：15 –38．

〔64〕HERY M，VILLA M，HUBERT G，MARTIN P．Assessment of the performance of respirators in the workplace〔J〕．The annals of occupational hygiene，1991，35 (2)：181 –187．

〔65〕FERGIN S G．Respirator evaluation for carbon setters with beards〔J〕．American industrial hygiene association，1984，45（8）：533 –537．

〔66〕COHEN H J．Determining and validating the adequacy of air-purifying respirators used in industry Part I – Evaluating the performance of a disposable respirator for protection against mercury vapor〔J〕．Int Soc Respir Prot，1984，2（3）：296 –304．

〔67〕COLTON C E．Filtering facepieces：study supports need for fit-testing〔J〕．3M Job health highlights，1999，17（2）：1 –4．

〔68〕张文昌．职业卫生与职业医学〔M〕．北京：科学出版社，2017．

〔69〕国家质量技术监督局．手持式机械作业防振要求：GB/T 17958—2000，〔S〕．北京：人民卫生出版社，2000．

〔70〕林瀚生，张丹英，严茂胜，等．高尔夫球头打磨岗位手传振动职业接触评价〔J〕．中国职业医学，2019，46（3）：286 –291．

〔71〕HEAVER C，GOONETILLEKE K S，FERGUSON H，et al．Hand – arm vibration syndrome：a common occupational hazard in industrialized countries．〔J〕Hand Surg Eur，2011，36（5）：354 –363．

〔72〕中华人民共和国卫生部．职业卫生名词术语：GBZ/T 224—2010〔S〕．北京：人民卫生出版社，2010．

〔73〕BOVENZI M．Health risks from occupational exposures to mechanical vibration〔J〕．Med Lav，2006，97（3）：535 –541．

〔74〕GOVINDARAJU S R，BAIN J L，EDDINGER T J，et al．Vibration causes acute vascular injury in a two – step process：vasoconstriction and vacuole disruption〔J〕．Anat Rec（Hoboken）．2008，291（8）：999 –1006．

［75］KRAJNAK K, WAUGH S, JOHNSON C, et al. Vibration disrupts vascular function in a model of metabolicsyndrome ［J］. Ind health, 2009, 47（5）: 533 – 542.

［76］BERGER E H, ROYSTER L H, ROYSTER J D, et al. Noise Manual. 5th Edition ［M］. American industrial hygiene association, 2000: 379 – 454.

［77］Canadian Standards Association. Hearing protection devices—performance, selection, care and use: CSA Z94. 2 – 14 ［S］. Toronto, Ontario, 2014.

［78］European Committee for Standardization. Hearing protectors—Recommendations for selection, use, care and maintenance – Guidance document: EN 458 – 2016 ［S］. Brussels, 2016.

［79］LIU Y, YANG M. Evaluating the effect of training along with fit testing on earmuff users in a Chinese textile factory ［J］. Journal of occupational and environmental hygiene, 2018, 15（6）: 518 – 526.

［80］GONG W, LIU X, LIU Y, et al. Evaluating the effect of training along with fit testing on foam earplug users in four factories in China ［J］. International journal of audiology, 2019, 58（5）: 269 – 277.

［81］LIU Y, GONG W, LIU X, et al. Evaluating the effect of training along with fit testing on premolded earplug users in a Chinese petrochemical plant ［J］. Ear and hearing, 2020, 41（4）: 838 – 846.

［82］刘玉飞, 龚伟, 李玲. 护听器使用现场调查与有效个人听力防护可行措施探讨 ［J］. 中国个体防护装备, 2020（5）: 29 – 35.

［83］杨敏, 刘玉飞. 护听器使用现场调查与选用规范探析 ［J］. 劳动保护, 2021（9）: 86 – 89.

［84］刘玉飞. 让我们了解实际防护值——护听器个人防护值验证技术 ［J］. 中国个体防护装备, 2012（4）: 41 – 46.

［85］MURPHY W J. Comparing personal attenuation ratings for hearing protector fit – test systems ［J］. CAOHC Update, 2013, 25（3）: 6 – 8.

［86］American National Standards Institute Performance criteria for systems that estimate the attenuation of passive hearing protectors for individual users: ANSI S12. 71 – 2018 ［S］. Inc. Melville, NY. 2018.

［87］刘玉飞. 护听器声衰减值的三种测试方法 ［J］. 中国个体防护装备, 2012（1）: 32 – 36.

［88］雁行. 密合性测试将成为听力防护的未来 ［J］. 中国个体防护装备, 2013（5）: 51.

［89］国家质量监督检验检疫总局. 护听器的选择指南: GB/T 23466—2009 ［S］. 北京: 中国标准出版社, 2009.

［90］ International Organization for Standardization. Mechanical vibration and shock – Hand – arm vibration – Measurement and evaluation of the vibration transmissibility of gloves at the palm of the hand：ISO 10819：2013 ［S/OL］. 2013，https：//www. iso. org/standard/46313. html.

［91］国家市场监督管理总局. 机械振动与冲击 手传振动 手套掌部振动传递率的测量与评价：GB/T 18703—2021 ［S］. 北京：人民卫生出版社，2021.

［92］林瀚生，陈青松，陈婷. 3 种常见防护手套减振效果分析 ［J］. 中国职业医学，2021，48 （5）：529 – 533.

［93］CHEN Q，LIN H，XIAO B. Vibration characteristics of golf club heads in their handheld grinding process and potential approaches for reducing the vibration exposure ［J］. International journal of industrial ergonomics，2017，62：27 – 41.

［94］王琦. 防振手套的研究设计 ［J］. 林业机械，1988 （3）：53 – 55.

［95］李建庆，杨晓英，于永中. 防振手套等护具减振效果的研究 ［J］. 中华劳动卫生职业病杂志，2000 （3）：67 – 68.

［96］DONG R G，MCDOWELL T W，WELCOME D E. Analysis of anti-vibration gloves mechanism and evaluation methods ［J］. Journal of sound & vibration，2009，321 （1 – 2）：435 – 453.

［97］HEWITT S，DONG R G，WELCOME D E. Anti-Vibration Gloves？ ［J］. Annals of occupational hygiene，2015 （2）：127.

［98］彭开良，杨磊. 物理因素危害与控制 ［M］. 北京：化学工业出版社，2006.

［99］强永刚. 医学辐射防护学 ［M］. 北京：高等教育出版社，2008.

［100］陈沅江，吴超，吴桂香. 职业卫生与防护 ［M］. 北京：机械工业出版社，2009.

［101］国家环境保护局. 电磁辐射防护规定：GB 8702—1988 ［S］. 北京：中国标准出版社，1988.

［102］国家市场监督管理总局. 作业场所工频电场卫生标准：GB 16203—1996 ［S］. 北京：中国标准出版社，1996.

［103］中华人民共和国卫生部. 工业企业设计卫生标准：GB Z1—2010 ［S］. 北京：人民卫生出版社，2010.

［104］张忠伦，辛志军. 室内电磁辐射污染控制与防护技术 ［M］. 北京：中国建材工业出版社，2016.

［105］许朝辉. Z 卷烟厂职业病有害因素现状评价与职业卫生预防改进 ［J］. 中小企业管理与科技，2015 （18）：156 – 157.

［106］国家质量监督检验检疫总局. 个体防护装备术语：GB/T 12903—2008 ［S］. 北京：中国标准出版社，2008.

［107］国家质量技术监督局，浸水保护服标准：GB 9553—1999 ［S］. 北京：中国标准出版社，1999.

［108］国家质量监督检验检疫总局. 劳动防护服　防寒保暖要求：GB/T 13459—2008 ［S］. 北京：中国标准出版社，2008.

［109］国家质量监督检验检疫总局，低温环境作业保护靴通用技术要求：GB/T 20098—2006 ［S］. 北京：中国标准出版社，2006.

［110］国家市场监督管理总局. 个体防护装备配备规范　第1部分　总则：GB 39800.1—2020 ［S］. 北京：中国标准出版社，2020.

［111］Eurofound and EU-OSHA. Psychosocial risks in Europe：prevalence and strategies for prevention ［M］. Luxembourg：Publications Office of the European Union，2014.

［112］European Agency for Safety and Health at Work. Mental health promotion in the workplace—a good practice report ［M］. Luxembourg：Publications Office of the European Union，2011.

［113］WHO. Guidance on The European framework for psychosocial risk management Guidance ［M］. Geneva：WHO Press，2008.

［114］余善法. 职业紧张评价与控制 ［M］. 北京：人民卫生出版社，2018.

［115］李霜，张巧耘. 工作场所健康促进理论与实践 ［M］. 南京：东南大学出版社，2016.

［116］World Health Organization. 健康工作场所行动模式 ［M］. 李霜，译. 北京：人民卫生出版社，2013.

［117］NOBLET A，LAMONTAGNE A D. The role of workplace health promotion in addressingjob stress ［J］. Health promotion international，2016，21（4）：346.

［118］TETRICK L E，WINSLOW C J. Workplace stress management interventions and health promotion ［J］. Annu Rev Organ Psychol Organ Behav，2015，2（1）：583-603.

［119］余丹，余善法，高喻宏，等. 护理人员职业应激源、应激评估和干预研究现状 ［J］. 中国工业医学杂志，2017，30（3）：190-193.

［120］HOERT J，HERD A M，HAMBRICK M. The role of leadership support for health promotion in employee wellness program participation，perceived job stress，and health behaviors ［J］. American journal of health promotion，2016：1-8.

［121］KIM S A，SUH C，PARK M H. Effectiveness of a comprehensive stress management program to reduce work-related stress in a medium-sized Enterprise ［J］. Annals of occupational and environmental medicine，2014，26（1）：4.

［122］余善法. 迎接挑战　抓住重点　积极推进职业应激研究 ［J］. 中华劳动卫生职业病杂志，2011，29（12）：881.

［123］余善法. 充分认识职业紧张危害，加强职业紧张预防与管理［J］. 中华劳动卫生职业病杂志，2014，32（2）：81 - 82.

［124］余普法. 加强职业紧张研究，促进职业人群身心健康［J］. 中华预防医学杂志，2014，48（4）：248 - 251.

［125］ILO. Meeting of Experts on the Revision of the List of Occupational Diseases（Recommendation No. 194）（Geneva，27 - 30 October 2009） - Identification and recognition of oceupational diseases：Criteria for incorporating diseases in the ILO list of occupational diseases［EB/OL］. （2009 - 10）［2017 - 8］. http://www. ilo. org/safework/info/WCMS _116820/lang - en/index. htm.

［126］Mental Health Commission of Canada. CAN/CSA - Z1003 - 13/BNQ 9700 - 803/2013. National standard for psychological health and safety in workplaces［EB/OL］. （2013 - 1）［2017 - 8］. http://shop. csa. ca/en/canada/occupational - health - and - safety - management/cancsa - z1003 - 13bnq - 9700 - 8032013/invt/z10032013.

［127］BROUGH P，DOLLARD M F，TUCKEY M R. Psychosocial factors at work in the Asia Pacific［J］. Springer netherlands，2014，75（1）：389 - 396.

［128］胡思民. 工作再设计的三种思路［J］. 企业改革与管理，2009（10）：53 - 54.

［129］LAWRENCE R M，CARY L C. Healthy and productive work［J］. Taylor & francis group，2003：1 - 189.

［130］Corine Boon，Michal Biron. Temporal issues in person - organization fit，person - job fit and turnover：the role of leader - member exchange［J］. Human relations，2016，69（12）：2177 - 2200.

［131］JOOSEN M C，BROUWERS E P，VAN BURDEN K M，et al. An international comparison of occupational health guidelines for the management of mental disorders and stress - related psychological symptoms［J］. Occup Environ Med，2015，72（5）：313 - 322.

［132］KARITA K，NAKAO M，NISHIKITANI M，et al. Effect of overtime work and insufficient sleep on postural sway in information - technology workers［J］. J Occup Health，2006，48（1）：65 - 68.

［133］MURPHY L R，HURRELL J J，SAUTER S. Job stress interventions. 2th ed［M］. Washington DC：American Psychological Association，2002.

［134］BLUMENTHAL J A，SHERWOOD A，SMITH P J. Enhancing cardiac rehabilitation with stress management training：a randomized，clinical efficacy trial［J］. Circulation，2016，133（14）：1341 - 1350.

［135］叶和青. 手术室护士职业紧张与睡眠质量的调查结果及干预对策［J］.

世界睡眠医学杂志，2019，6（6）：840-842.

［136］陈惠清，李荣宗，刘文慧，等. 劳动密集型企业工人职业应激干预效果评价［J］. 中国职业医学，2017，44（6）：762-765.

［137］丁立，柳忠起，李艳. 人体功效学［M］. 北京：北京航空航天大学出版社，2016.

［138］陈建武，孙艳秋，张兴凯. 职业功效学基础原理及应用［M］. 北京：应急管理出版社，2020.

［139］SHIN W，PARK M. Ergonomic interventions for prevention of work-related musculoskeletal disorders in a small manufacturing assembly line［J］. Int J Occup Saf Ergon，2019，25（1）：110-122.

［140］COLIM A，SOUSA N，CARNEIRO P，et al. Ergonomic intervention on a packing workstation with robotic aid-case study at a furniture manufacturing industry［J］. Work，2020，66（1）：229-237.